U0349008

中国医学临床百家

吕传柱　周向东／著

气道黏液高分泌

吕传柱 周向东 2021 观点

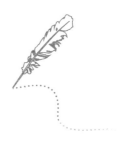

科学技术文献出版社
SCIENTIFIC AND TECHNICAL DOCUMENTATION PRESS

·北京·

图书在版编目（CIP）数据

气道黏液高分泌吕传柱 周向东 2021 观点/吕传柱，周向东著. —北京：科学技术文献出版社，2021.8

ISBN 978-7-5189-8223-3

Ⅰ.①气… Ⅱ.①吕… ②周… Ⅲ.①呼吸系统疾病—诊疗 Ⅳ.① R56

中国版本图书馆 CIP 数据核字（2021）第 164674 号

气道黏液高分泌吕传柱 周向东 **2021** 观点

策划编辑：邓晓旭　责任编辑：胡 丹　邓晓旭　责任校对：张永霞　责任出版：张志平

出 版 者	科学技术文献出版社
地　　址	北京市复兴路 15 号　邮编 100038
编 务 部	（010）58882938，58882087（传真）
发 行 部	（010）58882868，58882870（传真）
邮 购 部	（010）58882873
官 方 网 址	www. stdp. com. cn
发 行 者	科学技术文献出版社发行　全国各地新华书店经销
印 刷 者	北京虎彩文化传播有限公司
版　　次	2021 年 8 月第 1 版　2021 年 8 月第 1 次印刷
开　　本	710×1000　1/16
字　　数	219 千
印　　张	23.25　彩插 2 面
书　　号	ISBN 978-7-5189-8223-3
定　　价	158.00 元

序

Preface

韩启德

　　欧洲文艺复兴后，以维萨利发表《人体构造》为标志，现代医学不断发展，特别是从 19 世纪末开始，随着科学技术成果大量应用于医学，现代医学发展日新月异，发生了根本性的变化。

　　在过去的一个世纪里，我国现代化进程加快，现代医学也急起直追。但由于启程晚，经济社会发展落后，在相当长的时期里，我国的现代医学远远落后于发达国家。记得 20 世纪 50 年代，我虽然生活在上海这个最发达的城市里，但是母亲做子宫切除术还要到全市最高级的医院才能完成；我患猩红热继发严重风湿性心包炎，只在最严重昏迷时用过一点青霉素。20世纪60—70年代，我从上海第一医学院毕业后到陕西农村基层工作，在很多时候还只能靠"一根针，一把草"治病。但是改革开放仅仅40多年，我国现代医学的发展水平已经接近发达国家。可以说，世界上所有先进的诊疗方法，中国的医生都能做，有的还做得更好。更为可喜的是，近年来我国医学界开始取得越来越多的原创性成果，在某些点上已经处于世界领先地位。中国医生已经不再盲从发达国家的疾病诊疗指南，而能根据我们自己的经验和发现，根据我国自己的实际情况制定临床标准和规范。我们越来越有自己的东西了。

要把我们"自己的东西"扩展开来，要获得越来越多"自己的东西"，就必须加强学术交流。我们一直非常重视与国外的学术交流，第一时间掌握国外学术动向，越来越多地参与国际学术会议，有了"自己的东西"也总是要在国外著名刊物去发表。但与此同时，我们更需要重视国内的学术交流，第一时间把自己的创新成果和可贵的经验传播给国内同行，不仅为加强学术互动，促进学术发展，更为学术成果的推广和应用，推动我国医学事业发展。

我国医学发展很不平衡，经济发达地区与落后地区之间差别巨大，先进医疗技术往往只有在大城市、大医院才能开展。在这种情况下，更需要采取有效方式，把现代医学的最新进展以及我国自己的研究成果和先进经验广泛传播出去。

基于以上考虑，科学技术文献出版社精心策划出版《中国医学临床百家》丛书。每本书涵盖一种或一类疾病，由该疾病领域领军专家撰写，重点介绍学术发展历史和最新研究进展，并提供具体临床实践指导。临床疾病上千种，丛书拟以每年百种以上规模持续出版，高时效性地整体展示我国临床研究和实践的最高水平，不能不说是一个重大和艰难的任务。

我浏览了丛书中已经完稿的几本书，感觉都写得很好，既全面阐述了有关疾病的基本知识及其来龙去脉，又介绍了疾病的最新进展，包括笔者本人及其团队的创新性观点和临床经验，学风严谨，内容深入浅出。相信每一本都保持这样质量的书定会受到医学界的欢迎，成为我国又一项成功的优秀出版工程。

《中国医学临床百家》丛书出版工程的启动，是我国现代医学百年进步的标志，也必将对我国临床医学发展起到积极的推动作用。衷心希望《中国医学临床百家》丛书的出版取得圆满成功！

　　是为序。

作于 2015 年北京

作者简介

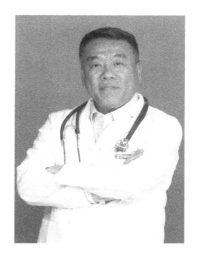

　　吕传柱，主任医师、二级教授、博士研究生导师，享受国务院政府特殊津贴，四川省医学科学院、四川省人民医院急诊学科带头人。兼任急救与创伤研究教育部重点实验室、中国医学科学院海岛急救医学创新单元、海南省创伤与灾难救援研究重点实验室、海南生物材料与医疗器械工程研究中心（急诊与创伤）、海南省急危重症临床医学研究中心、创伤医学院士工作站主任；现任中华医学会急诊医学分会主任委员、国家临床重点专科建设项目（急诊医学）学科带头人、国家紧急医学救援队（海南）总队长。创办了海南省首家急救中心，并在全国率先通过国际质量体系认证；创建了海南省第一家创伤中心；组建了海南医学院急诊创伤学院，该学院是目前中国高等医学院校中首家以急救急诊为专业方向的专科学院，并担任专业负责人。"国家科技基础资源调查"（国家科技重大专项课题）负责人，国家原人事部、原卫生部、国家中医药管理局全国卫生系统先进工作者，第四届中国优秀青年科技创新奖获得者，国家创伤医学中心专家委员会第一届委员会委员，"第三届国之名医（2019 年度）急诊医学卓越建树"奖获得者，海南省疫情防控指挥部医疗救治组组长。

　　主持国家级科研项目 7 项，省部级项目 12 项；获省、市科技进步奖 7 项；主编、参编国家级规划教材 14 本，主要代表作有《关于进一步完善院前医疗急救服务的指导意见解读》《急诊医学》《临床医学导论》《急诊与灾难医学》《医学院校教师发展导论》等；以第一作者或通讯作者发表论文超过 100 篇，其中 SCI 收录论文 30 余篇；授权专利 12 项。任国内外多本相关研究领域杂志主编、副主编。主要研究方向为急诊医学、创伤医学、公共卫生、医学救援、灾难医学。

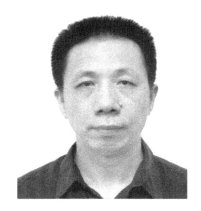

　　周向东，主任医师、教授、博士研究生导师，享受国务院政府特殊津贴，海南省有突出贡献专家、海南医师奖获得者。现任海南医学会呼吸病学分会主任委员、中华医学会呼吸病学分会全国委员、中国中西医结合学会呼吸病专业委员会常委、海南省免疫学会临床免疫专业委员会主任委员。长期从事气道炎症性疾病的发生机制及调控研究，为国内最早涉及气道黏液高分泌研究领域的研究者之一，对气道疾病的调控机制进行了大量深入的研究，有多年的研究积累。主持国家自然科学基金项目 12 项，发表相关论文 300 余篇，其中 SCI 收录论著 62 篇，单篇最高影响因子 12.467，该论文 2012 年入选《国家自然科学基金优秀成果》汇编和中华医学会呼吸病学分会高影响力论文，2020 年位列呼吸与危重症领域学术论文国际影响力百名排行榜第 23 名。

前 言
Foreword

气道黏液分泌增多是呼吸系统疾病患者最常见的临床表现之一，近年来已逐步得到呼吸领域研究工作者的重视。国内外多年的研究表明，气道黏液高分泌是支气管—肺炎症性疾病如各类肺部炎症、慢性阻塞性肺疾病、支气管哮喘、肺囊性纤维化等最重要的病理生理特征之一，是此类疾病急危重化的常见表现，在疾病的发生、发展过程中起着重要的推动作用，也是影响患者预后的因素。如何深入认识气道黏液高分泌的病理生理机制，如何有效干预控制黏液高分泌的发生？将是呼吸相关领域科研及临床工作者面临的重要挑战。

笔者从事急诊与危重症诊疗工作已 30 余年，所带领的团队中有多位成员在国内较早地意识到了气道黏液高分泌的重要性并开展了相关的研究工作。本书基于本研究团队多年来的研究成果、经验及国内外相关领域专家的研究报道，对气道黏液高分泌这一特殊病理生理现象做了系统、详尽的论述，内容主要涉及以下方面：黏液高分泌的生理病理基础；黏液高分泌的自然刺激/抑制因素、神经调控因素及基因调控相关信号转导途径；黏液高分泌与气道微环境的相互关系；黏液高分泌的临床分析指标及测定方法；药物治疗现状和展望；实验研究的常用设计及方法；危重症患者的气道管理。本书目标明确，针对性强，内容全面，基础研究结合临床治疗，是目前国内第一本黏液高分泌领域的研究性著作，特别适合作为呼吸领域相关研究工作者、研究生的工作参考，对于临床医务工作者正确认识气道黏液高分泌也有较好的指导意义。诚然，本书只是笔者在气道黏液高分泌领域的粗浅探索及总结，国内外相关研究仍在深入进行中，笔者将继续跟进最新研究成果，以期今后充实和补充再版。

本书在撰写过程中，得到了本领域专家及同道的大力支持，在此表示真挚的感谢！鉴于笔者能力水平有限，本书定有诸多待完善之处，故诚恳接受各方面的指正建议！

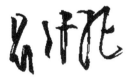

2021 年 9 月

目 录
Contents

01 气道黏液及黏液高分泌的
生理和病理

1.1 气道黏液与黏蛋白

1.1.1 气道黏液

正常的气道黏液纤毛清除作用是呼吸系统的重要防御机制之一，气道黏液的主要生理作用如下。

1. 清除异物 与纤毛一起形成黏液纤毛清除系统，清除沉积于气道内的特定物质。

2. 局部防御 黏液中的免疫球蛋白是参与气道黏膜局部防御的主要抗体，通过与相应的病原微生物结合，阻止病原体黏附到细胞表面；乳铁蛋白可以螯合细菌生长所需的金属离子而抑制其生长；溶菌酶直接破坏细菌等。

3. 保护气道微环境 作为吸入气体的湿化剂并凭借其吸水的特性，防止气道表面过多的液体流失。

1.1.2 黏液纤毛清除系统

气道内壁上皮细胞腔面覆盖着一层黏液毯，黏液毯由凝胶层和溶胶层组成，两者厚度比约为 1 : 3，前者主要由杯状细胞和黏液腺细胞分泌，后者由浆液腺细胞分泌。黏液纤毛清除系统功能的实现主要依赖于气道柱状上皮细胞顶端向气道腔面伸出的纤毛，这些纤毛伸出于溶胶层中，其头部与凝胶层底面相接触，纤毛只在溶胶层中摆动，纤毛通过一定频率的群体摆动推动凝胶层向前滑动。由于凝胶层是一种凝胶性半固体，具有一定黏度，可吸附颗粒、病原菌、微生物等，这样凝胶层的随动排出也带走了所吸附的异物。气道黏膜黏液毯的结构见图1。

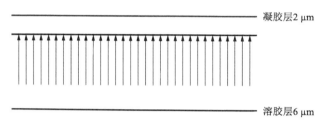

凝胶层2 μm

溶胶层6 μm

图1 气道黏膜黏液毯的结构

1.1.3 黏蛋白基因

迄今已发现 22 种 *MUC* 基因，包括多种人 *MUC* 基因（*MUC1*，*MUC2*，*MUC3A*，*MUC3B*，*MUC4*，*MUC5AC*，*MUC5B*，*MUC6-MUC9*，*MUC11-MUC20*），其中 *MUC1*、*MUC2*、*MUC4*、*MUC5B*、*MUC5AC* 和 *MUC7* 的 DNA 互补碱基序列已完全测定。*MUC2*、*MUC5AC*、*MUC5B*、*MUC6* 位于 11P5 染色体上，编码分泌型 MUC；而 *MUC1*、*MUC3*、*MUC4*、*MUC12* 和 *MUC13* 编码膜结合型 MUC。上述已发现的 *MUC* 在肺中表达的有 9 种，即 *MUC1*、*MUC2*、*MUC4*、*MUC5AC*、*MUC5B*、*MUC7*、*MUC8*、*MUC11* 和 *MUC13*，其中 *MUC5AC*、*MUC5B* 和 *MUC2* 是气道中主要的分泌型 MUC，*MUC1* 和 *MUC4* 是气道中主要的膜结合型 MUC。*MUC5AC* 主要由杯状细胞产生，而 *MUC5B* 主要由黏膜下腺体的黏液细胞产生，对气道起润滑、保湿等作用。*MUC1* 和 *MUC4* 可能是作为受体或配体参与激活细胞内的信号级联放大过程，影响上皮细胞的功

能。*MUC1* 在获得性免疫、细胞黏附和维持正常细胞功能等方面起重要作用。*MUC1* 还是一种抗黏附分子，但同时却是铜绿假单胞菌的黏附位点。此外，对 *MUC2* 基因转录调节的研究发现，其基因 5′端存在核转录因子-κB（nuclear factor-kappa B，NF-κB）和其他一些转录调节因子的结合位点。

组织胚胎学的研究显示胎儿和成人正常气道中表达的 *MUC* 基因有如下时相动力学规律和分布特征。

1. 胎儿肺组织　胎肺是由前肠进化而来的上皮小管。第一个在其中被表达的 *MUC* 基因是 *MUC4*，始于妊娠后约 6.5 周，随后约 9.5 周，气管、支气管、上皮、终末囊开始表达 *MUC1*、*MUC2*。这说明 *MUC1*、*MUC2*、*MUC4* 的表达始于上皮细胞分化为纤毛细胞或分泌细胞之前，而 *MUC5AC*、*MUC5B* 的表达则基本与上皮细胞分化同时出现（约 13 周）。此外，MUC3、MUC6 mRNA 在气管、支气管、肺泡囊、肺泡中未测得。

2. 成人肺组织　*MUC1*、*MUC2*、*MUC4*、*MUC5AC*、*MUC5B*、*MUC7* 在正常气道黏膜已经被克隆，其中 *MUC2*、*MUC4*、*MUC5AC*、*MUC5B* 是主要在气道中表达的 *MUC* 基因类型。在成人气道中，主要黏液产生部位是位于表面上皮的杯状细胞和黏膜下层腺体的黏液细胞。*MUC5AC*、*MUC5B* 编码分泌型 MUC，由染色体 11P5.5 基因簇表达。*MUC5AC* 在表面上皮细胞层，其 mRNA 及蛋白主要位于杯状细胞中；而 *MUC5B* 在黏膜下腺，其 mRNA 及蛋白则是在黏膜下腺腺细胞中。相对于肺内支气管而言，*MUC5AC* 在富含杯状细胞的支气管中表达较多，*MUC5AC* 在直径 <1 mm 的支气管及肺泡上皮细胞中几乎没有表达。正常支气管黏膜的同一区域内，从表面上皮细胞到黏膜下腺，*MUC5AC* 的表达逐渐减少。*MUC5AC*、*MUC5B* 在特定的细胞中表达，*MUC1*、*MUC2*、*MUC4* 则无特定的表达细胞，*MUC1*、*MUC4* 可在纤毛细胞、杯

状细胞、Clara 细胞中表达，MUC4 可在基底细胞和杯状细胞中产生。由此可见，除了产生黏液外，MUC 尚有多种功能。*MUC4* 是肺发育过程中第一个被转录的 *MUC* 基因，原始的上皮细胞可分化成所有组成气道上皮的细胞类型及肺泡上皮细胞，因此 MUC4 被认为在肺发育和细胞分化中起着重要作用。MUC2 主要在上皮细胞、部分杯状细胞、黏膜下腺产生。MUC3 和 MUC6 在正常成人和胎儿气道中至今尚未被发现。

1.2　气道黏液高分泌的病理改变特点

1.2.1　黏液高分泌气道形态学改变特点

气道黏液高分泌是慢性气道炎症性肺疾病的重要临床病理特征，过度分泌的黏液潴留于气道，进一步加重了已狭窄气道的阻塞，直接导致病情的恶化甚至患者死亡。近些年的临床病理研究结果也显示慢性气道炎症性肺疾病病情恶化死亡患者的肺组织中基本都可见到小气道黏液的潴留乃至黏液栓的形成，此现象提示了小气道黏液潴留的重要病理意义和病情恶化的形态学基础。

气道黏液高分泌的结构基础被认为是上皮杯状细胞的广泛化生和黏膜下支气管腺的增生，而在小气道，由于缺乏支气管腺增生的结构基础，其黏液高分泌主要由增生、化生的杯状细胞所贡献。杯状细胞分泌物只具有黏液成分，且更偏于酸性，故杯状细胞在小气道黏液潴留的形成中具有重要价值。研究表明慢性炎症小气道杯状细胞的密度和胞浆中黏液分泌颗粒的储备较正常人明显增加，具备过量产生并分泌黏液的结构基础。在急性发作期死亡患者中，由于致炎因素强烈持续的刺激，使黏液的产生和分泌均极度亢进。过量分泌的黏液无法及时从小气道清除，潴留于小气道，造成腔内黏液潴留指数明显升高。更具特殊意义的是有研究观察到潴留于腔内的黏液常常与杯状细胞腔（分泌面）连为一体，中间无细胞膜间隔，即腔内黏液和胞内黏液连为一体，此现象在急性发作死亡患者中尤其突出。考虑该现象亦是黏液分泌极度亢进的结果，而由于腔内黏液与胞内黏液连为一体，造成连体黏液难以移动，加之此现象造成腔内黏液与腔面上皮之间无分隔，故失去了表面活性物质改善黏液移行性的作用，最终使得黏液在小气道持续潴留而致栓塞形成，从而在病情的恶性进展乃至死亡过程中起重要作用。

虽然正常肺组织杯状细胞的黏液分泌量只占总黏液分泌量的极少部分（1/40），但慢性气道炎症小气道杯状细胞广泛化生的改变使该部分的比例大大增加。目前已知 *MUC2* 在正常肺组织中有分布较广的基础表达，MUC5AC 则主要由杯状细胞分泌，故杯状细胞广泛化生造成的 *MUC5AC* 过度表达具有重要病理意义，此类 MUC5AC 含量高的黏液具有更高的黏液—浆液比，也具有更高的黏度，更难以被黏液—纤毛清除系统所清除。

此外，黏液纤毛清除功能障碍也是气道黏液潴留的重要原因。纤毛损伤、摆动功能下降，降低了对黏液的运输能力。纤毛的损伤表现包括纤毛变短、参差不齐或稀疏脱落，巨大纤毛、纤毛团和纤毛的单个轴丝异常，成对微丝导管改变或动力蛋白异常，纤毛体及纤毛顶端的异常等。纤毛的顶端异常包括水肿和气泡。病毒有纤毛毒性，能直接感染并损伤纤毛细胞。支原体和百日咳博德特菌，也能特异性地黏附于纤毛的顶端。绿脓菌素、肺炎链球菌均有纤毛毒性，能渐进性地引起纤毛运动减慢。气道分泌物里的部分炎症细胞及其产物也有毒性，其中白细胞弹力酶、中性蛋白酶和嗜伊红细胞颗粒蛋白都有高度的纤毛毒性。

1.2.2 高分泌黏液理化特性的改变特点

MUC 的主要来源是黏膜下腺体的黏液腺细胞和气道上皮的杯状细胞合成的高度糖苷化蛋白质。气道黏液的黏性和弹性主要来自 MUC。

气道黏液中所含的 MUC 由多肽单体通过二硫键连接，形成黏液的凝胶部分，作为黏液纤毛清除功能的载体。MUC 含有大量水分，易形成稳定的凝胶，在稀释溶液中它高度伸展，水化呈球形。MUC 的种类、含水量、离子浓度、酸碱度可影响大分子内及大分子间通过侧链形成多聚体网状结构的交联度和卷曲盘绕度，与黏弹性显著相关。凝胶状的 MUC 是黏液纤毛清除的基础，其浓度在 20 mg/mL 时分子伸展，黏度急剧上升，此时分子间相互重叠，以非共价键结合，在 50 mg/mL 以上时即形成凝胶。它分子中的糖量与黏性在一定范围内时，此系统清除能力最强，无论是黏液的黏弹性增高，还是降低，它的清除功能均将下降。

单一 MUC 分子的分子量为 3000 ~ 32 000 kD，70% ~ 80% 为碳水化合物，20% 为蛋白，1% ~ 2% 为硫酸盐，碳水化合物以低聚糖侧链存在，以 N-乙酰氨基半乳糖残基与 MUC 主干上的丝氨酸或苏氨酸连接。低聚糖由 1 ~ 20 个单糖组成，常见的单糖是乙酰氨基半乳糖（Gal-NAC）、半乳糖（Gal）、岩藻糖（FVC）、乙酰氨基葡萄糖（GLCNAC）和唾液酸。

细胞内糖蛋白正常理化特性因气道水平、种属而异。人类气道黏液分泌细胞可以制造中性、酸性及复合性的糖蛋白，其酸性归结于其结构的涎酸和硫酸化。气道表面通常为硫酸化的酸性黏液。浆液分泌物主要含分泌型 IgA、溶菌酶、乳铁蛋白、白蛋白和黏多糖分子。气道 MUC 的合成首先由黏液分泌细胞内质网合成多肽链骨架，然后进入高尔基体进行多步骤修饰，其中关键的两个步骤为硫化及糖基化，即由位于高尔基体成熟面的短型-1，4 半乳糖苷转移酶与 N-乙酰氨基葡萄糖-6-0-硫转移酶催化尿苷二磷酸半乳糖末端的半乳糖和 3′-磷酸腺苷-5′-磷酸硫酸的硫酸基团向乙酰氨基葡萄糖残基转移。这两种酶的活力直接影响 MUC 的糖基化、硫化修饰程度。慢性气道炎症时，气道分泌细胞个体上述两种酶的活性明显增强。正常 MUC 中多糖和硫酸基团占总重量的比例分别为 70%～80% 和 1.7%，而慢性气道炎症时，由于 MUC 糖基化和硫酸化程度的大幅度增加，致气道黏液的酸度和黏度明显增高，气道微环境失衡，使气道内潴留的黏液不易被气道清除系统清除，进一步促进气道的阻塞。

对气道分泌物中的脂质研究尽管不多，但已确认，气道腺泡可分泌表面活性物质——磷脂，磷脂覆盖于黏液与纤毛旁液层之间，除保护作用外，也为纤毛清除或咳嗽使气道清除异物提供平坦的润滑表面，即使分泌物与上皮表面间、溶胶层与凝胶层之间具有良好的黏附性和可动性。

1.2.3　气道黏液高分泌的继发性病理效应

慢性气道炎症患者除气道黏液量的增加外，尚有理化性质和流变特性的改变，这种改变在慢性气道炎症急性发作时更趋突出。这种改变一方面由于气道内黏液的滞留而致本已存在的气道阻塞进一步加重；另一方面高度糖基化的 MUC 更适于作为细菌胞壁选择素家族的配体，易致细菌于气道内定植，造成下呼吸道感染的发生。此外，高度硫酸化的黏液造成气道微环境酸化，使常用抗生素尤其是氨基苷类抗生素的杀菌效能明显降低，有报道这种降低可使一些抗生素的 MIC 上升数十倍，导致下呼吸道感染的致病菌难以清除，使感染持续存在，进一步刺激黏液高分泌的加重。还有，慢性气道炎症患者的气道黏液潴留使气道对支气管扩张剂不敏感也是患者病情不易控制的原因之一。这种感染和黏液高分泌相互促进、恶性循环的机制，使黏液高分泌成为影响慢性气道炎症性疾病死亡率和病情进展的独立危险因素，也提示气道炎症是一个伴随着恶性循环的渐进性的发病过程。

（吕传柱　李琪　整理）

参考文献

1. RIDLEY C, THORNTON D J. Mucins: the frontline defence of the lung. Biochem Soc Trans, 2018, 46(5): 1099 – 1106.

2. MA J, RUBIN B K, VOYNOW J A. Mucins, mucus, and goblet cells. Chest, 2018, 154(1): 169 – 176.

3. JARAMILLO A M, AZZEGAGH Z, TUVIM M J, et al. Airway Mucin Secretion. Ann Am Thorac Soc, 2018, 15(3): S164 – S170.

4. LU W, LIU X, WANG T, et al. Elevated *MUC1* and *MUC5AC* mucin protein levels in airway mucus of critical ill COVID-19 patients. J Med Virol, 2021, 93(2): 582 – 584.

5. RIDLEY C, THORNTON D J. Mucins: the frontline defence of the lung. Biochem Soc Trans, 2018, 46(5): 1099 – 1106.

6. ROGERS D F. Mucus hypersecretion in chronic obstrutive pulmonary disease. J Novartis Found Symp, 2001, 234: 65 – 77.

7. WEBSTER M J, TARRAN R. Slippery when wet: airway surface liquid homeostasis and mucus hydration. Curr Top Membr, 2018, 81: 293 – 335.

8. LILLEHOJ E P, KATO K, LU W, et al. Cellular and molecular biology of airway mucins. Int Rev Cell Mol Biol, 2013, 303: 139 – 202.

9. VOYNOW J A, RUBIN B K. Mucins, mucus, and sputum. Chest, 2009, 135(2): 505 – 512.

02 气道黏液高分泌的
刺激诱导因素

气道黏液是由气道上皮分泌的水、离子、肺分泌物、血浆蛋白渗出物和黏蛋白（mucin，MUC）组成的黏性胶状液体，在抵抗致病因子和有毒因子的损伤方面起着重要作用。但黏液的过度分泌会引起黏液纤毛清除功能障碍和局部防御功能的损害，导致细菌感染难以控制和气体交换功能障碍。许多急、慢性气道炎症性疾病如慢性支气管炎、囊性纤维化（cystic fibrosis，CF）、支气管哮喘、支气管扩张等都存在气道黏液高分泌，而外界和内在因素都能诱导气道黏液的分泌或 MUC 的合成增加。

机体在不同状态下，气道黏液成分有较大的差异，但高度糖基化的高分子量 MUC 始终是气道黏液的最主要成分，由此赋予黏液的黏滞性、黏附性、弹性和亲水性等基本特征。一方面气道黏液能黏附吸入的尘粒和微生物等，进而通过黏液纤毛清除系统加以清除，是呼吸系统的重要防御机制；另一方面，黏液的过度分泌会引起黏液纤毛清除功能障碍和局部防御功能的损害，加重气道阻塞并导致细菌感染难以控制。

气道黏液高分泌作为慢性炎症气道疾病的常见病理生理表现，是影响其发生、发展及预后的重要因素。近些年来对 MUC 促分泌因素的研究已成为热点，目前所涉及的因素多包括空气中的有害吸入物、吸烟、感染、细胞因子、蛋白酶、氧化剂等。

2.1 外界刺激诱导因素

2.1.1 大气污染

随着工业的不断发展和汽车保有量的迅猛增加，大气污染较以往明显严重，由此对呼吸道的影响也越来越大，呼吸系统的慢性炎症性疾病不断增多，应引起我们的足够重视。大气污染使大气中的刺激性烟雾、有害气体如二氧化硫、二氧化氮、氯气、臭氧等不断增多，它们对气道黏液上皮均有刺激和细胞毒作用。据报道，空气中的烟尘或二氧化硫超过 1000 μg/m³ 时，慢性支气管炎急性发作即显著增多。因为吸入的二氧化硫、一氧化氮或氨气等刺激性气体可溶解于气道腔内表面液体，使表面液体变为酸性或碱性，当气道表面液体的 pH < 4 或 pH > 9 时，可损伤气道上皮细胞膜，引起 MUC 的释放。此外，其他无机及有机粉尘态的可吸入微粒如二氧化硅、煤尘、蔗尘、棉尘等亦可刺激损伤气道黏膜上皮，使纤毛清除功能下降，黏液分泌增加。

2.1.2 吸烟

吸烟与气道慢性炎症性疾病密切相关已成为广大医务工作者乃至普通人群的共识。香烟烟雾中含有的焦油、丙烯醛和氢氰酸等化学物质是气道黏液高分泌的重要刺激诱导因素。焦油是由多种物质混合而成的，在肺中可浓缩成一种黏性物质。而尼古丁则主要是对神经系统发生作用，是一种由肺部吸收使人成瘾的药物。大量的实验研究和流行病学调查发现，吸烟是导致慢性支气管炎和肺气肿的主要原因，其损伤机制可能存在以下几方面：①吸烟可损伤气道上皮细胞，使气道上皮纤毛变短、不规则，纤毛运动功能减退；②吸烟可诱导气道杯状细胞增生和化生，导致黏液分泌增多，许多研究发现，在吸烟者中，不管是否患有慢性阻塞性肺疾病（chronic obstructive pulmoriary disease，COPD），在其外周气道中都存在杯状细胞的增生；③吸烟可刺激黏膜下感受器，使副交感神经功能相对亢进，引起支气管平滑肌收缩，导致气道阻力增加，并促使腺体分泌增多，杯状细胞增生，加之支气管黏膜充血水肿、黏液积聚，容易诱发感染。香烟中含的一氧化碳能减弱红细胞运输氧的能力，而吸烟导致慢性支气管炎和肺气肿等慢性肺部疾病本身，也增加了患肺源性心脏病和高血压的危险。此外，香烟烟雾中还含有一种低分子量醛类——丙烯醛，也能诱导黏液高分泌、气道炎症及气道高反应性。大量研究发现，在接触丙烯醛后，气道 MUC5AC mRNA 及肺 MUC5AC mRNA 和酸性 MUC 分别升高，表明丙烯醛是通过增加 *MUC5AC* 的表达而引起气道黏液高分泌的。香烟烟雾还可使毒性氧自由基产生增多，诱导中性粒细胞释放蛋白酶，抑制抗蛋白酶系统，间接引起黏液的分泌增加。研究表明，吸烟者存在气道黏液高分泌这一病理特征较不吸烟者高 2~8 倍，烟龄越长，烟量越大，危险性越高。目前世界上的吸烟人群数量还有增长趋势，尤其在中国，此增长趋势并未随社会经济文化水平的提高而有所下降，因此我们应进一步宣教吸烟对呼吸道健康的影响，积极倡导戒烟，并从预防医学经济学角度呼吁政府决策部门制定相关法规制止吸烟的泛滥。

2.1.3 感染因素

呼吸道感染，特别是革兰阴性细菌感染是 CF、哮喘、支气管扩张及 COPD 等气道炎性疾病恶化的重要原因，疾病发作时气道黏液分泌显著增加，进一步加重了病情。研究发现，大部分呼吸道感染常见病原体如埃希菌属内毒素均可引起杯状细胞化生及下呼吸道 MUC 的合成增加，从而增加上皮黏液物质。铜绿假单胞菌（pseudomonas aeruginosa，PA）

感染引起的黏液高分泌疾病也以杯状细胞数目和 MUC 合成的增加为特征。其分子机制可能是 PA 能激活 c-Src-Ras-有丝分裂原激活的蛋白激酶的激酶（MEK）-1/2-有丝分裂原激活的蛋白激酶（MAPK）-pp90RSK 信号级联反应通路，此通路上游步骤的顺序激活使 NF-κB 活化，NF-κB 进一步与 *MUC2* 基因 5′端 κB 结合位点结合，促进 *MUC2* 基因的转录。选择性的表皮生长因子受体（epidermal growth factor receptor，EGFR）抑制剂能够预防 PA 诱导的人类气道上皮细胞（如 NCI-H292）MUC 合成，因此 EGFR 活化也参与了细菌感染所引起的气道 MUC 合成，这可能是多种炎症因子发生作用的膜受体环节。

2.1.4 过敏原

哮喘是当今世界上威胁公共健康最常见的慢性肺部疾病之一。过敏原是诱发哮喘的重要致病因子，也是诱发哮喘急性加重的重要原因，哮喘急性加重时气道黏液显著增多，因此过敏原可能也参与诱发气道 MUC 生成。哮喘的发生可影响各年龄层人群，可在婴幼儿起病，并以儿童多发。据多年的哮喘过敏原调查发现，引起哮喘的过敏原排在前六位的是螨、室内尘土、棉絮、霉菌、烟和花粉。国内外学者一致认为，螨是引起哮喘发作的最常见的过敏原。研究发现，向卵蛋白致敏的豚鼠气道内滴注卵蛋白，可促进气道中性粒细胞浸润，杯状细胞脱颗粒，NE 抑制剂 ICI 200.355 能防止杯状细胞脱颗粒，表明卵蛋白诱导的气道高分泌部分是通过 NE 引起的。需要注意的是，在预防和治疗哮喘中避免接触过敏原应放在首位。因此，找出确切的过敏原，避免接触或控制过敏原及其触发因素，是防治哮喘的重要手段。

2.1.5 氧化应激

氧化应激参与了多种慢性气道炎症性疾病如 COPD、支气管扩张和 CF 等的疾病过程，吸烟、感染及各种因素引起的中性粒细胞在气道内募集活化均可导致氧化应激反应。研究发现，氧化应激可引起气道黏液上皮细胞株 NCI-H292 中 MUC 的合成，其机制是通过 EGFR-MEK1/2-MAPK44/42 信号转导通路实现的。而外源的 H_2O_2 和白细胞介素（interleukin，IL）-8、FMLP、肿瘤坏死因子（tumor necrosis factor，TNF）-α 等也经过上述信号转导通路上调 MUC5AC 在 mRNA 和蛋白质两个水平上的表达。

2.1.6　其他物理因素

1. 机械牵张　多种慢性气道炎症性疾病如哮喘、COPD、支气管扩张、CF 等往往伴有支气管收缩及重塑产生的气道狭窄，由此引发气道内压力增高。此外，许多危重患者常需采用机械通气的方法，这也使得气道内压力更为增高。近期的研究表明，异常增高的气道压力对气道上皮细胞产生牵张力，能够在基因转录及蛋白表达水平上诱导 MUC5AC 的合成，并且与压力程度呈正相关。进一步研究还显示机械牵张也可刺激肺内的其他组成细胞如肺泡巨噬细胞产生多种炎症因子，进一步促进中性粒细胞募集和杯状细胞化生，形成气道黏液高分泌状态。临床中日益广泛应用的机械通气治疗使得患者的气道压力多处于增高状态，此点应引起临床医生的警惕。

2. 吸入冷空气　冷空气刺激是慢性气道炎症性疾病（如 COPD、哮喘等）的一个重要急性加重因素。临床工作中我们发现，此类患者对冷空气刺激常表现出比正常人更敏感的状态，常在轻微受凉或气候稍变化的情况下表现出疾病的急发、加重，而后续细菌感染、炎症因子浸润、黏液分泌等一系列事件则使疾病呈现出更复杂的病理改变，从而使病情多变，治疗难度加大。

人体细胞膜上存在一类跨膜通道蛋白——瞬时型感受器电位蛋白（transient receptor potential，TRP），其亚型 TRPM8 蛋白是一种冷激活的温度感觉通道。研究发现，在慢性炎症性疾病如 COPD 患者的气道组织中，冷敏元件 TRPM8 常呈现过表达状态，其主要通过两条途经引起气道黏液高分泌。其一，冷刺激后可引发 TRPM8 蛋白活化，从而激活 MARCKS 参与黏液的胞吐分泌，其机制是通过 Ca^{2+}-PLC-PIP2-PKC-MARCKS 信号转导通路实现的。其二，冷刺激可激活 TRPM8 通道导致 Ca^{2+} 池释放，受颗粒膜上 Ca^{2+}-K^+ 交换作用的影响，产生钙离子外流，增强胞吐作用。从某种意义上讲，冷空气刺激对于此类疾病的急发或急性加重对其预防及控制有着极为重要的临床意义。

3. 气道内渗透压　气道黏液层物理性质的改变都会影响黏液的分泌量，其中之一即是由气道渗透压的改变引起的，多由长期吸入干冷空气、过度换气及通过吸入装置如机械通气时湿化不够等引起。临床上也常用雾化吸入 3%～5% 的高渗盐水人工制造气道高渗，达到诱导排痰、取样及治疗的目的。同样，相关实验室研究表明，高渗盐水可通过刺激 MUC5AC 的合成及分泌从而促进黏液外排，与临床常见现象相符。故高渗盐水可以认为是一种价廉、易得、高效的促黏液分泌剂。尽管目前气道高渗环境刺激 MUC5AC 高分泌的作用机制尚未完全明确，但可以肯定的是高渗透压一方面通过 PKC-MARCKS 复合物启动胞吐分泌的细胞行为，另一方面也部分通过 PKCμ 信号转导通路激活 HSP70-2 的表达进而促进 MUC5AC 的高分泌。

2.2　内在刺激诱导因素

虽然外界刺激诱导因素对气道黏液高分泌的作用非常重要，但是它们还需要机体内在刺激诱导因素如炎症介质作为中介来发挥作用。炎症介质是炎症过程中形成或释放的、并参与炎症反应的活性物质。由于气道炎症总是伴有气道 MUC 高分泌，因此引起炎症的介质增多有可能促进气道 MUC 的分泌与释放。

2.2.1 中性粒细胞弹性蛋白酶

中性粒细胞弹性蛋白酶（neutrophil elastase，NE）是主要由中性粒细胞释放的弹性蛋白酶，贮存在多形核中性粒细胞的嗜天青颗粒中或表达在被细胞因子激活的细胞表面。NE 是丝氨酸蛋白酶家族的重要成员，是一种杂食性酶，可溶解多种蛋白，但主要是弹性蛋白。中性粒细胞如被激活或细胞解体，皆可释放出 NE。每个中性粒细胞大约包含 400 个 NE 阳性颗粒，细胞中 NE 的总浓度可达 1~2 pg。NE 主要存在于中性粒细胞中，单核细胞和 T 淋巴细胞也可表达少量的 NE。NE 是一种很强的促黏液分泌剂，可引起 MUC 的转录、合成、分泌及黏液分泌细胞的化生、增生等，并损害气道黏液纤毛清除功能。据报道，在所有刺激黏液生成和分泌的因素中，约 75% 的作用是由 NE 发挥的。用双抗夹心酶联凝集素法检测 MUC 水平来评价 4 种促分泌剂前列腺素 F-2α（PGF-2α）、ATP、乙酰胆碱（Ach）和 NE 对雪貂离体气管 MUC 的促分泌反应，结果显示其促分泌的相对潜能为：PGF-2α ≤ ATP < Ach < NE，说明 NE 是一种具最大潜能的黏液促分泌剂。

NE 基因由 50 kb 构成，位于染色体 11q14 处，含 5 个外显子和 4 个保存有典型颗粒相关的丝氨酸蛋白酶基因结构的内含子。NE 是含有 218 个氨基酸残基和 4 个二硫键的单链糖蛋白，有两个碳水化合物侧链；NE 表面带有较多的正电荷，能很快与带负电荷的大分子发生作用，如结缔组织中的蛋白质；NE 拥有由 3 个氨基酸残基（组氨酸-41、天冬氨酸-88、丝氨酸-173）组成的活性部位，该区域的丝氨酸具有高度亲和特性并对低电荷的氨基酸具有高度亲和性。NE 和其他丝氨酸蛋白质一样，其水解能力依赖反应部位中的催化性三联体（catalytic triad），即 His^{41}-Asp^{88}-Ser^{173}，当底物和反应部位接触时，三联体内的质子传递

使 Ser^{173} 变成高度反应的亲核性，能攻击底物的肽键。

在气道慢性炎症中，大量中性粒细胞在肺内聚集激活导致呼吸爆发而释放大量 NE，而 NE 作为目前已知的最强促黏液分泌因子可导致气道上皮杯状细胞化生、支气管上皮脱落、纤毛运动减弱，使 MUC 合成增加导致黏液分泌过量，过多的黏液阻塞气道，使细菌繁殖和炎症反复发生而不易控制。除了促进气道黏液高分泌外，NE 可诱导细胞因子（如 IL-8、粒细胞刺激因子、血小板活化因子、转化生长因子-β 和内皮素）基因的表达与蛋白质的分泌，还可分解激肽释放酶原使激肽释放酶具有活性，从而使炎症反应过度放大而难于控制；NE 可降低补体或抗体的调理作用，从而降低人体对病菌的清除率，影响气道黏膜的屏障功能；NE 可降解纤维粘连蛋白，增强病原菌与气道上皮细胞的黏附力，导致感染的发生和不易控制；它还可消化、降解细胞外基质和上皮连接结构造成上皮完整性和肺组织损伤，使肺组织结构遭受破坏，发生和发展至阻塞性肺疾病。

NE 刺激黏液高分泌可能涉及如下机制。

1. *MUC* 基因过度表达　目前认为主要通过配体依赖的 EGFR 信号转导通路，即 EGFR/Ras/RaF/EPK 通路上调 *MUC* 表达，部分作用通过依赖维 A 酸受体（RAR）-α 的通路，而不依赖受体通过氧化剂的反向激活机制则被认为是相对独立的。此外，NE 还可通过激活 P44/42MAPK（EPK1/2）刺激气道上皮细胞产生前列腺素 E2（prostaglandin E2，PGE2）进行顺序作用。同时，NE 还可提高 MUC mRNA 的稳定性，从而增加翻译效率。

2. 诱导黏液分泌细胞的化生和黏液的变质　NE 可诱导黏液细胞的分化和化生，从而引起黏液的高分泌。体外实验研究显示在用 NE 处理的大鼠气道上皮细胞中，分泌细胞的百分比在 16 天和 21 天时比未处理

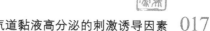

组明显增高。Clara 细胞是衬附于远端细支气管的非纤毛细胞，具有活跃的增生分化能力，可能是杯状细胞的前体。研究发现，NE 诱导的支气管黏液细胞的化生明显包含了不可逆的 Clara 细胞向黏液细胞的转化，并不可逆转地改变了 Clara 细胞正常呈现的 MUC 特征，以致产生了异常的黏液。此外，NE 可引起黏液组成的改变，能增加肺泡灌洗液中 DNA、岩藻糖和蛋白质的含量，使黏液性状发生改变，增加了黏液的黏稠度。同时 NE 还可呈剂量依赖性地引起黏液纤毛运输速度的下降，此过程可被 NE 抑制剂 ONO-5046Na 所抑制。

3. Ca^{2+} 过载促进黏液腺细胞的胞吐作用　NE 还可通过启动细胞外 Ca^{2+} 的快速内流诱导腺细胞胞吐反应的快速启动，增加黏液分泌。

2.2.2　活性氧与黏液高分泌

1. 活性氧的种类和生成　活性氧（reactive oxygen species，ROS）是指化学活性远高于基态氧的某些特殊氧化学状态或某些含氧化合物，主要包括氧自由基，如超氧阴离子、羟自由基等，也包括各种非自由基含氧物，如过氧化氢、单线态氧、激发态氧等。在真核细胞呼吸链的电子传递过程中，大多数电子通过细胞色素氧化酶传递给 O_2，氧化生成超氧阴离子自由基。在超氧化物歧化酶（superoxide dismutase，SOD）的作用下生成非自由基的过氧化氢，后者通过 Fenton 反应生成具有更高活性的羟自由基。

H_2O_2 和 Cl^- 还可在中性粒细胞溶酶体释放的髓过氧化物酶催化下，生成次氯酸，后者能与超氧阴离子自由基反应生成羟自由基，也可以与 H_2O_2 反应生成单线态氧。

2. 促进 MUC 的转录和分泌　现已证实 ROS 能激活 NF-κB，后者可转入核内结合编码促炎细胞因子基因启动子中的 κB 序列，使其在转录水平和蛋白质水平上都有所增加。研究发现，过氧化氢可呈剂量依赖性地引起 MUC5AC 的合成，抗氧化剂二甲基硫脲或去铁胺均可显著抑制 *MUC5AC* 的表达。ROS 引起 MUC 合成增加的分子机制可能是通过激活 MAPK 家族通路实现的。此外，ROS 引起的细胞内 Ca^{2+} 过载可促进 MUC 的分泌，细胞外 Ca^{2+} 内向通量所导致的细胞内游离钙离子浓度波动调控着 MUC 分泌的快速启动和程度。

2.2.3　花生四烯酸代谢产物

花生四烯酸为二十碳不饱和脂肪酸，它可经磷脂酶 C 和二酰甘油酯酶的作用从膜磷脂释放出来，也可经磷脂酶 A2 直接作用于膜磷脂而产生。花生四烯酸的代谢产物有多种，主要可分为两类：经环氧化酶（cycloxygenase，COX）作用产生的前列腺素（prostaglandin，PG）类和经 5-脂氧化酶作用产生的白三烯（leukotrienes，LTs）类。这类物质不是储存性介质，是在过敏反应发生后才产生的。研究证实花生四烯酸代谢产物在气道炎症中发挥了重要作用，可引起气道平滑肌收缩、气道高反应及黏液分泌等。

PG 类环氧化酶的产物主要有 PGG2、PGH2、PHI2、PGF2 和 PGD2，另外还有一部分血栓素 TXA2 和 TXB2 等。研究发现，PGF2α 可刺激豚鼠气道上皮细胞分泌 MUC。

白三烯类 5-脂氧化酶产物主要有 LTB4、LTC4、LTD4 和 LTE4，有研究证实白三烯系列氧化产物能刺激慢性支气管炎气道的黏液分泌。在研究黏液分泌的动物模型中，只要有 $10^{-9}M$ 的 LTC4 或 LTD4 就能提高 MUC 的分泌及引起毛细血管后静脉渗透性的增加，该作用可能是通过直接收缩上皮细胞，使小静脉上皮产生裂隙，从而引起渗漏完成的。

PGF2 可通过环氧化酶途径作用于气道上皮细胞分泌 MUC 或直接刺激腺体肌上皮细胞收缩引起 MUC 分泌；而 LTs 不仅刺激气道氯离子分泌，还促进 MUC 的产生，从而引起黏液分泌。很多促分泌因子都可通过脂氧化酶途径和环氧化酶途径导致 MUC 合成。例如，NE 可通过激活 P44/42MAPK（ERK1/2）和上调环氧化酶-2（COX-2）来刺激人类气道上皮细胞产生 PGE2，PGE2 可呈剂量依赖性的直接诱导 *MUC2* 和 *MUC5AC* 在 mRNA 和蛋白质两个水平上的表达。而 PGE2 作为 COX-2 的活化产物可介导后者诱导 MUC2 和 MUC5AC 的生成。也有报道显示环氧化酶产物合成增加可能影响纤毛的运动，从而降低了慢性炎症气道黏液纤毛清除的能力。

研究表明，各种花生四烯酸代谢产物作为黏液促分泌素的效力顺序为：LTD4 > LTC4 > 羟二十碳烯酸（HETEs）> PGF2α = PGD2 = PGI = PGE = PGA2。

另有研究报道花生四烯酸通过 15-脂氧化酶（15-Lipoxy-genase，15-LO）催化生成的代谢产物 15-羟二十碳烯酸（15-HETE）也能诱导气道 MUC 分泌。最近有人利用气液界面新型培养模型，培养正常人类气管支气管上皮细胞，探讨 15-LO 代谢产物对 *MUC* 基因的表达及促分泌作用，结果显示 15-LO 在分离培养基上高度表达，表明在人类气道发生病变情况下 15-LO 活性很高。

2.2.4 血小板活化因子

血小板活化因子（plateletactivaitngfactor，PAF）是一种磷脂类介质，主要由活化的肥大细胞和血小板释放，因有激活血小板的能力而得名，也是已知的最强的嗜酸性粒细胞趋化因子。PAF 既能诱导啮齿类动物及人气管 *MUC* 基因的表达并促进其分泌，还能引起 15-HETEs、12-HETEs、5-HETEs 的生成量增加。在 PAF 诱导气道上皮细胞 *MUC5* 基因表达过程中，蛋白激酶 C（protein kinase C，PKC）起主要的信号转导作用。而大鼠气管内滴注 PAF 对 MUC 分泌和 HETEs 形成的刺激作用可被 PAF 受体拮抗剂所抑制。当细胞培养中加入外源性的 5-HETEs、

12-HETEs、15-HETEs 化合物后，MUC 分泌呈剂量依赖性增加。此结果表明 PAF 刺激气道上皮 MUC 分泌是通过 PAF 与细胞表面相应受体相结合，刺激上皮中花生四烯酸经脂氧化酶途径生成 HETEs，从而促进 MUC 分泌。

2.2.5 白细胞介素

白细胞介素（interleukin，IL）是非常重要的细胞因子家族，在免疫细胞的成熟、活化、增生和免疫调节等一系列过程中均发挥重要作用，此外它们还参与机体的多种生理及病理反应，如参与气道 MUC 的分泌。

1. IL-1β   IL-1 分为 IL-1α 和 IL-1β 两种形式，分子量为 17 kD 左右，两者抗原性不同，相应抗体和配体不能互相识别，二者的主要差别在于糖基化差异和等电点不同。正常情况下在血液和组织内含量很低，生物、理化因素诱导活化的单核细胞、巨噬细胞、内皮细胞、NK 细胞、B 细胞均能释放大量 IL-1β，IL-1β 可上调 *MUC2* 和 *MUC5AC* 基因的表达并促进 MUC 的分泌。研究发现 IL-1β 介导 *MUC2* 和 *MUC5AC* 基因的表达是通过激活 PKC-MEK/ERK/p38MAPK-MSK1-cAMP 反应元件相关的蛋白质（CREB）信号转导通路来实现的。

2. IL-4、IL-9 和 IL-13   IL-4 主要由抗原或丝裂原刺激的 CD4$^+$T 细胞产生，活化的肥大细胞亦可产生。其基因位于第 5 号染色体上，成熟 IL-4 是分子量为 18 ~ 19 kD 的糖蛋白。IL-9 主要由 Th 细胞产生，成熟分子含 126 个氨基酸，包括 10 个半胱氨酸，由于糖基化不同，分子量为 30 ~ 40 kD，经过 N-聚糖酶处理后，分子量降到 15 kD。IL-13 由 Th2 细胞产生，分子量约 10 kD，其基因位于第 5 号染色体上，与 IL-4 基因紧密连接。IL-13 的氨基酸顺序与 IL-4 有 20% ~ 25% 的同源性，在功能上也与 IL-4 有许多相似之处。

目前认为，IL-4、IL-9 和 IL-13 诱导气道黏液高分泌可能是以下机制联合作用的结果。

（1）*MUC* 基因表达异常：在许多动物实验的研究中发现，IL-4、IL-9 和 IL-13 可直接诱导 *MUC* 基因的表达。IL-4 可诱导气道上皮细胞系 NCI-H292 表达 *MUC2* 基因，体内应用 IL-4 24 小时可引起 *MUC5AC* 基因的表达及 PAS 染色增强。IL-4 转基因小鼠的传导气道出现非纤毛上皮细胞肥大，胞浆中出现大量糖蛋白，纤毛上皮细胞体积增大，肺组织 *MUC5AC* 基因表达上调，并伴有灌洗液中 PAS 染色阳性的物质增加。IL-13 也能引起气道上皮细胞肥大、黏液细胞增生及中性和酸性黏液的高分泌。有研究发现，气管内灌注 IL-13 可诱导气道上皮杯状细胞化生和 MUC5AC 生成增加，同时气道上皮 EGFR 表达也显著增加，这种增加可被选择性 EGFR 抑制剂完全阻断，提示 EGFR 活化参与了这一过程。由此可见，IL-4、IL-9 和 IL-13 诱导的 *MUC* 在转录和蛋白质合成水平的增加是通过 EGFR 实现的。但是，在炎症的产生和黏液高分泌的形成过程中，IL-13 做出了更多独特的贡献。IL-13 通过与其受体结合发挥生物学效应，其受体表达于多种细胞表面，如单核巨噬细胞、嗜酸性粒细胞、嗜碱性粒细胞、树突细胞、内皮细胞、成纤维细胞、气道上皮细胞、ASM 细胞及人类的 B 细胞等。IL-13 受体由 IL-4 受体 α 链（IL-4Rα）、IL-13 链 α1 链（IL-13Rα1）、IL-13 链 α2 链（IL-13Rα2）组成。其中，IL-4Rα 和 IL-13Rα1 均属于细胞因子受体家族，由胞外区、胞内区、跨膜区 3 部分组成。胞外区具有 4 个保守的半胱氨酸残基，存在 Trp-Ser-X-Trp-Ser（WSXWS）结构，为配体结合区，胞内区具有 Box-1 序列和酪氨酸残基区。JAK1 和 TYK2 通过 Box-1 序列、STAT6 和 STAT3 通过 SH2 结构域分别与 IL-13 受体结合发生磷酸化而被激活。由此可见，IL-13 通过直接启动 JAK/STAT 信号转导通路使黏蛋白 *MUC5AC* 基因被激活，引起黏液高分泌。另外，黏附分子 VCAM-1、趋化因子

eotaxin 及基质金属蛋白酶等基因的表达也明显增加，在趋化因子的作用下，炎症细胞大量募集，刺激杯状细胞增生导致黏蛋白过度分泌。这一结果可被选择性 EGFR 抑制剂（BIBX1522）完全阻断，提示 IL-13 诱导的 *MUC* 在转录和蛋白质合成水平的增加是通过 EGFR 实现的。

（2）杯状细胞增生、化生：IL-4、IL-9 和 IL-13 可诱导气道上皮细胞 Ca^{2+} 激活的 Cl^- 通道的表达，然而，有研究显示将该通道的表达载体导入体外培养的气道上皮细胞可诱导细胞的黏液化生及黏液的过度产生。CLCA 的主要生物学结构主要由一个 N 端的 VWA 结合域和一个 C 端的跨膜区构成，而 VWA 结构域作为功能结构域可能与细胞间的黏附分子、细胞内丝裂原信号和氯离子通道活性有关。在炎性气道中，Th2 细胞因子，IL-4、IL-5、IL-9 和 IL-13。Th2 细胞因子与其相应受体结合后激活 *CLCA* 基因转录因子，使 CLCA 蛋白表达增加，*CLCA* 转录位于杯状细胞。其机制可能为 IL-4 和 IL-13 分别与 IL-4Rα 和 IL-13Rα1 结合，活化 Ras/Raf/MAPKK/p44/42MAPK 通路引起 NCI-H292 细胞系 Clara 细胞分泌蛋白（CCSP）基因和蛋白高表达，Clara 细胞可能是杯状细胞的前体，过多的 CCSP 促使杯状细胞增生、化生，黏蛋白 MUC5AC 合成增多。黏蛋白的成熟依赖于 H^+-ATP 激酶和伴随的 Cl^- 流，CLCA 蛋白能增强 Cl^- 通道的作用，增加黏蛋白的分泌，而这一过程可被 CLCA 阻断剂尼氟酸抑制，提示 IL-4、IL-9 和 IL-13 可诱导 *CLCA* 基因高表达，共同参与了杯状细胞增生、化生。

3. IL-8　IL-8 主要由单核—巨噬细胞产生，其他如成纤维细胞、上皮细胞、内皮细胞、肝细胞等亦可在适宜的刺激条件下产生 IL-8。IL-8 的分子量约 8 kD，主要活性形式为 72 个氨基酸。IL-8 的主要生物学活性是吸引和激活中性粒细胞，曾被命名为中性粒细胞激活肽、粒细胞趋化肽、中性粒细胞激活因子等。可诱导中性粒细胞理化特性改变、趋化性增强及黏附蛋白上调，细胞内游离 Ca^{2+} 浓度一过性升高，颗粒内含物（包括 NE）释放，释放的 NE 又可引起 *MUC* 的转录、合成、分泌和黏液分泌细胞的化生等，损害气道黏液纤毛清除功能。

4. IL-6 和 IL-17　IL-6 和 IL-17 可上调原代培养气道上皮细胞 *MUC5AC*、*MUC5B* 基因的表达，它们作用的分子机制可能是通过细胞外信号调节激酶（ERK）信号通路介导的，而 IL-17 介导的 *MUC5B* 基因表达至少部分是通过 JAK2 依赖的 IL-6 自分泌/旁分泌作用。

2.2.6　TNF-α

TNF-α 可上调 *MUC5AC* 基因的表达和 MUC 的生成，其具体机制同 IL-1β。TNF-α 还能刺激气道上皮细胞 MUC 的释放。研究发现，TNF-α 刺激 MUC 释放的信号通路依赖于磷脂酶 C 及 PKC，激活一氧化氮合酶，使一氧化氮生成增加，进而活化可溶性鸟苷酸环化酶，使 cGMP 生成增加，激活 cGMP 依赖性蛋白激酶，导致 MUC 的胞吐过程。

2.2.7　黏附分子

黏附分子（adhesion molecules，AMs）是位于细胞膜表面或细胞外基质（extracellular matrix，ECM）中的一类大分子糖蛋白，表达于组织固有细胞和循环白细胞表面，是介导细胞间及细胞与细胞外基质相互作用的重要活性物质。它们通过与其匹配的受体结合，形成关联，介导细胞间连接，相互传递信号，参与细胞的信号传导、活化、细胞的移动伸展行为、细胞的生长及分化等一系列重要生理和病理过程，也在炎症反应级联形成和传导过程中起联结作用，而气道黏液高分泌正是慢性气道炎症的主要表现之一，故黏附分子也在气道黏液高分泌的形成过程中起重要作用。

1. 黏附分子的种类及生物学特性　目前已发现的黏附分子按其基因家族和分子结构可初步分为 5 类，即免疫球蛋白超家族、选择素超家族、整合素超家族、钙黏附蛋白家族和其他未归类的黏附分子。

（1）免疫球蛋白超家族：免疫球蛋白超家族黏附分子包括细胞间黏附分子（intercellular adhesion molecule，ICAM）-1～3、血管细胞间黏附分子-1（VCAM-1）、血小板内皮黏附分子-1（PECAM-1）等。它们与白细胞表面的整合素家族成员互为配体，参与细胞识别和黏附；同时它们在抗原呈递、细胞与靶细胞及活化 T 细胞与血管内皮细胞之间的识别和黏附过程中起着重要作用，是机体参与免疫应答的一个重要分子。ICAM-l、VCAM-1 广泛分布于肺血管内皮、肺泡上皮细胞，这种分布特点决定了该类黏附分子在支气管—肺组织病理改变发生、发展中的重要地位。

（2）选择素超家族：选择素分子为穿膜的糖蛋白，可分为胞膜外区、穿膜区和胞浆区。选择素家族各成员胞膜外部分有较高的同源性，结构类似，其胞浆区与细胞内骨架相连。目前已发现选择素家族中有三个成员，即 L-选择素、P-选择素和 E-选择素，L、P 和 E 分别代表白细胞、血小板和内皮细胞。它们分别主要表达在淋巴细胞、血小板和内皮细胞上，均参与白细胞与激活内皮细胞的黏附。

（3）整合素超家族：整合素超家族（integrin superfamily）的黏附分子主要介导细胞与细胞外基质的黏附，使细胞得以附着于细胞外基质而形成整体（integration）单元。此外，整合素超家族的黏附分子还介导白细胞与血管内皮细胞的黏附，并作为细胞与基质及细胞与细胞间的黏附受体。整合素又分为 β_1、β_2 两个亚族。β_1 亚族以非常晚期抗原 4（very late antigen 4，VLA4）为主，在嗜酸性粒细胞、单核细胞和记忆 T 淋巴细胞表面表达。β_2 亚族主要包括三种糖蛋白：淋巴细胞功能相关抗原-1（LFA-1，CD_{11a}/CD_{18}）、巨噬细胞黏附分子-1（Mac-1，CD_{11b}/CD_{18}）和 p150/95（CD_{11c}/CD_{18}），均在白细胞表面表达。整合素族黏附分子的主要配体为免疫球蛋白超家族成员，以及基质成分如纤维连接蛋白及层粘连蛋白等，它们与其配体相结合，形成配体—整合素—细胞骨架跨膜信号系统，参与细胞识别和黏附，并维持细胞形态和功能。

（4）钙黏附蛋白家族：钙离子依赖的黏附分子家族（Ca^{2+} dependent cell adhesion molecule family，Cadherin 家族）对于细胞的选择性聚集具有至关重要的作用。钙离子是它们空间构形维持、结构稳定及抵御蛋白溶解因素的基本条件，在大分子间的群聚连接方面具有一定特异性，同时也参与选择性细胞黏附。目前已知 Cadherin 家族共有 3 个成员，即 E-Cadherin、N-Cadherin 和 P-Cadherin。

（5）其他未归类的黏附分子：除了上述四类黏附分子外，还有一些黏附分子目前尚未归类，包括一组作为 selectin 分子配体的 CD15、CD15s（s-Lewis）。此外，还有 CD44 等黏附分子。其中 CD44 是一个重要的跨膜糖蛋白，其配体为透明质酸。CD44 可在平滑肌、肺泡上皮、血细胞、成纤维细胞上广泛分布，在细胞与细胞、细胞与基质间的相互作用中具有多种作用。

气道上皮细胞表达整合素、钙黏附素、选择素和细胞间黏附分子等四类黏附分子，其中整合素、钙黏附素主要与细胞间结构性黏合有关，并在细胞感知自身状态及细胞外基质信号的跨膜传递过程中起重要作用，后两种作用与炎性损伤信号的传递及炎细胞的迁移、定位有关。气道上皮表达的整合素主要分布于基细胞下界，在基细胞与基膜间的半桥粒结构中起着粘连作用。整合素的功能可能不仅是细胞间的结构性黏合，其与配体结合信号的跨膜转导还可进一步催化细胞骨架蛋白的磷酸化，引起细胞运动及形态变化，因而有更广泛的生物学意义。钙黏附素主要在纤毛细胞之间形成桥粒，对维持上皮完整性有重要意义。在炎症、感染、损伤时，气道上皮表达选择素及 ICAM-1 等黏附分子，有利于炎症细胞的跨上皮迁移及在气道和局部微血管的黏着锚定。

2. 黏附分子与 COPD 的炎细胞积聚　中性粒细胞、单核巨噬细胞在管腔、肺泡内大量积聚、滞留和活化是 COPD 维持和发展的重要因素。COPD 炎症发生后即在气道内持续存在，且诱导痰中的中性粒细胞计数与 FEV_1 呈负相关，其支气管肺泡灌洗液及诱导痰中的中性粒细胞明显增加。人类气道上皮细胞在静止情况下低水平表达 ICAM-1，炎症相关因子 IFN-γ 和 TNF-α 均能刺激 ICAM-1 的上调表达，同时活化后的气道上皮细胞产物 IL-8 和 GM-CSF 合成增加，有利于中性粒细胞和单核细胞黏附并促进其在气道和肺泡的进一步聚集。活化的上皮细胞和活化的中性粒细胞及单核细胞通过 ICAM-1 与 β₂ 整合素相互作用而发生黏附，因此，活化的支气管上皮细胞表达的 ICAM-1 在中性粒细胞的迁移、募集和活化过程中起重要作用，有助于这些细胞通过上皮进入管腔中，并进一步促进中性粒细胞内氧自由基的形成和脱颗粒，释放弹性蛋白酶，刺激诱导杯状细胞化生，形成气道黏液高分泌。

3. 黏附分子与 COPD 急性加重期　COPD 急性加重期是一个类急性炎症反应的过程，感染、缺氧均能使炎症细胞快速释放 TNF-α、IL-1β、INF-γ 等炎症因子，启动炎症反应。黏附分子在此炎症反应过程中的白细胞附壁、移行行为中起重要的作用。黏附分子介导 COPD 急性加重期发病过程中炎细胞跨内皮迁移及向炎症部位积聚的过程主要分为以下三个阶段：①局部产生的 TNF-α、IL-1β、INF-γ 等前炎症因子激活血管内皮细胞上的选择素家族及免疫球蛋白超家族黏附分子，在内皮细胞表达上调，炎症部位局部毛细血管后静脉扩张，血流减慢，白细胞贴壁，血管内皮细胞表面 P-选择素捕获贴壁的白细胞，使之沿血管内皮细胞表面"滚动"。②局部产生的 IL-8、TNF-α 等激活白细胞，使白细胞表面黏附分子（CD_{11a}/CD_{18}、VLA-4、CD_{11b}/CD_{18}）等表达增加，同时伴有 L-选择素的脱落。③白细胞表面已被激活的黏附分子与内皮细胞上相应 受体（ICAM-1、VCAM-1）等相互作用，导致白细胞与内皮细胞的紧密 黏附，通过配体—整合细胞骨架跨膜信号系统完成细胞间信号传递，白 细胞变形游走、跨内皮迁移、浸润至炎症部位参与炎症反应。在这一过 程中，活化的中性粒细胞、单核细胞和内皮细胞，通过释放多种组织、 炎症因子和氧自由基，加重气道炎症的发展。同时转移到炎症部位的活 化中性粒细胞在 ICAM-1 的协同作用下，诱导肺泡单核巨噬细胞释放 TNF-α、IL-1β、INF-γ 等炎症介质和超氧自由基，促使更多白细胞跨内 皮细胞转移的发生，放大炎症级联反应，使炎症失控，从而直接或间接 地进一步引起气道黏液高分泌的发生、发展。

白细胞穿越血管内皮的机制尚不完全清楚，通常认为 β_2 整合素与 ICAM-1 结合是白细胞跨内皮迁移的关键，可能机制是 ICAM-1 与白细 胞表面 β_2 整合素结合，通过 β_2 整合素构象改变，使白细胞变形后易于 穿过内皮。同时有研究还发现，白细胞上的 L-选择素和内皮细胞上的 P-选择素、E-选择素之间的相互作用，也是白细胞与内皮黏附的一个重 要机制。

4. 黏附分子与 COPD 的气道结构重建　COPD 患者气流阻塞的部分 原因是气道壁增厚、管腔狭窄即气道结构重建。黏附分子同样参与了气 道重建，IFN-γ、TNF-α 能诱导气道平滑肌（airway smooth muscle，ASM） 细胞表达 ICAM-1 和 VCAM-1，提高活化 T 细胞与 ASM 黏附数量，IL- 1β、LPS 能进一步加强这一作用。目前认为，在细胞因子的刺激下， ASM 细胞表面 ICAM-1、VCAM-1 表达量增加，与淋巴细胞表面 CD_{11a}/CD_{18}、VIA-4 相互作用，介导 ASM 与淋巴细胞的黏附。同时 ASM 细胞 表面 MHC II 类分子与 T 细胞表面特异性受体结合，在黏附分子的辅助下，激活 T 细胞，活化 T 细胞与 ASM 相互作用，使后者 DNA 合成明显增加，导致 ASM 增生，发生气道结构重建，最终形成气道狭窄，使高分泌黏液的外排更加困难，从而进一步形成气道黏液高分泌的不断进展。

5. 黏附分子与 COPD 的氧化性损伤　白细胞表面的部分黏附分子的表达上调导致其呼吸爆发，释放炎症介质及各种蛋白酶产生氧自由基，从而发生蛋白酶/抗蛋白酶、氧化剂/抗氧化剂失衡，进而出现的肺损伤和气道黏液高分泌也是 COPD 发展的机制之一。中性粒细胞表面的 CD_{11b}/CD_{18}，通过还原型辅酶（NADPH）氧化酶的作用，促使其呼吸爆发后产生大量的 ROS。中性粒细胞黏附到内皮，同样可以激活其呼吸爆发，释放氧自由基。ROS 可以通过脂质过氧化、蛋白质损伤、DNA 损伤、改变信号传导通路等多种途径导致肺的氧化性损伤和气道黏液高分泌。

6. 黏附分子与 COPD 的遗传易感性　黏附分子可能与 COPD 遗传易感性有关。虽然香烟烟雾对 COPD 的发生、发展有着重要影响，但仅有一小部分吸烟者罹患 COPD，故 COPD 遗传易感性在其发病机制中的作用越来越受到重视。暴露于香烟烟雾后的吸烟者，其支气管上皮细胞内 GSH 水平均低于非吸烟者，且均伴有支气管上皮细胞通透性的增加。罹患 COPD 的吸烟者支气管上皮细胞对香烟烟雾具有特殊的反应性，其细胞合成释放可溶性 ICAM-1 和 IL-1β 增加，而肺功能正常的吸烟者上述两种炎症介质的水平均未见改变，部分群体这种 ICAM-1 和 IL-1β 增加的特质使其易罹患 COPD 且进展较快。

2.2.8　核苷酸类

三磷酸腺苷（ATP）与位于气道上皮细胞上的靶受体 P_2Y_2 受体结合后，通过对百日咳毒素敏感的 G 蛋白偶联受体激活磷脂酶 C，再通过甘油二酯活化 PKC，诱导气管上皮细胞释放 MUC，有促进气道内黏液水化、增强黏液纤毛清除功能的作用；同时它又可通过与 G 蛋白偶联的促代谢受体结合，引起磷脂酶 C 活化，形成三磷酸肌醇，提高细胞内 Ca^{2+} 浓度，导致 MUC 释放。而 P_2Y_2 受体的活化增强黏膜纤毛清除的作用机制可能是由于穿过气道上皮表面的氯化物和水的转运增加，导致纤毛搏动频率增加。因佛波脂（phorbol myristate acetate，PMA）与离子霉素具有接通作用，PMA 预处理抑制 PKC 后可减弱尿苷三磷酸（UTP）和 PMA 的效应，却不影响离子霉素的促分泌效应，表明气道杯状细胞 MUC 的分泌受到 Ca^{2+} 和 PKC 的调节。P_2Y_2 受体内源性激动剂除了 ATP，还有嘧啶核苷，其末端硫代磷酸酯化合物是 P_2Y_2 受体强效激动剂。雾化吸入嘧啶核苷可加快气管黏液流动速率，增强黏液纤毛清除功能。ATP 原发性纤毛不动症（primary ciliary dyskinesia，PCD）患者吸入 UTP 后通过刺激杯状细胞分泌 Cl^- 和 MUC 而引起咳嗽反射，从而清除气道分泌物，起到治疗的作用。

2.2.9　表皮生长因子

表皮生长因子（epidermal growth factor，EGF）是诱导气道黏液高分泌的重要介质之一。研究发现，EGF 低于 25 ng/mL 时，培养的气管上皮细胞中黏液细胞数目及 MUC 分泌减少，且 *MUC5* 基因表达下降；当 EGF 超过 25 ng/mL 时，*MUC5* 基因表达明显增加。气管内滴注 TNF-α 可诱导气道上皮表达 EGFR，随后滴入 EGF 可致杯状细胞数目增加，*MUC5AC* 的表达和 MUC 合成增加。EGFR 信号转导通路是众多刺激因子如吸烟、过敏原、氧化应激、细菌感染等诱导 *MUC* 表达的共同通路，且 EGFR 能通过非依赖配体机制即"反向激活"而被活化，它发生于上述刺激因素引起的 G 蛋白偶联受体和 M 胆碱能受体活化过程中，促使其与信号蛋白相连，导致膜相关 Ras 活化，引发下游信号级联反应，传递到细胞核，使 NF-κB 活化，最终引起 MUC 合成。如 NE 诱导 MUC5AC 的产生时，就是先通过蛋白水解作用使细胞表面的转化生长因子（transforming growth factor，TGF）-β 前体蛋白裂解，释放成熟的 EGFR 的配体 TGF-β，进入 EGFR 信号转导通路。又如感染尤其是革兰阴性细菌感染是 COPD、哮喘等慢性气道炎症性疾病恶化的重要原因，疾病发作时气道黏液分泌显著增加，进一步加重疾病过程。研究发现，铜绿假单胞杆菌可活化 c-Src-Ras-MAPK 激酶信号系统，激活 NF-κB，刺激 MUC 合成。此外，EGFR 活化还与气道上皮杯状细胞化生密切相关，杯状细胞的密集化生常常无例外地伴随气道上皮 EGFR 的表达上调，因此 EGFR 级联反应过程的抑制剂在治疗气道高分泌疾病中具有潜在的应用价值。

2.2.10 神经肽

气道的分泌细胞主要受交感神经和副交感神经节后纤维支配。交感神经和副交感神经都含有产生神经多肽的细胞。许多神经肽，如速激肽、血管活性肠肽（VIP）、降钙素基因相关肽（CGRP）、促胃液素释放激素（GRP）等在调节黏液分泌中都起着重要作用。体外实验已有研究发现三种哺乳类速激肽，即 P 物质（SP）、神经激肽 A（NKA）及神经激肽 B（NKB），它们均作为非胆碱能（NANC）神经递质引起气道黏液分泌。其中 SP 的促分泌作用强于 NKA 和 NKB。SP 和 NKA 存在于传入神经 C 纤维中，一些 C 纤维紧密靠近气道腺体和气道表面上皮细胞，这些神经肽储存在突触的囊泡中，当气道感觉神经暴露于刺激性化学介质及内源性抗原如组胺、前列腺素等而被释放，通过与靶细胞包括气道上皮细胞、腺体和平滑肌细胞上的受体相结合而引起黏液分泌。SP 主要激活分布在支气管腺体上的 NK1 受体引起气道平滑肌收缩、黏液分泌、微血管渗漏、炎症细胞募集与激活。有研究认为 SP 除了直接与受体结合发挥作用外，还可能通过激活肥大细胞或巨噬细胞释放化学趋化因子，使中性粒细胞募集，从而引起黏液分泌。研究又发现 SP 可通过肽链内切酶而降解，肽链内切酶抑制剂也能促进 SP 介导的黏液分泌。因此，该酶可能在调节 SP 引起的气道黏液分泌中发挥了一定作用。缓激肽（BK）为 9 个氨基酸组成的肽类，是气道慢性炎症的一种介质，受体有 B1 和 B2 两种，其中 BKB2 受体是细胞膜 G 蛋白偶联受体，在介导 BK 的效应中起主要作用。NK 是强有力的支气管平滑肌收缩剂，同时由于它能直接刺激 C 纤维，诱导神经肽如 TKs、CGRP 的释放以及激活磷脂酶 A2 促进花生四烯酸代谢产物 PGF2、LTs 的合成，间接引起气道 MUC 合成和黏液分泌。

2.2.11　组胺

组胺是最早发现的一种炎症介质，分子量为 111，由左旋组氨酸脱羧后生成。组胺生成后储存于肥大细胞和嗜碱性粒细胞的颗粒中，占颗粒内容物总重量的 10%。组胺在颗粒中以肝素结合的形式存在，当通过脱颗粒作用释放到细胞外时，组胺与肝素分离，发挥活性作用。组胺可通过与 H2 受体结合激活腺苷酸环化酶，使细胞内 cAMP 水平升高，从而促进气道杯状细胞分泌，内源性组胺甲基转移酶通过降解组胺抑制其促分泌作用。此外，组胺还可刺激 MUC 多肽链的合成，并促进 MUC 糖基化。

2.2.12　乙酰胆碱

研究发现，乙酰胆碱（acetylcholine，Ach）对黏膜下腺的浆液、黏液细胞都有一定促进作用，它通过细胞内信号传导系统中的磷脂酶 C-磷脂酰激酶——三磷酰肌醇-Ca^{2+}-钙调蛋白-Ca^{2+}/CaM 依赖性蛋白激酶，以及甘油二酯——蛋白激酶 C 等途径促进 MUC 及黏液的合成和分泌，这种 Ach 诱导的远端支气管液体分泌有 1/4～1/3 是依赖继发于 HCO_3^- 的 Cl^- 分泌。

2.2.13 其他一些间接参与因素

1. 透明质烷（hyaluronan，HA） HA 是由葡萄糖醛酸和 N-乙酰氨基葡萄糖为双糖单位所组成的直链高分子量聚合体（相对分子质量为 $2 \times 10^5 \sim 10 \times 10^6$）。HA 所发挥的生物学效应取决于它的分子质量的高低。在其天然状态如正常滑膜液中，HA 以高分子量聚合体（ $> 10^6 D$）的形式存在，而在炎症条件下，HA 以多分散的低分子量的形式存在。低分子量的 HA 可通过很多不同机制作用所产生，如 ROS 或透明质酸酶的解聚、酶法分析产物及低分子量 HA 的重新合成等。高分子量 HA 结合于组织激肽释放酶（tissue kallikrein，TK），并使其处于失活状态；当 ROS 或 Hase 作用于 HA 时，HA 解聚并失去其保护性功能，TK 由失活转为激活状态。激活的 TK 对 EGF 前体进行加工后活化 EGFR 信号转导途径，导致杯状细胞的化生和 MUC5AC 的高分泌。CD44 是 HA 的主要受体，HA 的很多特定功能都由 HA 与 CD44 相互作用所介导（见本节黏附分子），二者的结合可被 CD44 的抗体抑制。

2. 磷酸二酯酶 4（phosphodiesterase，PDE4） PDE4 酶家族特征是特异性地水解 cAMP，对抑制剂咯利普兰（rolipram）敏感且 K_m 值较低。*PDE4* 可分为 *PDE4A*、*PDE4B*、*PDE4C*、*PDE4D* 4 个基因亚型，A、B、C、D 4 个基因编码，在人类染色体中分别定位于 19 p13.1、1p31、19 p13.2 和 5q12。每个 *PDE4* 基因都有多个转录单位和启动子，人约有 20 个 PDE4 同工酶。cAMP/cAMP 依赖的蛋白激酶（protein kinase A，PKA）通路在 EGFR 信号途径所致的 *MUC5AC* 高表达的过程中起抑制效应。而 PDE4 可催化环腺苷酸（cAMP）和环鸟苷酸（cGMP）水解开环，分别生成非活性形式的 5′-AMP 或 5′-GMP，这是细胞内降解 cAMP 和 cGMP 的唯一途径。因 PDE4 的抑制剂可通过激活 cAMP/PKA 信号通路来抑制 *MUC5AC* 的高表达，如 PDE4 抑制剂（如 cilomilast 和 roflumilast）

在治疗气道黏液高分泌方面已进行深入的研究。

3. 神经调节蛋白（neuregulin，NRG） NRG 是一个由 4 种基因编码的多肽家族，由 *NRG-l* 基因编码产物经选择性剪接后形成，包括 4 种异构体 NRG-l、NRG-2、NRG-3 和 NRG-4。NRG 的功能性受体由 ErbB 酪氨酸激酶受体组成，目前已发现，NRG 能与 ErbB2/ErbB3、ErbB2/ErbB4 异二聚体及 ErbB4/ErbB4 同源二聚体结合。NRG β1 可介导分泌型 *MUC5AC* 和 *MUC5B* 的高表达，ErbB2 和 ErbB3 受体也参与其中，还涉及了 p38MAPK、ERK1/2、PI3 和 Akt 信号通路的激活。NRG 引起的膜结合型黏蛋白基因 *MUC1* 和 *MUC4* 的表达涉及 HSP90、c-Src、Wnt 信号通路及 ErbB2/ErbB3 异二聚体受体复合物的参与。

4. 鞘氨醇激酶 1（Sphingosine Kinase 1，SphK1） SphKl 是一种鞘氨醇代谢酶，能够催化鞘氨醇转化为 1-磷酸鞘氨醇（sphingosine-1-phosphate，S1P）的重要的激酶。S1P 是一种重要的细胞信号转导分子，它在细胞内作为一种第二信使调节细胞的增生、生存；S1P 及其受体的结合与细胞的迁移、增生、凋亡，钙离子的内流和黏附因子的表达有密切关系。在哮喘患者 BALF 中发现 S1P 水平显著升高。IL-13 可通过 ERK1/2 通路激活 SpKl/S1P 信号通路从而上调 *MUC5AC* 的表达，但这不涉及 P38 和 STAT6 通路的参与。

5. 低氧诱导性因子（Hypoxia-inducible factor，HIF） HIF-1 是一个结合 DNA 的异二聚体蛋白聚合物。它由 2 个芳香烃核转位子（bHLH-PAS）组成，称为 HIF-1α 和 HIF-1β 亚单位。HIF-1α 是受氧浓度调控的亚基，除了具 DNA 结合位点和转录活性域外，还有一个包含 200 个氨基酸残基的氧浓度依赖性功能域（ODD）。在缺氧状态下，α 亚单位不被降解，而在正常氧浓度环境下，亚单位通过 ODD 功能域与 E3 泛醌连接酶相互作用迅速降解。HIF-1α 进一步调控 HIF-1 的活性，HIF-1β

是 HIF-1α 与 DNA 呈高亲和性结合所必需的。HIF-1α 的积聚至少受到两条信号通路的调控，第一条通路的激活信号是缺氧和 CoC1，包括抑制 PHDs 家族对 HIF-1α 的修饰，第二条通路为多肽的生长因子（如胰岛素、表皮生长因子），肿瘤抑制基因 PTEN 的缺失激活磷酸肌醇 3 激酶（PI3K）和 mTOR 依赖的信号通路引起 HIF-1α 的升高。EGF 可刺激 HIF-1α 结合到 *MUC5AC* 启动子 5′ 端的顺式作用基序 HIF-1 TF 上，从而启动 *MUC5AC* 的转录激活。HIF-1α 亦可通过结合到 *MUC1* 启动子上的低氧反应元件（－1488/－1485 和 －1510/－1507）从而上调 *MUC1* 的表达。

（吕传柱　李琪　整理）

参考文献

1. GUIDA G, RICCIO A M. Immune induction of airway remodeling. Semin Immunol, 2019, 46: 101346.

2. LIN V Y, KAZA N, BIRKET S E, et al. Excess mucus viscosity and airway dehydration impact COPD airway clearance. Eur Respir J, 2020, 55(1): 1900419.

3. KIM S, NADEL J A. Role of neutrophils in mucus hypersecretion in COPD and implications for therapy. Treat Respir Med, 2004, 3(3): 147 - 159.

4. 王晓龙，周向东. 核转录因子-κB 在慢性气道黏液高分泌大鼠肺组织中的表达及意义. 中国呼吸与危重监护杂志，2004, 3(2): 101 - 102.

5. XU Z, SHI L, WANG Y, et al. Pathological findings of COVID-19 associated with acute respiratory distress syndrome. Lancet Respir Med, 2020, 8(4): 420 - 422.

6. 刘茜，王荣帅，屈国强，等. 新型冠状病毒肺炎死亡尸体系统解剖大体观察报告. 法医学杂志，2020, 36(01): 21 - 23.

7. FISCHER B M, VOYNOW J A. Neutrophil elastase induces MUC5AC gene expression in airway epithelium via a pathway involving reactive oxygen species. Am J Respir Cell Mol

Biol, 2002, 26(4): 447 - 452.

8. CATZ S D, MCLEISH K R. Therapeutic targeting of neutrophil exocytosis. J Leukoc Biol, 2020, 107(3): 393 - 408.

9. WANG Q, DOERSCHUK C M. The signaling pathways induced by neutrophil-endothelial cell adhesion. Antioxid Redox Signal, 2002, 4(1): 39 - 47.

10. HOU J, WU Y, LING Y. Modulation of the inflammatory response through complement-neutrophil activation feedback mechanism with selenium and vitamin E. Zhongguo Yi Xue Ke Xue Yuan Xue Bao, 2000, 22(6): 580 - 584.

11. LEE I T, YANG C M. Role of NADPH oxidase/ROS in pro-inflammatory mediators-induced airway and pulmonary diseases. Biochem Pharmacol, 2012, 84(5): 581 - 590.

12. HOFFMANN A, NATOLI G, GHOSH G. Transcriptional regulation via the NF-kappaB signaling module. Oncogene, 2006, 25(51): 6706 - 6716.

13. KARIN M, LIN A. NF-kappaB at the crossroads of life and deat. J Nat Immunol, 2002, 3(3): 221 - 227.

14. KLAUNIG J E. Oxidative stress and cancer. Curr Pharm Des, 2018, 24(40): 4771 - 4778.

15. YANG C M, LIN M I, HSIEH H L, et al. Bradykinin-induced p42/p44 MAPK phosphorylation and cell proliferation via Src, EGF receptors, and PI3-K/Akt in vascular smooth muscle cells. J Cell Physiol, 2005, 203(3): 538 - 546.

16. BROWN J L, BEHNDIG A F, SEKEREL B E, et al. Lower airways inflammation in allergic rhinitics: a comparison with asthmatics and normal controls. Clin Exp Allergy, 2007, 37(5): 688 - 695.

17. BALTADZHIEV I G, MURDJEVA M A. Levels of certain endothelial biomarkers during the acute phase and convalescence in patients with different severity of Mediterranean spotted fever. Folia Med(Plovdiv), 2013, 55(3 - 4): 17 - 25.

18. CROCETTI L, QUINN M T, SCHEPETKIN I A, et al. A patenting perspective on human neutrophil elastase (HNE) inhibitors (2014 - 2018) and their therapeutic applications. Expert Opin Ther Pat, 2019, 29(7): 555 - 578.

19. LEE W J, CHEN W K, WANG C J, et al. Apigenin inhibits HGF-promoted invasive growth and metastasis involving blocking PI3K/Akt pathway and beta 4 integrin function in MDA-MB-231 breast cancer cells. Toxicol Appl Pharmacol, 2008, 226(2): 178 - 191.

20. TAKEYAMA K, TAMAOKI J, KONDO M, et al. Role of epidermal growth factor receptor in maintaining airway goblet cell hyperplasia in rats sensitized to allergen. Clin Exp Allergy, 2008, 38(5): 857-865.

21. IZUHARA K, OHTA S, SHIRAISHI H, et al. The mechanism of mucus production in bronchial asthma. Curr Med Chem, 2009, 16(22): 2867-2875.

03 气道黏液高分泌的
自然抑制因素

3.1 气道黏液高分泌的抑制因素及其分类

促进气道黏液高分泌的因素有许多，其中最重要的为中性粒细胞弹性蛋白酶（neutrophil elastase，NE）。由于机体具有复杂的防御系统，在刺激因子不太强烈的情况下，机体可通过自身的内在调节以免受不良因素的影响。在体内天然的保护性因子中，最重要的就是 NE 的抑制因子。目前已发现多种 NE 抑制剂，如 α_1-抗胰蛋白酶（alpha1-antitrypsin，α_1-AT）、α_1-抗糜蛋白酶（alpha1-antichymotrypsin，α_1-ACT）、α_2-巨球蛋白（alpha2-macroglobulin，α_2-MG）、分泌型白细胞蛋白酶抑制剂（secretory leukocyte protease inhibitor，SLPI）、弹力蛋白酶特异性抑制因子（Elafin）、组织基质金属蛋白酶抑制物（TIMP）等。其中自然分布于支气管—肺组织的 NE 抑制剂有四种，即 α_1-AT、α_2-MG、SLPI 和 Elafin。α_2-MG 因其分子量大（约 720 kD，每一分子由 4 个相同的亚单位组成），较难通过血肺屏障，且其血浓度低，在肺内抗 NE 的作用较小，因此对抑制气道黏液高分泌等作用较小，在此不做详细介绍。另外三种抗蛋白酶因子作为主要的 NE 抑制物在抑制气道黏液高分泌等方面具有重要作用。

　　这三种内在的蛋白酶抑制剂常分为两类。第一类为全身性抗蛋白酶，α_1-AT 属于此类，它由肝细胞大量产生，在血循环中有高浓度的分泌产物。α_1-AT 为急性时相反应物，它响应"第二"细胞因子如白介素（interleukin，IL）-6 家族成员，包括 IL-6、白血病抑制因子（leukemia-inhibitory factor，LIF）、制瘤素 M（oncostatin-M，OSM）、IL-11 和睫状神经营养因子（ciliary neurotrophic factor，CNTF）等。第二类为局部性抗蛋白酶，如 SLPI 和 Elafin，它们在肝脏中并不表达，在血循环中的浓度也很低，但在局部黏膜损伤部位有较多的合成和分泌，它们响应"第一"细胞因子如 IL-1、TNF，在其刺激诱导下开始增加表达，在局部形成第一道防线，诱导抗蛋白酶系统的防御功能。除了直接的抗蛋白酶特性外，这三种蛋白酶抑制剂还具有其他复杂生物活性，如抗炎、抗微生物活性、调节先天免疫功能、促进组织修复等，因而在肺炎性损伤中有十分重要的作用。

　　气道分泌、表达的自然抗损伤因素很多，除前述的酶抑制物外还有抗微生物多肽如防御素、杀菌/通透性增加蛋白等。下面将对这些抑制因素分别做一介绍。

3.2　α_1 抗胰蛋白酶

3.2.1　结构功能与分布

　　1. 功能　α_1-AT 是一种在整个机体（包括肺脏）细胞内、外均存在的糖蛋白，是人血浆中最主要、最丰富的天然蛋白酶抑制因子，因其在电泳中有类似 α_1-球蛋白的迁移率，并能抑制胰蛋白酶活性而得名。α_1-AT 能有效抑制数种丝氨酸蛋白酶，如 NE、组织蛋白酶 G 和蛋白酶 3、胰蛋白酶、纤维蛋白溶解酶、凝血酶、糜蛋白酶、嗜中性白细胞弹性硬蛋白酶及细菌死亡后所释放出的蛋白溶解酶等。在这些靶蛋白酶中，尤其有重要生理意义的是 α_1-AT 对抗 NE 的作用远比抑制胰蛋白酶的作用大，而并非如其字面含义所反映的特征，因此 α_1-AT 又被称为 α_1-蛋白酶抑制物（alpha1-proteinase inhibitor，α_1-PI）。α_1-AT 对酶的抑制作用表现为和靶酶紧密结合，以 1：1 复合物的形式使靶酶失去活性，然后此复合物在循环中或组织中被巨噬细胞吞噬、分解而被网状内皮系统清除。

2. 分子结构及基因分类　编码 α_1-AT 的基因属于蛋白酶抑制剂的 "serpin" 超基因家族成员，其基因产物为 418 个氨基酸的糖蛋白，N 末端含有 24 个氨基酸组成的信号肽。成熟的 α_1-AT 是在翻译出分子量为 49 kD 的前肽、切除 N 末端 24 个氨基酸组成的信号肽后，再在第 46、第 83、第 247 位天冬酰胺残基上连接 3 条多肽侧链组成的一种分子量为 52 kD、含 394 个氨基酸的糖蛋白。α_1-AT 为单链三级结构，在合成过程中折叠成球形，含 9 个 α 螺旋、3 个 β 片层折叠（A、B、C）和 2 个分子内盐桥（Glu^{342}-Lys^{290} 和 Glu^{264}-Lys^{337}）。分子的一个显著特征是其 A 片层具有 5 股 β 片层折叠，此片层中有灵活的反应中心环，形成一种钩状结构，突出于分子表面。α_1-AT 与靶蛋白酶络合后，反应中心环便插入分子的主要 A 片层中，这种形态的短暂变化能增加变性 α_1-AT 的稳定性。反应中心环也能插入第 2 个 α_1-AT 分子的 A 片层中形成二聚体，并进一步延伸形成环—片层多聚体链。编码 α_1-AT 的基因位于染色体 14q31-32.3 上，长约 12.2 kb，由 3 个非编码的外显子（I_A、I_B、I_C）、4 个编码的外显子（Ⅱ～Ⅴ）和 6 个内含子组成。编码 α_1-AT 的基因至少含有 2 个增强子，1 个位于 5′端，另一个位于 3′端，其基因转录受 I_A、I_B、I_C 及侧翼区 DNA 的调控。

编码 α_1-AT 的基因具有多态性，目前已发现它的基因变体超过 100

种。国外资料报道正常等位基因（M）发生于约 90% 的欧洲血统人群，具有正常的血清 α_1-AT 水平，他们的表现型为 PiMM。编码 α_1-AT 的基因突变型最常见的是 S 型和 Z 型，均由赖氨酸代替谷氨酸所致。编码 α_1-AT 的基因具有高度多形性，常可分为四种：正常（正常血清水平、正常功能的 α_1-AT）；缺乏（低于正常血清水平而功能正常的 α_1-AT）；零型（无法测得血清水平的 α_1-AT）和无功能（正常血清水平而功能障碍的 α_1-AT）。α_1-AT 的血清半衰期为 3～5 天，正常值为 20～53 μM（准确实验室标准）或 150～350 mg/dL（传统标准）。

3. 合成与分布　α_1-AT 主要由肝细胞合成，每天从肝脏释放到循环中的 α_1-AT 约为 2 g，中性粒细胞、淋巴细胞、单核细胞、肺泡巨噬细胞及气道上皮细胞内也存有少量 α_1-AT。肝外合成的 α_1-AT 在肺局部组织损伤的调节中发挥着重要作用。α_1-AT 较易通过血肺屏障，从血浆以弥散方式进入肺实质，其血浆水平是肺内浓度的决定因素。正常人血清和下呼吸道上皮衬液（epithelial lining fluid，ELF）中的 α_1-AT 水平分别为 20～53 μM 和 2～5 μM，而 α_1-AT 缺乏症患者则分别 < 11 μM 和 0.5～0.8 μM。α_1-AT 作为急性反应蛋白，在感染时随弹性蛋白酶水平的上升而逐渐上升，最高可达平常水平的 4 倍以上，其浓度和活性可作为炎症反应的标志。在急性时相反应时，α_1-AT 主要表达在肝脏，肺上皮细胞也能对 IL-6 家族的细胞因子做出明显反应，从而增加合成 α_1-AT。

作为全身性的抗蛋白酶，α_1-AT 广泛分布于肝、肺、脾、肾等脏器中，在呼吸系统主要定居于下呼吸道，承担抗 NE 总活性的 90% 以上。正常人下呼吸道的 α_1-AT 活性远大于 NE 活性，故肺组织不易遭受 NE 的破坏。但当血清中的 α_1-AT 水平低于 11 μM 时（如 α_1-AT 缺乏症患者），α_1-AT 透过血管内皮和肺泡上皮而出现在肺泡表面液体中的量显著降低，不足以对抗 NE 的作用，使肺泡中弹性蛋白不断遭到破坏，这种状态长期持续可最终导致肺气肿。

3.2.2 α_1-AT 缺乏与肺疾病

α_1-AT 缺乏症是一种常染色体隐性遗传性疾病，其特征是血清 α_1-AT 水平下降。α_1-AT 缺乏症是由编码 α_1-AT 的基因突变引起的，当基因突变型的人其血清中 α_1-AT 水平低于 $11~\mu M$ 时，发生肺气肿的危险性便明显增高。编码 α_1-AT 的基因突变型最常见的是 S 型和 Z 型，S 型和 Z 型出现频率分别为 2% 和 5%，其中 S 型对人体的影响相对温和。还有一种零型（null-null）突变型少见，其他突变型罕见。S 突变型是 α_1-AT 基因的外显子中发生单个碱基取代，其结果致使合成的 α_1-AT 分子中赖氨酸（Lys）代替谷氨酸（Glu），即 Glu^{264} 被 Lys 代替，这使得 α_1-AT 分子中的离子键 Glu^{264}-Lys^{337} 丢失，破坏了一个分子内盐桥（Glu^{264}-Lys^{337}），从而改变了 α_1-AT 分子内部的构型，分子稳定性受到影响。Z 突变型是 α_1-AT 基因外显子 V 中发生单个碱基取代，其合成的 α_1-AT 分子中的 Glu^{342} 被 Lys 代替，这也使得离子键 Glu^{342}-Lys^{290} 丢失，破坏分子内盐桥（Glu^{342}-Lys^{290}），α_1-AT 分子的稳定性也受影响（图 2）。在零型突变个体的 α_1-AT 合成细胞中，α_1-AT mRNA 转录本就缺失，因此表型的血清中完全测不到 α_1-AT。此类人群均在 20～30 岁发生肺气肿，Z 型个体也易发生肺气肿。

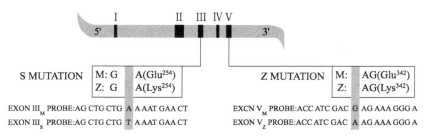

图2　S 型和 Z 型变体结构示意图

Taken from Principles of Medical Genetics by Gelehrter and Collins, 1990 (Williams & Wilkins)。

几种常见的 α_1-AT 基因型在人群的发生率和其相对浓度（以正常基因型 MM 为标准）见表1。

表1 常见 α_1-AT 基因型及其发生率和浓度

基因型	MM	MS	MZ	SS	SZ	ZZ
发生率	0.90	0.048	0.038	0.001	0.0012	0.0004
相对浓度	100	75~80	60	50~60	30~35	10~15

引起 α_1-AT 缺乏的主要机制包括：①基因缺失；②mRNA 降解；③α_1-AT 在细胞内滞留；④α_1-AT 在细胞内降解；⑤抑制 NE 的功能不足。

慢性阻塞性肺病（chronic obstructive pulmonary disease，COPD）在 PiZZ 型酶缺乏者中的肺气肿发病率为 70%~98%。这种肺气肿与慢性支气管炎引起的肺气肿不同，其特点是：发病年龄轻，在 40~45 岁以下，血中 α_1-AT 浓度低，且多为 ZZ 表现型，病理表现为全小叶型；既往无慢性支气管炎病史，发病与吸烟或感染关系不大，男女发病率几乎相等。Z 型和 M 型蛋白的特异性抑制活性、热稳定性和 pH 适合度并无差别，两型个体酶的比活性相同，但是酶的浓度不同；PiZZ 型个体血液中 α_1-AT 只及 M 型个体的 10%~15%。当内源性弹性蛋白酶和胶原酶增加时，如缺乏足量的 α_1-AT 抑制其活性，它们将水解破坏肺组织中的弹性蛋白和胶原纤维，使肺泡弹性降低，使其不能在呼气时很好回弹，造成呼气末残余气增加，渐进形成肺泡过度充气（肺气肿）。此外，也有 20%~30% 的 α_1-AT 缺乏人群并不发生肺气肿，可能是由于其分叶核白细胞的弹性蛋白酶活性较低，相对恢复了蛋白酶与其抑制物的平衡。

3.2.3 α_1-AT 的抗蛋白酶活性

NE 属于丝氨酸蛋白酶，每个中性白细胞内约含 2 pg。肺组织内的中性白细胞在吞噬、呼吸爆发和崩解过程中，将细胞内的 NE 释出，水解肺泡壁内的弹性蛋白等结缔组织。若无有效的防护机制，NE 可致肺泡壁支撑网架迅速瓦解，肺泡逐渐失去弹性，最终导致肺气肿的发生。α_1-AT 是人血浆中含量最多的、天然的 NE 强力抑制剂，与 NE 的结合常数为 $10^7 M^{-1}S^{-1}$，平衡常数为 $10^{-14}M$。α_1-AT 与 NE 等丝氨酸蛋白酶以 1∶1 结合形成复合物，抑制 NE 的活性。正常生理条件下，肺内的 NE 活性与 α_1-AT 的抑制效应处于动态平衡状态，从而有效地保护肺泡组织的结构。

α_1-AT 能抑制靶蛋白酶的过度水解作用，调节蛋白酶活性以维持蛋白酶抑制剂与蛋白酶之间的局部平衡。α_1-AT 对抗 NE 作用的结果主要有以下几方面。

1. 抑制气道黏液高分泌 慢性支气管炎、COPD、支气管扩张、CF、支气管哮喘等慢性气道炎症性疾病的重要临床病理特征就是气道黏液高分泌。NE 一方面具有强效的诱导黏液腺体及杯状细胞分泌的能力，并使气道上皮杯状细胞化生，黏蛋白（mucin，MUC）合成增加导致黏液分泌过量；同时 NE 可使支气管纤毛上皮受损，纤毛运动减弱，黏膜纤毛清除系统功能减弱，导致过多的黏液潴留气道。作为 NE 抑制剂，α_1-AT 可显著地对抗 NE 对机体的这种气道黏液高分泌状态。体内外实验证明雾化吸入 α_1-AT 可压制 NE 的活性而减少囊性纤维化肺疾病等的黏液高分泌。

2. 抗炎作用 NE 可诱导支气管上皮细胞产生中性粒细胞趋化因子 IL-8、IL-6，还可诱导粒细胞刺激因子、血小板活化因子（platelet activating factor，PAF）、TGF-β 和内皮素等细胞因子的基因表达与蛋白产物分泌，还可使激肽释放酶原、纤溶酶原、高分子激肽原、H 因子等分解而形成活性产物，从而使炎症反应被过度放大。由 NE 介导的炎症性肺疾病经 α_1-AT 处理后，IL-8 等炎症介质的水平可明显降低。实验研究表明，α_1-AT 能抑制脂多糖（lipopolysaccharide，LPS）、TNF-α 导致的小鼠致死性肺损害，有在一定程度上阻遏炎症级联反应的作用。

正常情况下，体内存在 α_1-AT/NE 平衡，在炎症、组织坏死或损伤时，随着 NE 分泌增加，NE 抑制物 α_1-AT 的水平也相应增加，用以清除由各类细胞和细菌所释放的过多蛋白溶解酶，从而保护正常细胞不受此类蛋白溶解酶的损害。正常人及 COPD 缓解期患者支气管肺泡灌洗液（bronchoalveolar lavage fluid，BALF）中 α_1-AT 与 NE 复合物水平较低，而慢性支气管炎急性发作、肺炎、支气管扩张及急性呼吸窘迫综合征（acute respiratory distress syndrome，ARDS）的患者此复合物水平较高，同时 ARDS 和肺炎患者 BALF 中 NE 的活性也较高。

α_1-AT 活性部位的蛋氨酸残基具有迅速而特异性地抑制 NE 的作用，但其活性部位极易被中性粒细胞释放的基质金属蛋白酶（matrix metalloproteinase，MMP）尤其是 MMP-8 和弹性蛋白酶破坏。在 ARDS、肺炎、支气管扩张及 COPD 的患者中尽管 α_1-AT 含量增加，但相对活性反而可能降低。在慢性支气管炎及 COPD 急性发作期等情况下，痰液中中性粒细胞明显升高，即使在感染控制后，中性粒细胞仍较正常时明显增高，肺内的 NE 负荷明显升高。但 α_1-AT 含量的增高尚远远不能抑制 NE 对肺组织的破坏，使 α_1-AT 对肺的保护作用明显下降，炎症反应持续，引起肺组织的一系列损伤。

调节 α_1-AT 释放的机制还不十分明确。在创伤、毒素和感染等因素的强烈刺激下，作为急性时相反应蛋白，当肺部多形核白细胞的吞噬作用较强时，溶酶体弹性蛋白酶释放，α_1-AT 在血清中的浓度可增加 3~4 倍。当肺部出现感染时，血液及肺部的中性粒细胞、巨噬细胞增加，在与感染的病原体的相互作用过程中，此类细胞破坏增多，释放出的 α_1-AT 进入血流，致使血中 α_1-AT 浓度增高。体外细胞培养实验显示，在慢性阻塞性肺疾病中，LPS、IL-1、TNF、IL-6 及 NE-α_1-AT 复合物等均可在

增加 α_1-AT 的产生中起一定作用。OSM 介导的 α_1-AT 分泌可被干扰素（interferon，IFN）-γ 和 TGF-β 在蛋白表达和转录水平上调节；而在气道炎症时，α_1-AT 含量的增加还与局部血管通透性增高有关。

3. 抑制细胞外基质的降解，修复损伤组织　在 COPD、CF、急性肺损伤（acute lung injury，ALI）等疾病的发病机制中，蛋白酶/抗蛋白酶失衡是一个重要的因素，也日益受到人们的重视。COPD 的蛋白酶/抗蛋白酶失衡主要包括以下三方面：①遗传性 α_1-AT 缺乏；②功能型 α_1-AT 缺乏；③蛋白酶分泌亢进。蛋白酶/抗蛋白酶失衡还与监视细胞的损伤及弹性蛋白酶抑制剂的灭活有关，如弹性蛋白酶、其他酶、吸烟、氧化剂等许多因素都可使 α_1-AT 活性丧失或减弱，使 NE 相对活性增强。NE 作为强效的蛋白水解酶，特异水解细胞外基质（extracellular matrix，ECM）的弹性蛋白不仅能破坏表面活性蛋白成分，还能分解肺基质结缔组织的其他成分，如胶原蛋白、蛋白多糖、纤维连接蛋白，引起肺组织损伤和破坏；而 α_1-AT 是抗蛋白酶中最重要的一个，α_1-AT 与 NE 结合后，使 NE 失活，拮抗 NE 对弹性蛋白的水解作用，对机体起保护作用。已有临床实践显示，无论是哪一类型的蛋白酶/抗蛋白酶失衡，补充 α_1-AT 均显示出一定的疗效。

蛋白酶抑制剂除能限制细胞外蛋白水解活性，从而保护蛋白水解所带来的破坏外，也可影响成纤维细胞的增生及产生基质成分的能力。在培养基中 α_1-AT 能刺激成纤维细胞的增生和骨原胶原合成，这可被丝裂原活化蛋白激酶（mitogen-activated protein kinase，MAPK）的活化介导。肿瘤细胞系的 α_1-AT 扮演着生长抑制剂的角色，而生长抑制剂可阻碍铁传递蛋白受体黏合物，或抑制外周细胞释放 TGF-β。在人的肺成纤维细胞中，α_1-AT 还能刺激肝细胞生长因子（hepatocyte growth factor，HGF）的产生。HGF 是一种主要的间质细胞的细胞因子产物，它在调节有丝分裂、分化和形态发生方面起重要作用。

4. 调节先天免疫功能及宿主防御功能　NE 能通过降解噬菌细胞表面受体，如 IgG Fc 受体、C3b 受体-CR1（补体受体 1）、C3bi 受体-CR3 等，以及调理素而削弱宿主对感染的防御能力。NE 可抑制中性粒细胞与铜绿假单胞菌的黏附、吞噬和杀灭作用，NE 还可破坏 IgG、纤维连接蛋白和补体复合物，从而使机体的防御功能严重受损。NE 的抑制剂能保护机体免受这种弹性蛋白酶引起的宿主防御功能损伤。CF 患者中被激活的中性粒细胞表面 CR1 受体由于 NE 破坏了 CR1 导致其表达较少，预先用 NE 的抑制剂 α_1-AT 干预，可使中性粒细胞表面的 CR1 受体表达增加。雾化吸入 α_1-AT 可抑制 NE 的活性，促进慢性铜绿假单胞菌感染气道中该菌的清除。

3.2.4　其他抗炎活性

α_1-AT 可发挥其抗炎活性而不涉及抗 NE 及其他丝氨酸蛋白酶活性。α_1-AT 能减轻体内博来霉素介导的肺损伤动物的肺损伤及纤维化而未影响肺中弹性蛋白酶水平。这种抗炎作用明显与抑制白细胞起源的丝氨酸蛋白酶不同，弹性蛋白酶-α_1-AT 复合物和蛋白水解修饰的 α_1-AT 有中性粒细胞化学引诱物活性，此复合物还能通过一种细胞表面受体（Serpin-酶复合物受体）来刺激巨噬细胞产生 α_1-AT。

3.2.5　α_1-AT 缺乏症的治疗与 α_1-AT 的应用前景

在 COPD 中，部分肺气肿患者与 α_1-AT 缺乏密切相关，其他慢性炎症性肺疾病也存在着蛋白酶与抗蛋白酶之间的失衡，而 α_1-AT 除了抑制 NE 外，还具有抗炎、抗菌等活性，因此用 α_1-AT 治疗这些疾病就有了理论依据。目前静脉应用纯化的混合人血浆 α_1-AT 是唯一能将个体血清及 ELF 中 α_1-AT 浓度升高到保护性阈值以上的方法，但用药剂量较大、价格昂贵。雾化吸入人 α_1-AT 或酵母衍生重组的 α_1-AT 能短期升高肺

ELF 中 α_1-AT 水平。与传统的静脉应用法相比，雾化吸入 α_1-AT 应用简便，能直接把药送到人靶器官，所需药量小，总体花费少。总的说来，补充 α_1-AT 法安全可靠，见效迅速，但成本高，需长期频繁给药。

随着对 α_1-AT 缺乏者基因缺陷特征的认识，因此最根本的治疗方法是采用基因治疗，由于 α_1-AT 的基因序列及 α_1-AT 缺乏者基因缺陷的背景已比较清楚，基因治疗已成为一个有前途的努力方向。然而要获得并维持 α_1-AT 在足够水平的表达尚存在困难，目前此种方法还未应用于临床实践。现在采用的基因治疗方法均为基因修饰，即以正常基因代替异常基因行使功能，有一定的局限性，而异常基因本身并未改变。因此，未来的发展将是利用分子生物学技术采用基因工程方法生产 α_1-AT，以降低成本，并用蛋白质工程改变 α_1-AT 的糖基，使 α_1-AT 的半衰期延长，以满足临床需要。另一方面，提高基因治疗的水平，使目前采用的基因修饰方法安全有效，或采用基因修正、置换等方法，使异常基因变为正常基因，这是治疗此类遗传病最根本的方法。由于缺陷基因的产物是由肝脏产生的，肝移植被认为是基因治疗的一种替代方案。此外，对于 α_1-AT 缺乏的终末期患者可行肺移植或肺减容术，但尚需进一步积累经验。

3.3　分泌型白细胞蛋白酶抑制剂

分泌型白细胞蛋白酶抑制剂（secretory leukocyte protease inhibitor，SLPI），以前也称为抗白细胞蛋白酶（antileukoprotease，ALP）、黏液蛋白酶抑制剂（mucus proteinase inhibitor，MPI）、支气管抑制剂（bronchus inhibitor）等。SLPI 作为体内天然的、局部的、在黏膜部位分泌的小分子量蛋白酶抑制剂，在抑制气道黏液高分泌及抗肺炎性损伤等方面发挥着重要的作用。

3.3.1 结构功能与组织分布

1. 分子结构 SLPI 是一种嗜中性弹性蛋白酶的阳离子抑制剂，为黏膜分泌的非糖基化单链多肽蛋白，其分子量为 11.7 kD，包括 107 个氨基酸。SLPI 分子由两条具有高度同源性的富含半胱氨酸区域（分别含有 53 和 54 个氨基酸）组成，包含 16 个半胱氨酸残基形成的 8 个二硫化合物桥。抑制弹性蛋白酶活性的部位在 C 末端区，含 53 个氨基酸的区域和数量众多的二硫化合物桥，此结构特征赋予 SLPI 抵御蛋白水解的能力；富含半胱氨酸的 N 末端具有抗微生物活性。人类 *SLPI* 基因长约 2.65 kb，位于染色体 20q12-13.2 上。*SLPI* 基因较稳定，能在转录和翻译水平被调节，如佛波醇脂能调节 *SLPI* 基因的转录和 mRNA 的稳定性。

2. 常见功能 SLPI 具有蛋白酶抑制特性以保护机体免受蛋白酶损伤。SLPI 能抑制包括由中性粒细胞产生的 NE、组织蛋白酶 G，胰腺细胞产生的胰蛋白酶、糜蛋白酶，肥大细胞产生的胃促胰酶、类胰蛋白酶。但 SLPI 的主要靶蛋白酶仍为 NE，SLPI 与 NE 的结合常数为 $10^7 M^{-1} S^{-1}$。近年来发现 SLPI 还有其他功能如抗菌及抗炎活性，且与其抑制中性粒细胞丝氨酸蛋白酶活性无关。黏膜分泌物中的 SLPI 具有抗细菌及真菌功能，另外推测 SLPI 具有抑制蛋白二硫化物异构酶的作用，在人类免疫缺陷病毒（human immunodeficiency virus，HIV）感染细胞时可能发挥一定的抑制作用。

3. 组织细胞分布 SLPI 来源于肺、皮肤及其他器官（如腮腺、大小肠、乳腺、胰腺、肾等具有分泌细胞或腺体的上皮组织）的上皮细胞、多形核中性粒细胞、肥大细胞、巨噬细胞及 B 淋巴细胞。人类 SL-PI 的免疫组化定位研究显示它位于皮肤、呼吸道、唾液腺、生殖腺和泪腺。呼吸道合成 SLPI 的主要部位在传导性气道，由气道上皮细胞、

Ⅱ型肺泡细胞、单核细胞、肺泡巨噬细胞和中性粒细胞等分泌，上皮细胞表面的 Clara 细胞和杯状细胞及黏膜下腺的浆液细胞也能产生 SLPI。人气道黏膜下腺转录的 SLPI mRNA 是表面上皮细胞的 30 倍之多。特殊的免疫探测和免疫纯化技术还发现有 SLPI 位于中性粒细胞的胞液内，用 PMA 刺激中性粒细胞能增强其分泌 SLPI 的能力。

和 α_1-AT 相比，SLPI 为局部的蛋白酶抑制剂，其浓度较低，在呼吸道 ELF 的总浓度为 α_1-AT 浓度的 56% ±10%，5～10 μM，且呼吸道 ELF 中只有 1/3 的 SLPI 有功能。但当 NE 与弹性纤维结合后，小分子的 SLPI 较大分子的 α_1-AT 对弹性蛋白酶分子的抑制力更强。由于 SLPI 主要在通气性呼吸道分泌和表达，故正常人支气管灌洗液（bronchial lavage fluid，BLF）的 NE 抑制活性主要源于 SLPI。正常人的 BALF 和 BLF 中 SLPI 与 α_1-AT 的比率分别为 0.6 和 6，弥漫性泛细支气管炎（panbronchiolitis，DPB）的弹性蛋白酶活性及 α_1-AT 水平均增加，但 SLPI 水平却降低。DPB 患者脓性痰中的弹性蛋白酶活性为肺气肿患者黏液痰的 430 倍，前者痰中 α_1-AT 水平为后者的 3.5 倍；但 SLPI 水平在黏液痰中却轻微下降。正常人 BLF 和黏液痰的 SLPI 以完整的形式和复合物的形式出现，而 DPB 患者脓性痰和 BLF 中的 SLPI 以复合物形式被降解，不是以完整的形式出现。因此 SLPI 是正常人群和非感染的呼吸道黏液高分泌疾病患者中主要的蛋白酶抑制剂。有研究表明，在痰中 80%～90% 抗 NE 的活性由 SLPI 贡献。

4. 调节因素　常见致炎因子及炎症反应顺序产物如内毒素 LPS、IL-1β、IL-10、TNF-α、NE、防御素等均能诱导 SLPI 的产生。此外，肝细胞生长因子、佛波醇脂、糖皮质激素（强度顺序：氟替卡松 > 曲安西龙≥地塞米松 > 甲泼尼龙 > 氢化可的松）等也可上调 SLPI 的产生。NE 增加 SLPI mRNA 的转录水平，同时减少 SLPI 蛋白的释放，后者与细胞内相关的 SLPI 增加有关。黏膜下腺 SLPI mRNA 的转录和分泌可被人 NE（HNE）及毒蕈胆碱能受体（muscarinic receptors，M 受体）调节，且分泌的 SLPI 可能被过多的 HNE 降解。防御素是小分子抗微生物多肽，在慢性气道炎症患者的脓性分泌物中有较高的浓度。防御素能明显增加人主支气管上皮细胞（primary bronchial epithelial cells，PBECs）释放 SLPI 蛋白，以时间—剂量依赖方式上调 SLPI 水平，而不影响 SLPI mRNA 的合成。在有 α_1-AT 的情况下，防御素导致 SLPI 蛋白释放进一步增加。糖皮质激素增加了 SLPI 的生成并促进了 NE 引起的 SLPI mRNA 水平升高的过程。在子宫内膜，黄体酮可增加 SLPI mRNA 的表达，也协同致炎细胞因子 IL-1、TNF-α 来增加 SLPI 的表达。抗炎和重塑性细胞因子如 TGF-β 则能下调或抑制 SLPI 的产生。

3.3.2 SLPI 与肺疾病

1. COPD 与肺气肿　与 α_1-AT 缺乏性肺气肿患者有多种 α_1-AT 基因型不同，对 SLPI 的类似研究比较少，至今还没有 *SLPI* 基因多态性的报道。因此，目前在有 α_1-AT 缺乏的 COPD 患者中是否有 SLPI 缺乏还没有定论，比较 COPD 患者和相关的对照组，两者 SLPI 在 BALF 和痰中的水平差异有统计学意义；而与之相反，在遗传性肺气肿中，α_1-AT 水平显著降低，但 SLPI 的水平却未见有明显差别的改变。

2. ARDS 和肺炎　在 ARDS 患者中，BALF 中的 SLPI 和 Elafin 水平明显升高，SLPI 的水平与多器官功能衰竭综合征（multiple organ failure syndrome，MOFS）的严重程度呈正相关，说明 SLPI 在这种病理情况下释放，并力图控制损伤，但终因不足以对抗 ARDS 时 NE 过度升高等所致的一系列病理情况而失败。在肺炎患者中，SLPI 在痰中的水平增加，可能与 SLPI 作为"警报"性抑制剂在炎症的起始过程中起作用有关。

3. 哮喘　丝氨酸蛋白酶在哮喘的病理生理中是否起重要作用还存

在争议，但在哮喘患者的气道，肥大细胞和白细胞丝氨酸蛋白酶的水平均有提高，有 α_1-AT 缺乏的患者更易发展为哮喘。在哮喘患者中测定 SLPI 和 Elafin 的研究还比较少，但过敏性疾病动物模型已显示 SLPI 对哮喘事件的早期和晚期阶段的抑制作用均有益。

3.3.3　SLPI 的主要功能及其可能机制

1. 抗蛋白酶活性　SLPI 抑制弹性蛋白酶活性的部位在 C 末端区，SLPI 能抑制靶蛋白酶的蛋白水解活性，维持蛋白酶与蛋白酶抑制剂之间的局部平衡。如前所述，NE 具有很强的促黏液高分泌效应，能刺激中性粒细胞趋化因子 IL-8 等而放大炎症反应等，SLPI 抑制了 NE，也就可以减轻气道的黏液高分泌状态和炎症反应。

在体外，重组 SLPI（rSLPI）暴露于氧化剂后没有改变它的分子形式，而同时暴露于氧化剂和 NE 的 rSLPI 则被分裂成分子量 8～11.7 kD 的分子。呼吸道上皮处于氧化剂和 NE 条件下的 CF 患者，其肺泡灌洗液中的 SLPI 也能被分解，但 ELF 中 SLPI 的分子量仍为 11.7 kD，这说明 SLPI 在正常人体内的部分失活不是因为与 NE 结合成复合物。

体内外实验证明雾化吸入 rSLPI 后，rSLPI 的形式和功能均没有改变。rSLPI 的半衰期为 12 小时，雾化吸入单剂量的 50 mg 的 rSLPI，3 小时后羊 ELF 中的抗 NE 能力增加 4 倍，吸入 rSLPI 后它以完整的形式从上皮细胞进入到肺间隙。rSLPI 不仅能使抗 NE 的保护作用增强，而且能通过增加羊肺中的谷胱甘肽水平来提高抗氧化剂的保护作用。雾化 rSLPI 可直接增强肺，尤其是肺上皮细胞表面的抗 NE 能力。雾化吸入 SLPI 可压制 NE 的活性而减少囊性纤维化肺疾病等的黏液高分泌。

研究发现 U937 单核细胞系的 SLPI 能通过抑制 NF-κB 抑制蛋白（inhibitory protein of NF-κB，IκB）的下调来阻止 LPS 导致 NF-κB 活化，而不影响 LPS 导致的磷酸化和泛素化，SLPI 还能阻止 LPS 介导的白介素-1 受体联合激酶（interleukin-1 receptor-associated kinase，IRAK）和 IκB 的降解；而缺乏抗蛋白酶活性的氧化型 SLPI 和 SLPI 变异体则不能阻止 LPS 导致的 NF-κB 活化或抑制 IκB 的降解。因此自然形式的 SLPI 可抑制 NF-κB 调节蛋白的蛋白酶体降解，SLPI 对 LPS 信号通路的这种抗炎作用是依赖其抗蛋白酶活性的。

人 SLPI 也能通过调节稳态 mRNA 的水平来刺激人肺成纤维细胞中 HGF 的产生。HGF 也称为分散因子（scatter factor，SF），是一种起源于间充质细胞的细胞因子，其氨基末端序列为 AKNDAIKIGA，与克隆的鼠 SLPI 有高度同源性，它在调节有丝分裂、分化和形态发生方面起重要作用，有报道提示 HGF 可抑制博来霉素介导的肺损伤及随后的肺纤维化。

SLPI 可以减轻气道的黏液高分泌状态。黏液中主要的有形成分是 MUC，但过多的 MUC 反过来也可抑制 SLPI 的抗蛋白酶水解活性。体外实验研究 SLPI 与支气管 MUC 和糖肽的相互作用时发现，单独的 MUC 能被蛋白酶降解成分子量为 400 000~500 000 kD 的糖肽，而在加入弹性蛋白酶前与 SLPI 混合则被蛋白酶水解的程度较小，这表明 MUC 能通过 SLPI 免受人白细胞弹性蛋白酶的蛋白水解，换言之，即 SLPI 能保护 MUC 不被弹性蛋白酶水解。但 MUC 又可充分地降低 SLPI 的抗蛋白酶活性，SLPI 与 MUC 绑在一起时，抗蛋白酶水解活性受抑制。

SLPI 在肺中抗 NE 的防护作用与 α_1-AT 有不同的反应模式，故它是对 α_1-AT 抗 NE 活性的有益补充。同时吸入 rSLPI 和 α_1-AT 在治疗炎症性支气管—肺疾病如肺气肿、慢性支气管炎、CF 和 ARDS 时可增强 α_1-AT 治疗的有效性。

2. 抗炎活性　下调单核细胞炎症因子的表达。一方面蛋白酶抑制剂 SLPI 受白细胞产物及相关炎症细胞因子诱导表达产生，如致炎因子 IL-1β、IL-6、IL-10 和 TNF-α 及 NE、肝细胞生长因子、佛波脂、皮质激素等刺激均可上调炎症部位的 SLPI 水平，继而使 SLPI 水平上升。另一方面蛋白酶抑制剂 SLPI 又可通过抑制炎症细胞递质的释放而有效抑制炎症细胞因子的级联反应进程，主要表现为下调 LPS 引起的单核细胞 TNF-α 和 IL-1β 的表达释放。用腺病毒传送 SLPI 基因来转染血管内皮细胞，观察到鼠的 SLPI 基因过度表达可保护内皮细胞免受 NE 导致的细胞毒性，同时 SLPI 也减少了血管内皮细胞 IL-8、TNF-α 的产生和释放，并减少了 LPS 导致巨噬细胞的 TNF-α 产生。

干预单核细胞的信号转导通路、减少基质金属蛋白酶的产生。SLPI 还抑制环氧化酶（COX）-2 的产生，以减少单核细胞中前列腺素（prostaglandin，PG）E2 和基质金属蛋白酶（MMP-1、MMP-9）。由于减少了 PGE2 的合成，结果抑制了前列腺素 H 合酶-2（prostaglandin H synthase-2，PGHS-2）的诱导作用。PGHS-2 在正常细胞中一般没有，此酶与炎症有关，可因细胞催化剂如生长因子、细胞因子、佛波脂等的刺激而诱导产生。单核细胞只表达 PGHS-2 而不表达 PGHS-1，当 LPS、伴刀豆球蛋白 A（Concanavalin A，Con A）或 PMA 激活单核细胞时，PGHS-2 在单核细胞中得以诱导表达并导致 PGE2 的产生。此外，在巨噬细胞中 LPS 或脂磷壁酸（lipoteichoic acid，LTA）可引诱出 SLPI，用 LPS 刺激人单核细胞 SLPI 重组体或转染 SLPI 的巨噬细胞，SLPI 能使致炎症介质 TNF-α、MMPs 处于抑制状态，减弱炎症的过度反应。

增加肺谷胱甘肽的产生。在氧化剂介导的肺损伤中，SLPI 还可增加肺谷胱甘肽的产生，抑制过氧化物对支气管—肺组织的损伤效应。

以上 SLPI 独特抗炎功能的发生过程并不依赖其抗蛋白酶的机制。

抑制 NF-κB 的活性。在静息细胞中，NF-κB 二聚体与其抑制蛋白 IκB 以无活性的三聚体复合物形式存在于胞浆中，当细胞因子、脂多糖、细菌、病毒、氧化剂、低氧、紫外线等使细胞活化时，IκB 降解，

NF-κB 释放，使 NF-κB 进入细胞核与靶基因中启动子和增强子 κB 位点结合，诱导和激活相关基因的转录而引起基因的表达。NF-κB 通过调控免疫和炎症相关因子之间的级联放大瀑布效应，在炎症和免疫反应中起枢纽作用。在肺炎性损伤中，SLPI 作用的细胞内分子机制是调节 NF-κB 的活性而不是 MARK 通路，通过保护 IκBβ 的表达、抑制其降解，而不是增加 IκBα 的表达来抑制 NF-κB 的活性。

SLPI 能对抗 LPS 介导的信号转导和分泌产物。转染 SLPI 的巨噬细胞能抑制细菌产物 LPS 的致炎活性，此系通过抑制 IκB 蛋白的降解而抑制 NF-κB 的活性，同时还抑制一氧化氮和 TNF-α 的产生来实现的。在 IgG 免疫复合物沉积触发大鼠急性炎症反应的研究中，由肺泡巨噬细胞产生的内源性抗炎症细胞因子 IL-10、IL-13 通过减少肺 TNF-α 的产生并妨碍 IκBα 的降解、提高 IκBα 水平而削弱 NF-κB 的活化，SLPI 能阻止 IκBβ 的降解、提高 IκBβ 蛋白水平而抑制 NF-κB 的活化，其对 IκBβ mRNA 表达的影响并不明显。

3. 直接的抗微生物活性 SLPI 属于低分子量阳离子肽，能被二硫化物稳定地束缚，且在黏膜部位出现的分子生物学特性使之有直接的抗微生物活性，可作为很好的"防御素样"分子的代表。SLPI 在体外已显示出能积极抗革兰阴性、阳性细菌，真菌，病毒等微生物的活性。

虽然在克分子浓度基础上，SLPI 的活性低于另外两个阳离子抗微生物肽（溶菌酶和防御素），但体外实验表明，SLPI 能积极地抗大肠埃希杆菌、金黄色葡萄球菌、表皮菌素、白色念珠菌等，可抑制这些常见细菌引起的各类感染。

黏膜分泌物中的 SLPI 还具有抑制蛋白二硫化物异构酶的作用，在 HIV 感染细胞时阻碍 HIV 进入 CD4$^+$ 淋巴细胞，阻碍其抑制淋巴细胞功能。SLPI 能抑制局部分泌物（如唾液、子宫颈阴道分泌物）中 HIV-1

的穿行过程，有抑制 HIV-1 传播感染的作用。在乳汁中，SLPI 的抑制作用与其部分妨碍病毒到达表皮层内的朗格汉斯细胞和黏膜下的 CD4 表达细胞，从而抑制了病毒削弱上皮层的作用有关。

4. 在先天免疫中的作用 SLPI 通过调节机体对 LPS 的复杂反应在先天免疫中发挥着重要作用。LPS 是免疫系统的有效刺激物之一，当机体受到 LPS 刺激后，为保护机体免受感染，巨噬细胞产物随即释放，但如果是全身炎症反应综合征则巨噬细胞会过多产生释放。一般的致炎细胞因子如 IL-1 和 TNF 积极地发挥其炎症反应启动作用；而普通的抗炎细胞因子 IL-10 和 TGF-β 自动抑制炎症；IL-6 两种作用均有，一方面具有致炎性；另一方面又有抗炎活性。此外，许多非巨噬细胞起源的细胞因子又分别增强或抑制了巨噬细胞对 LPS 的反应。因此宿主对 LPS 的反应依赖一个充满正反因素的复杂网络，这个网络的最终结果是根据感染的严重程度而起伏偏移的。

SLPI 的过度表达降低了巨噬细胞对 LPS 的敏感性，但却没有降低 SLPI 对 LPS 的反应能力。SLPI 也减弱了 LPS 对 CD14 细胞的刺激效应，重组人 SLPI（rhSLPI）可干涉 LPS-CD14 的复合物形成。抗蛋白酶调节免疫的作用需依赖相关细胞的正常状态，携有变异 *LPS* 基因的 C3H/HO 小鼠巨噬细胞受刺激后，SLPI 和半量 SLPI 均没有下调巨噬细胞 TNF-α 的产生，同时变异 *LPS* 基因的巨噬细胞高反应也并没有导致 SLPI 的过度表达。SLPI（−/−）小鼠比野生型小鼠对内毒素休克有更高的死亡率，SLPI（−/−）小鼠经 LPS 刺激后其巨噬细胞比 SLPI（+/+）巨噬细胞产生更高的 IL-6 和 NF-κB 活性。另外 SLPI 也影响着 B 细胞的功能：LPS 刺激 SLPI（−/−）小鼠的 B 细胞比 SLPI（+/+）的 B 细胞有着更多的增生和 IgG 产物，表明 SLPI 可减弱过度的炎症反应，而保证先天免疫功能的平衡。在中性粒细胞、单核细胞、淋巴细胞和巨噬细胞的表面，LPS 与 CD14 和 Toll-样受体 4（toll-like receptor 4，TLR4）捆绑在一起，触发炎症细胞因子和生物活性分子的产生，如 TNF-α、IL-1、IL-6、各种蛋白酶和 NO 等，而细胞因子的过多产生对内毒素休克的发生至关重要。TLR4 被认为是 LPS 的一种单核细胞受体，当其与 CD14 结合后，能辨别出 LPS 并与之黏附在一起，随后激活几种信号分子，包括 MyD88、IRAK、TRAF6（TNF receptor-associated factor 6，TNF 受体相关因子 6）、IκB，导致 IκB 的降解，使 NF-κB 活化。LPS 处理后使巨噬细胞表面的 TLR4 表达下调，重组的 SLPI 直接妨碍 LPS-CD14 复合物的形成，巨噬细胞中 SLPI 的过度表达可抑制 LPS 介导的 NF-κB 的激活，表明 SLPI 可影响这个通路。同时 SLPI 还可通过一种转录因子（CCAAT-box/enhancer-binding protein-β，C/EBP-β）的活化来抑制 LPS 信号通道。

3.4 Elafin

Elafin，又名弹性蛋白酶特异性抑制因子（elastase-specific inhibitor，ESI）或皮肤起源的抗白细胞蛋白酶（skin-derived antileucoproteinase，SKALP），为局部的抗蛋白酶之一，最初在人类皮肤中发现，后来发现许多组织的黏膜部位也可产生 Elafin，尤其是在肺分泌物中。随着人们对它的深入研究和进一步认识，发现它在肺炎性损伤中发挥着十分重要的作用。

3.4.1 结构功能与组织分布

1. 分子结构　Elafin 属于"trappin"家族，最新被命名为 Trappin-2，它的蛋白质产物是由 117 个氨基酸（包括 22 个氨基酸信号肽）组成的 12.3 kD 的阳离子多肽，称为 Pre-elafin。Pre-elafin 的抑制活性位于有 4 个二硫化合物桥核心的 C 末端区，可释放成熟的 Elafin，Pre-elafin 的 N 末端的一半区域有特殊的重复序列 VKGQ（富含谷氨酸和赖氨酸），称为"cemention"，可使之在肺组织蛋白成分上固定不动，限制它从目的作用部位扩散、游走，使其成为类似分子胶水的角色。在切除信号肽后，该蛋白质变成分子量为 9.9 kD 的成熟蛋白，其 C 末端由富含丝氨酸的 4 个二硫键结构核心或乳清酸蛋白（whey acid protein，WAP）和一个谷氨酰胺转移酶底物区组成，前者与弹性蛋白酶结合后起抗蛋白酶的作用；N 末端由可变数目的 6 肽重复结构（甘氨酸—谷氨酸—天冬氨酸—脯氨酸—缬氨酸—赖氨酸，Gly-Glu-Asp-Pro-Val-Lys）组成，作为谷氨酰胺转移酶底物的锚状结构，该结构使得大部分 Elafin 表达产物通过共价铰链与 ECM 中的蛋白组分（如层粘连蛋白）及上皮细胞膜呈覆盖性连接，从而使 ECM 及上皮细胞免受中性粒细胞弹力酶的破坏溶解。编码 Elafin 的基因位于 20q11.2-q13.1，基因序列长约 2.3 kb，由 3 个外显子和 2 个内显子组成，5′端有典型的 TATA 和 CAAT 盒，还有催化蛋白 1 和 NF-κB 的调节部位。Elafin 的转录调节主要归于 5′端未翻译区的 NF-κB，它与人白细胞蛋白酶的结合常数为 $1.7 \times 10^7 M^{-1}$。

2. 作用功能　作为蛋白酶抑制因子，除了主要抑制 NE 和蛋白酶 3 外，Elafin、Pre-elafin 还抑制胰弹性蛋白酶和内源性血管弹性蛋白酶，但不抑制其他的丝氨酸蛋白酶如胰蛋白酶、糜蛋白酶、组织蛋白酶 G、纤维蛋白溶酶和粒酶。研究发现 Elafin 既可有效阻碍炎性损伤因子 NE 的作用，又可起确实的抗菌作用，可有效杀灭大部分肺部感染常见病原菌，尤其是医院获得性下呼吸道感染的常见细菌如铜绿假单胞菌等，故 Elafin 又是气道抵御局部感染扩散的重要因素。转染 Elafin 基因并成功表达产物的肺泡上皮细胞可有效抵御炎症因子和病原微生物的双重攻击。此外，Elafin 在维持气道上皮完整性、先天免疫反应等方面也有着重要作用。

3. 细胞组织分布　Elafin 最初在人类皮肤、支气管—肺分泌物中发现，现已发现许多组织的黏膜部位也可产生 Elafin，且在多种上皮细胞中可以协同表达，如毛囊、食道、阴道、口腔。人正常皮肤组织中没有表达，但在受外伤和牛皮癣所致的炎症反应时则会强烈表达。痰中可分离纯化出 Elafin，患者和正常人群的气管活检和支气管肺泡灌洗液中也有 Elafin 的表达。在呼吸道，Elafin 主要是由肺泡上皮细胞、Clara 细胞及肺泡巨噬细胞在炎性刺激诱导下表达，它出现在肺周围，免疫组化显示巨噬细胞是 Elafin 的主要来源。Elafin 在痰中有高浓度，约为 SLPI 浓度的 10%。从 SLPI 和 Elafin 在呼吸道的分布差异来看，SLPI 在上呼吸道的气道分泌物中分布丰度较高，其作用更集中于气管—支气管腔内；而 Elafin 由于其与组织结构蛋白结合样式的分布特点，其作用则更倾向于对肺间质的保护。

4. 调节因素　常见致炎因子及炎症反应顺序产物如 LPS、IL-1β、TNF-α、NE、防御素等均能诱导 Elafin 的产生。致炎因子 IL-1β 和 TNF-α 可增加子宫内膜 Elafin mRNA 水平，也可引起皮肤角化细胞 Elafin 的过度表达。用 NE 孵育人 PBEC 做传代培养时发现，NE 刺激气道上皮细胞影响 Elafin 的释放；用 10^{-10} 和 10^{-11} mol 浓度的 HNE 去刺激肺泡上皮细胞 A549 细胞系，结果 Elafin 增强子活性明显上调；用 10^{-10} ～ 10^{-12} mol 浓度的 HNE 可刺激导致人内源性 Elafin 基因的上调。故 Elafin 在调节 HNE 导致的细胞外基质蛋白酶水解中具有重要的作用；反之，HNE 也是 Elafin 生成的重要调节因素。

3.4.2　抗蛋白酶活性

Elafin 与 SLPI 结构十分相似，均有二硫化合物结构，为小分子的阳离子多肽，具有 40% 的同源性，两分子的抗蛋白酶活性部位相似，均在 C 末端。作为蛋白酶抑制剂，在抗蛋白酶活性方面，Elafin 比 SLPI 的抑制范围更特殊、更局限，它只抑制人 NE、蛋白酶 3、猪胰腺弹性蛋白酶。与 SLPI 相比，Elafin 是一个真正的局部"急性相反应物"，而 SLPI 对局部炎症介质如 TNF-α 和 IL-1β 并未如此敏感。和 α₁-AT 不同，SLPI 及 Elafin 能抵御由中性粒细胞产生 MMP-8 引起的水解失活，这种特性增强了它们在治疗由中性粒细胞介导的炎症性肺疾病中的应用。

3.4.3 Elafin 的抗炎活性及其机制

1. 影响白细胞的功能　Elafin 和 Pre-elafin 在抗炎发面发挥着十分重要的作用。一方面，蛋白酶抑制剂 Elafin 受白细胞产物及相关炎症细胞因子诱导表达产生，用致炎因子来处理子宫内膜上皮细胞时，IL-1β 和 TNF-α 增加 Elafin mRNA 水平达 4.6 倍。另一方面，Elafin 又可通过抑制炎症细胞递质的释放而有效抑制炎症细胞因子级联反应进程，主要表现为下调 LPS 引起的单核细胞 TNF-α 和 IL-1β 的表达。用 LPS 刺激 Elafin 转染的巨噬细胞，发现致炎症介质 TNF-α、MMPs 释放的抑制状态，减弱了炎症过度反应。用腺病毒传送 Elafin 基因来转染血管内皮细胞时，鼠 Elafin 的过度表达可保护内皮细胞免受 NE 导致的细胞毒性，同时 Elafin 和 SLPI 也可减少血管内皮细胞 IL-8、TNF-α 的产生和释放，并减少 LPS 导致巨噬细胞的 TNF-α 产生。Pre-elafin 也被认为是一个强有力的抗炎症因子，在研究重组人 Pre-elafin 的抗炎活性时，发现在脂多糖导致的 C57BL/6 小鼠急性肺损伤模型中，Pre-elafin 呈剂量依赖性地减少肺泡内中性粒细胞的募集，支气管肺泡灌洗液中几乎难以检测到弹性蛋白酶，同时 Pre-elafin 也显著降低了 IL-1 家族成员（IL-1α、IL-1β）的 mRNA 水平。

2. NF-κB 的诱导激活　在正常静息细胞中，NF-κB 保留在有 IκB 蛋白复合物的胞浆中而没有活性，当细胞外刺激信号包括细胞因子（IL-1β、IL-2、IL-6、IL-8、TNF-α）、病毒、LPS、蛋白激酶 C 活化剂、血小板活化因子（PAF）和佛波脂、白三烯 B₄、紫外线、活性氧、生长因子和变应原等使细胞活化时，引起 IκB 降解和磷酸化，NF-κB 与 IκB 解离，NF-κB 释放，使 NF-κB 进入到细胞核与靶基因中，启动子和增强子 κB 位点结合，诱导和激活相关基因的转录而引起基因的表达。研究发现，NF-κB 部位近端增强子能引诱细胞因子介导的 Elafin 基因增强子的表达，故此部位在诱导 Elafin 基因转录活性中起至关重要的作用，起着反应元件的功能。

3.4.4 Elafin 直接的抗微生物活性

Elafin 也为低分子量阳离子肽，能被二硫化物稳定地束缚，在黏膜部位分泌，这种分子生物学特性使之有直接的抗微生物活性，可作为好的"防御素样"分子的代表。Elafin 在体外已显示出能积极抗革兰阴性和阳性细菌、真菌、病毒（如流感病毒 A）等的抗微生物活性，如大肠埃希菌、金黄色葡萄球菌及单核细胞增多性李斯特杆菌等。值得特别指出的是，Elafin 也能积极地抑制和杀灭一些常见的难治性细菌性病原体如铜绿假单胞菌。用 Elafin 重组腺病毒处理 C57/B16 小鼠，能够保护小鼠免受细菌性肺炎的损害。各种铜绿假单胞菌细胞珠的超浮游物能刺激 Elafin mRNA 的表达和蛋白的释放，而大肠埃希菌的超浮游物没有引起 Elafin 的表达，说明 Elafin 代表一种由铜绿假单胞菌的分泌产物引起的先天免疫应答因子，除了它的弹性蛋白酶抑制潜能外，Elafin 是一种抗铜绿假单胞菌的抗微生物剂。Elafin 的抗微生物特性的作用机制目前尚不明确，可能的机制是 Elafin 与细菌脂多糖直接结合，或者抑制核转录因子 NF-κB，从而下调了 IL-1、TNF-α 等的表达。

由于铜绿假单胞菌是医院获得性下呼吸道感染的常见细菌，它在慢性气道炎症时常形成生物膜而抵抗常用抗生素的杀菌作用，形成持续感染，故 Elafin 的这种可有效抵御炎症因子和病原微生物的双重攻击的有益效应，以及其分子量小、穿透性好的特点使其成为极具潜质和希望的天然生态抗生素的候选靶物质，且作为一种天然生态抗生素，它可避免长期使用人工合成抗生素易引起气道菌群失调的情况，因此，Elafin 在治疗慢性气道炎症中有相当的潜质。

3.4.5　Elafin 在先天免疫中的作用

α_1-AT、SLPI 和 Elafin 在调节先天免疫中有重要作用。在多种支气管—肺的急性病理改变如肺炎、ARDS 等中，肺的炎症控制是至关重要的。由于肺泡巨噬细胞和中性粒细胞及随之而来的全身炎症反应和脓毒血症的发展而导致肺局部致炎/抗炎因子失衡，因此肺局部的先天免疫应答在受全身炎症消极影响的情况下变得越来越明显和重要。近年来，有研究用腺病毒为载体传送 Elafin，使人类弹性蛋白酶抑制剂 Elafin 在肺局部过度表达以预先强化先天免疫应答。用鼠巨细胞病毒（murine cytomegalo virus，MCMV）增强子来控制鼠转基因系表达 Elafin cDNA，研究在肺局部及全身给予 LPS 后转基因动物对细菌脂多糖的反应，气管内滴入 LPS，小鼠血清及 BALF 中致炎因子的表达率较非转基因小鼠降低，但 BALF 中炎症细胞数量却增加；全身给予 LPS 时，表达 Elafin 的小鼠血清中 TNF-α 水平降低。这显示了 Elafin 具有双重功能，即它们不但能刺激肺局部先天免疫上调，直接防御微生物的入侵，而且还下调血循环中过分扩大的全身炎症反应，以保持先天免疫功能的平衡。

另外，Elafin 还可调节抗微生物多肽的蛋白分解过程，从而调控宿主的防御功能。

3.4.6　维护气道上皮完整性

Elafin 作为一种低分子 NE 特异性抑制剂，其在形态大小、扩散性、可以锚定于空隙部位等方面具有显著的优势，使其在维护气道上皮完整性方面发挥着重要作用，而其在气道局部浓聚、在血循环中水平极低的特性更显示了其在慢性炎症性气道疾病治疗中的独特地位。目前 Elafin

产物已商品化，也有应用于人体和动物炎性损伤防治的成功报道，但由于产品昂贵，其应用仍有待于进一步降低成本。如何促进 Elafin 在人体气道内持续、高水平地表达是一个悬而未决但很诱人的解决方法。近年来在啮齿类肺部感染和内毒素休克的动物模型中，应用腺病毒载体转染 Elafin 基因并在肺泡上皮细胞表达已获成功，转染 Elafin 基因在强化先天免疫或直接抗微生物活性方面均显示了一定疗效。此外，由于 Elafin 在炎症过程早期调节中具有报警分子的特性，对于它的检测可能为炎症疾病提供有价值的指示。总之，因为它对细菌感染及炎症结局的双重有益性，对其应用的研究将为炎症性肺疾病提供新的治疗策略。

3.5 防御素

各物种在充满各种微生物的环境中能得以长期生长、生存，其重要原因之一是它们具有各自的防御机制，可抵御有害微生物的侵害。在它们的体内有一类参与机体最初防御活动和具有一定抗菌谱活性的小分子肽，称为抗菌肽或抗微生物肽（antimicrobial peptides，AMP），是宿主抵御感染的重要内源性分子。至今人类已有超过 12 种抗微生物肽被识别，包括防御素（defensins）、protegrins、溶粒素（granulysin）、cathelicidins、多黏菌素 B（polymyxin B，BMB）等。其中防御素的含量最丰富，是抗微生物肽中极其重要的组成部分，是一类主要的内源性抗生素。它具有广谱的抗微生物活性，能有效杀灭细菌、真菌、病毒、螺旋体等，对肿瘤细胞也有一定的细胞毒性，且对致病菌很少产生耐药性。防御素是呼吸道黏膜抗感染的重要分子基础。防御素除了能帮助宿主抵御肺部感染外，还在肺部炎症、伤口修复和某些特异性免疫反应中起着重要作用。

3.5.1 基本特性

1. 组织分布与分类 防御素普遍分布于哺乳动物、昆虫及植物体

内，最早在兔肺泡巨噬细胞中发现，以后在许多动物的上皮细胞、中性
粒细胞、肠的潘氏（Paneth's）细胞，牛的尘细胞，人的星形胶质细胞
及人的扁桃体、腮腺、角膜上皮、尿液，昆虫的淋巴液，植物的种子和
叶片中也分离和检测到了防御素分子。

防御素是一类由 29～54 个氨基酸组成的分子量为 3～4 kD 的富含
精氨酸的阳离子多肽，通常含有 6 个或 8 个半胱氨酸残基，形成 3 个或
4 个分子内二硫键。根据半胱氨酸残基位置及二硫键连接方式的不同，
可将人类已发现的 10 种防御素分为 α 和 β 两大类。

一类主要存在于中性粒细胞溶酶体颗粒内和小肠 Paneth's 细胞内，
共 6 种，均为 α-防御素。其中有 4 种 α-防御素被命名为人中性粒细胞
肽（human neutrophil peptides，HNP），即 HNP-1～HNP-4，它们主要存
在于中性粒细胞溶酶体颗粒内，参与全身的先天免疫，也称为髓源性防
御素（myeloid defensins）。HNP-1～HNP-3 占中性粒细胞内总蛋白含量
的 30%～50%，占细胞防御素总量的 99%。另外 2 种人防御素（human
defensin，HD）5 和 6，在肠道的 Paneth's 细胞中表达，形成胃肠道黏膜
表面的先天防御机制，称为肠源性防御素（enteric defensins）。阴道上
皮细胞也能合成 HD-5。

另一类是在人黏膜上皮细胞广泛表达的 β 防御素（human beta-de-
fensin，HBD），包括 HBD-1～HBD-4。HBD-1 首先在血浆中分离出，在
肾、阴道、唾液腺导管、胰腺腺泡等上皮及齿龈、腮腺、口腔黏膜和舌
中也有表达。HBD-2 最初从银屑病皮损组织中发现，它在包皮、肺及
气管中有较强的表达，在齿龈黏膜中亦有表达，在肾、子宫及唾液腺中
表达较弱，在小肠及肝脏中则未检测到表达。HBD-3 在皮肤、扁桃腺
有较强的表达，银屑病皮损组织也表达，呼吸道及生殖道上皮细胞、成
年人心脏、骨骼肌、女性胸腺、食道、口腔黏膜和胎盘膜中均有表达。

2001 年第四种人 β 防御素 HBD-4 的基因被发现并被克隆，检测到 HBD-4 的最强表达是在睾丸中，在胃窦中亦有很高表达，在子宫、中性粒细胞、甲状腺、肺及肾中仅有微弱的表达。因此，在呼吸道，主要表达 HBD-2，HBD-3 也有少量表达，而 HBD-4 只有微弱表达。

2. 分子结构　成熟的人 α-防御素由 29～50 个氨基酸残基组成，均为单链，富含精氨酸，有 6 个位置保守的半胱氨酸残基，其中 1-6、2-4、3-5 分别相连，形成 3 对二硫键。在 4 个髓源性防御素中，HNP-1 和 HNP-3 均由 30 个氨基酸组成，两者仅在 N 端的第一个氨基酸有所区别，其余氨基酸组成与排列完全相同。HNP-2 只比前两者少了 N 端的一个氨基酸，其余部分完全相同，可能是由 HNP-1 和（或）HNP-3 翻译后加工而来的。HNP-4 由 35 个氨基酸残基组成，与前三者相差较大，只有 32% 的氨基酸序列一致性。两个肠源性防御素则相对较长，分别由 45（HD-5）和 50（HD-6）个氨基酸组成，两者的氨基酸序列同源性为 16.7%。

成熟的人 β-防御素由 41～50 个氨基酸残基组成，也有 6 个保守的半胱氨酸残基，其中 1-5、2-4、3-6 分别相连，形成 3 对二硫键。HBD-4 与 HBD-1～HBD3 相比，在第二和第三个半胱氨酸之间少了一个氨基酸残基，在第四和第五个半胱氨酸之间亦少了一个氨基酸残基。这些分子在一级结构上的差别可导致三级结构的某些不同，因此各种 β-防御素在对抗各种致病微生物时的抗菌活性上也将有所区别。

尽管人 α 与人 β 防御素的氨基酸序列有所差别，但在三维结构上，它们都是由三条 β 折叠片和一个 α 螺旋组成的双歧性分子。人的 α-防御素、β-防御素在染色体上的定位区域为第 8 号染色体，具有同源性。

3. 基因的表达及调控　防御素基因的表达方式有组成性表达

（constitutive expression）和可诱导表达（inducible expression）两种。人α-防御素的表达为组成性表达，HNP-l ~ HNP-4 在中性粒细胞分化成熟前即已合成，并储存于胞浆颗粒中，其基因在生理情况下成熟的粒细胞中不能被诱导表达。HD-5 和 HD-6 是在小肠 Paneth's 细胞内组成性表达的，与细胞的发育同步。在已发现的 4 种人 β-防御素中，HBD-l 在上皮细胞中为组成性表达，其他三种除组成性的基础表达外还可被诱导表达，如 HBD-2 的表达可以被前炎症因子 TNF-α、IL-lβ、LPS 及细菌（如铜绿假单胞菌）等所诱导；HBD-3 的表达可被 TNF-α、IL-lβ、IFN-γ 及细菌所诱导，HBD-4 的表达则可被 PMA 诱导。

4. 诱导表达的机制　在 *HBD-2* 基因的上游及内部各有两个 NF-κB 的结合位点，NF-κB 在 HBD-2 的诱导表达中起了主要作用。在 *HBD-3* 基因上游相当长的距离（约 2900 bp）内和其内含子中，没有发现 NF-κB 的结合位点，但有与诱导表达关系密切的激活蛋白-1（activator protein-1，AP-1）及 IFN-γ、粒细胞—巨噬细胞集落刺激因子（GM-CSF）、IL-6 等细胞因子的应答元件。HBD-3 mRNA 可被 IL-lβ 大量诱导表达，说明 IL-l 可以激活其他转录调节通路而起主要调节作用，或者在更远处有 NF-κB 的应答元件。*HBD4* 基因启动子区域内没有 NF-κB 的结合位点和信号传导与转录活化因子（signal transducers and activators of transcription，STAT）的结合位点（IFN-γ 的应答元件），它不能被 IL-lβ、IL-6、IFN-γ 和 TNF-α 等细胞因子诱导表达，但在 PMA 的诱导下，*HBD-4* 的表达量可提高 60 倍，肺炎链球菌和热灭活的铜绿假单胞菌也可诱导 HBD-4 的表达。PMA 是蛋白激酶 C（protein kinase C，PKC）的激活剂，由于 PKC 的某些同工酶在某些种类细胞中也可被 LPS 及感染所激活，故推测是 PKC 介导了 *HBD-4* 的诱导表达。而对于 *HBD-1* 基因，现没有发现 NF-κB 的结合位点及应答元件。

防御素的表达具有组织特异性。*HBD-1* 在肾脏、泌尿生殖道大量表达，*HBD-2* 在皮肤的牛皮癣病灶部位可诱导表达。*HBD-1*、*HD-5*、*HD-6* 在胃肠道内呈组织特异性表达。

3.5.2 生物学活性

防御素提供了机体抵抗病原微生物的第一道防线，可以快速、非特异地杀灭侵入的病原体，如细菌、真菌和被膜病毒，对螺旋体、分枝杆菌、原生动物也有一定的杀灭作用。此外，防御素还具有细胞毒性和启动获得性免疫系统等作用。

目前已发现防御素有多种抗微生物活性，但其生物学功能尚未完全明了（表2）。

表2 人类防御素的分布及其生物学活性

类别	名称	分布	抗菌活性	其他活性
α防御素	HNP-1	中性粒细胞	G^- 和 G^+ 细菌 真菌 被膜病毒	①细胞毒性作用；②诱导气道上皮细胞和 T 细胞的趋化性细胞因子合成；③增加气道上皮细胞释放 SLPI；④降低气道上皮细胞内的 GSH 水平；⑤增强细菌对气道上皮细胞的附着力；⑥诱导肺泡巨噬细胞释放 LTB4 和 IL-8；⑦诱导肥大细胞释放组胺；⑧单核细胞和 T 细胞趋化现象；⑨调节细胞的增生；⑩调节抗体的反应；⑪使 Serpin 家族成员失活；⑫抑制补体活化；⑬抑制纤维蛋白溶解
	HNP-2			
	HNP-3			
	HNP-4	中性粒细胞		尚未清楚
	HD-5	小肠 Paneth's 细胞，女性产道上皮细胞	G^- 和 G^+ 细菌 真菌	尚未清楚
	HD-6			尚未清楚

（续表）

类别	名称	分布	抗菌活性	其他活性
β防御素	HBD-1	各类器官的上皮细胞持续表达	G^- 和 G^+ 细菌	尚未清楚
	HBD-2	各类器官的上皮细胞可诱导表达	G^- 和 G^+ 细菌真菌	尚未清楚
	HBD-3			尚未清楚
	HBD-4	睾丸、胃窦等上皮细胞可诱导表达	G^- 和 G^+ 细菌	尚未清楚

1. 抗细菌作用　防御素可以有效杀灭大部分革兰阴性、革兰阳性菌。人的 β-防御素主要杀灭革兰阴性菌（如大肠埃希菌、铜绿假单胞菌），对革兰阳性菌如金黄色葡萄球菌的杀灭作用不强。HBD-2 对大肠埃希菌和铜绿假单胞菌的杀灭作用比 HBD-1 强，对念珠菌属也有较强的杀灭作用。

防御素的杀菌活性与环境因素相关，如 pH、离子强度。pH 对防御素的活性影响不大，但大多数 β-防御素受高盐浓度的抑制（HBD-3 除外），甚至生理盐水即可抑制 HBD-1 的活性。高浓度的氯化物可以加速某些白细胞（如多形核白细胞）的凋亡，影响其趋化性、吞噬行为及脱颗粒作用，影响防御素的产生。可能是高盐浓度状态抑制了带正电的防御素结合到带负电的细菌表面，从而影响防御素杀菌效力的发挥。此外，其他一些 2 价阳离子也可以强烈抑制防御素的生物学活性。

人防御素的抑菌作用机制尚不完全清楚。间接证据表明，防御素的杀菌活性源于它对细菌阴离子脂质双分子层的穿透（包括细菌的内膜和外膜）及在细菌的细胞膜上形成直径约 20 Å 的孔洞，使细菌内的成分释放出来，从而杀灭细菌；防御素还优先杀灭膜表面带有负电荷的细菌。防御素以多聚体的方式（人 α-防御素、HBD-2 和 HBD-3 以二聚体或多聚体的形式存在）使它们在膜内聚集并形成孔道结构。

2. 抗真菌作用　植物防御素在微摩尔浓度下即能够抑制真菌的大量生长，且对哺乳动物和植物细胞没有毒性作用。植物防御素的杀菌机制与哺乳动物防御素、昆虫防御素的作用机制不同。此外，HND-2 对念珠菌属有较强的杀灭作用。

3. 抗病毒作用　防御素能杀灭一些包膜病毒，如 HIV、疱疹病毒、水泡型口炎病毒。在人 α-防御素 HNP1 ~ HNP3、兔的 NP1-2、豚鼠 gpNP-1 等都有对病毒杀灭作用的证明。防御素对病毒的杀灭作用依赖于其分子内二硫键的紧密程度、防御素的浓度等因素，还与 pH、温度等因素有关。

4. 细胞毒性作用　防御素对哺乳动物正常和恶性细胞都有非特异的细胞毒作用。在急性炎症部位，中性粒细胞释放细胞毒性防御素呈剂量、时间依赖性地非特异性损伤周围的组织细胞，即防御素的毒性作用，这是非肿瘤细胞特异的。组织中的血浆蛋白接触到防御素后，可以弱化防御素的细胞毒性作用。HNP 可以损伤真核细胞，如肿瘤细胞和人中性粒细胞。在体外，HNP 可以抑制 NADPH 氧化酶的活性，HNP 的细胞毒活性部分依赖于靶细胞膜的脂质组成和代谢活性。此外，过氧化氢酶可以与 HNP 协同作用来诱导细胞毒活性。HNP-1 的抗肿瘤细胞活性，可能在肿瘤免疫中起重要作用。

5. 先天性免疫和获得性免疫方面的作用 侵入的微生物如果不能被先天性免疫系统快速清除，它可以激活巨噬细胞、树突状细胞、气道上皮细胞上的受体如 Toll 受体，启动获得性免疫系统。β-防御素通过趋化因子受体 6，吸引不成熟的树突状细胞和记忆性 T 细胞到炎症部位，激活细胞免疫和体液免疫，杀灭和清除细菌。人中性粒细胞肽（包括防御素）也有对单核细胞和 T 细胞的趋化活性，有明确证据表明 α-防御素具有吸引 T 细胞的作用。在黏膜和气道表面，α-防御素在浓度很低的情况下，不具有杀菌能力，只起到免疫监视的作用，此特性形成了先天性免疫和获得性免疫的贯通联系。

6. 其他生物学作用 防御素还具有抑制补体经典激活途径的特性，即人类的 α-防御素家族成员 HNP-1 与补体 C1q 结合，抑制补体的溶血活性。防御素在体内还可参与机体的过敏反应和炎症反应，如人、鼠、猪、兔的中性粒细胞防御素可诱导肥大细胞脱颗粒、释放组胺的活性、参与过敏反应的启动。HBD-2 则可诱导前列腺素的产生，影响局部炎症反应。此外防御素还能够刺激成纤维细胞和上皮细胞的有丝分裂，加速成纤维细胞的生长，促进上皮细胞的增生，对组织损伤的修复有一定的作用。

3.5.3 防御素在肺炎症性疾病发病机制中的作用

α-防御素和 β-防御素的基本结构相似，但抗微生物活性却有所不同。α-防御素不仅具有抗微生物活性，在炎症、损伤修复和特异性免疫反应的调节方面均起作用；目前主要集中于对人类 β-防御素抗菌活性的研究。

1. α-防御素 在以各种中性粒细胞为主的肺部炎症中，常可发现有上皮细胞渗透性增加和上皮受损的表现，这些现象与蛋白酶关系密切，但与 α-防御素也有密切关系，如在特发性肺纤维化、败血症患者等，其血浆防御素水平均升高。在肺炎症性疾病如慢性支气管炎、CF、α_1-AT 缺乏症、ARDS 时，防御素更趋于在气道中集中分泌。

防御素可增强小鼠在细菌感染后对细菌的消除能力，除其自身的抗菌作用外，可能与其在炎症部位募集中性粒细胞有关。α-防御素通过调节炎症细胞的移动，并由 T 细胞诱导细胞因子的产生来调节机体的特异性和非特异性免疫。此外，防御素可增加 IgG 的作用，但对 IgA 则无作用。防御素还对由肺泡巨噬细胞产生的中性粒细胞化学诱导剂如 IL-4 和 IL-8 有刺激作用，对单核细胞和 T 细胞具化学诱导活性。防御素可诱导 IL-8 在气道上皮细胞中的合成，有利于控制局部化学介质释放所刺激产生的持久炎症反应。防御素可使气道上皮细胞中的谷胱甘肽水平下降。防御素诱导谷胱甘肽降低可能引起上皮细胞对氧化剂相关损害的感受性增加，并和 H_2O_2 互相协同作用引起细胞溶解，故当防御素处于某种浓度和活化状态下也可引起气道上皮细胞溶解。

防御素可促进细菌的定植和附着，使细菌暴露于上皮细胞产生的高浓度抗微生物肽（如 β-防御素或 SLPI）中，从而清除细菌。COPD 患者病程特征之一是反复发生下呼吸道感染，且经常感染流感嗜血杆菌，而流感嗜血杆菌在呼吸道上皮细胞定植后患者的防御素水平升高，使机体自身对感染的播散加重产生一定的自限性，有利于外源性抗感染药物发挥效应。

2. β-防御素　β-防御素存在于多种黏膜上皮组织中，其中 HBD-1 和 HBD-2 具有重要的生物学作用。但二者在肺部起黏膜屏障的作用有所不同：HBD-1 是宿主在无感染状态下的基础性防御屏障，而 HBD-2 则在感染期间产生重要作用。CF 患者气道分泌物中抗微生物肽的活性

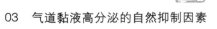

（包括 HBD-1 和 HBD-2）因盐浓度的升高而活性降低，因而细菌可反复定植于气道引起气道的慢性炎症反应。β-防御素活性降低的原因可能为：①CF 患者的气道上皮细胞离子通道调节蛋白基因缺陷，分泌的黏液盐离子浓度过高，使 β-防御素功能失活，气道表面腔液中缺乏抗菌活性；②气道表面液体盐浓度升高对 HBD-1 的基础表达也有一定程度的影响，其抗菌活性也显著下降。

虽然对 CF 的研究证实了抗微生物肽在帮助宿主抵御感染上的潜在重要性，但目前对 β-防御素的其他活性仍不够明确。

3.5.4　展望

由各种细菌、病毒引起的呼吸系统感染是临床常见的、严重危害健康和生命的重要疾病，虽然新的抗生素不断投入临床，但由于耐药菌株的迅速蔓延，使得临床医生处于两难的境地。内源性抗生素肽来自机体自身，具有广谱、高效的抗微生物活性，病原微生物保守分子（如革兰阴性细菌的 LPS、革兰阳性细菌的磷壁酸、RNA 病毒的双链 RNA）可提供刺激信号，诱导内源性抗生素肽的合成，而无须细胞的增生和分化，远比特异性抗体和细胞介导的获得性免疫反应来得简单、快速，可在感染后数小时内发挥其阻遏或清除病原微生物的作用。迄今发现成熟的内源性抗微生物肽多为 20~40 个氨基酸残基组成的小分子肽，其反应更易于调控。目前国内外研究中均注意到内源性抗生素肽在感染免疫中的作用，国外学者在应用内源性抗微生物肽治疗局部感染方面也已做了有益的尝试，将其应用于解决微生物耐药问题无疑具有诱人的前景。研究这类抗微生物肽不仅可帮助探讨肺部炎症性疾病的发病机制，还可对防御素与宿主抵御肺部感染、损伤和修复及其特异性与非特异性免疫的关系有进一步的认识。

3.6 杀菌/通透性增加蛋白

杀菌/通透性增加蛋白（bactericidal/permeability increasing protein，BPI）是一种普遍存在于人体及哺乳动物中性粒细胞嗜苯胺蓝颗粒中的天然阳离子蛋白，在中性粒细胞和单核细胞表面有微量表达，在黏膜表面（如口腔、食道、呼吸道、肠道等）均有表达。BPI 的相对分子量为 55 ~ 60，包含 456 个残基的脂多糖结合蛋白，由两个活性部分组成：N-氨基末端（1 ~ 193 残基）具有杀菌和中和脂多糖的活性，C-羧基末端起固定作用。*BPI* 基因位于人第 20 号染色体 q11.23-q12 上，长 31.5 kb，包括 15 个外显子。BPI 对革兰阴性（G⁻）菌内毒素的 LPS 分子具有高度亲和力，可有效阻止 LPS 激发的一系列免疫病理反应，对致死性内毒素血症具有保护性拮抗作用；同时，BPI 对许多 G⁻ 菌外膜有特异性结合能力，可促使细菌外膜通透屏障破坏，导致不可逆性损害乃至崩解死亡。BPI 这种强有力的中和内毒素及杀灭 G⁻ 菌的双重特性，使之在局部和全身性的感染过程中均为机体防御功能的一个重要组成部分。

3.6.1 BPI 的抗菌作用及其增强因素

BPI 及其功能性氨基端片段对大多数革兰阴性细菌具有较高的细胞毒性，其中包括大肠埃希菌、沙门菌、志贺菌、假单胞菌、克雷伯杆菌、变形杆菌、沙雷铁氏菌、奈瑟菌等，而对革兰阳性细菌基本无杀灭作用。它能与细菌细胞壁中的脂多糖结合，使细菌的外膜破裂，进而导致细胞死亡。BPI 对靶细胞的细胞毒作用过程可分为两个阶段：第一阶段的作用是快速的，BPI 与细菌的外膜结合，这一作用导致亚致死效应，表现在细菌生长受到抑制，外膜对小分子物质的通透性及水解磷脂

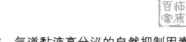

和肽聚糖的细菌酶选择活性加大。这些改变一般是可逆的，处于这一早期作用阶段的细菌在有人血白蛋白存在的情况下可得到解救而恢复生长，此时调控细胞膜生长和修复的机制仍存在。第二阶段，当细菌继续暴露于 BPI 中时，细菌的细胞质膜将会发生结构和功能性改变，导致细胞能量代谢障碍及不可逆的生长被抑制，最终出现细菌溶解、死亡，处于这一阶段的细菌不能被人血白蛋白解救而溶解、死亡。

诸多因素能够促进 BPI 抗菌作用的发挥，其中主要有以下四方面。

1. **血清补体**　血清补体后续成分可协助 BPI 作用，增强其杀菌活性。大肠埃希菌与 BPI 作用后，数小时之内表现为抑菌效应；若将大肠埃希菌先与正常新鲜血清孵育后再与 BPI 作用，则细菌可被迅速杀灭。改用去除补体 C7 的血清孵育细菌，则不能产生上述快速杀菌效应。这证明了血清补体成分能加速细菌从早期的可逆性改变向晚期的致死性破坏转化。

2. **磷脂酶**　磷脂酶可加速和促进 BPI 对细菌的杀伤破坏作用。磷脂酶与大肠埃希菌单独作用，可迅速水解细胞外膜磷脂。当大肠埃希菌经 BPI 作用后，再加入磷脂酶，可使大肠埃希菌外膜磷脂迅速水解，发生不可逆性损伤。此外研究发现，通过基因工程技术使大肠埃希菌菌壁磷脂酶含量增加后，能显著增强该种细菌对中性粒细胞杀伤作用的敏感性。

3. **P_{15} 及其同种异构体**　从家兔中性粒细胞中分离获得一种 15 000 的蛋白（P_{15}），该蛋白存在 12 种同种异构体。P_{15} 及其同种异构体单独作用均无抗菌活性，当它们与 BPI 协同作用时，可显著增强 BPI 的早期抑菌效应。实验表明，在有一种 P_{15} 同种异构体存在的条件下，使靶细菌产生可逆性损伤效应（抑菌效应）所需的 BPI 量，较无该类蛋白存在条件下减少至 1/20 ~ 1/5。

4. 抗生素 某些抗生素如先锋霉素和头孢羟唑与 BPI 具有协同作用。G⁻ 菌感染引起的败血症及休克有很高的死亡率，传统抗生素治疗可因细菌大量死亡裂解，使血中细菌脂多糖（内毒素）含量急剧升高，结果导致病情加重，产生治疗上的矛盾。小鼠和家兔致死性感染动物模型的实验表明，BPI 与先锋霉素联合使用，可克服上述治疗矛盾，获得较好的治疗效果，表现为实验动物体内细菌清除能力增强，内毒素血症减轻，动物存活率大大提高。重组的相对分子量为 21 的 BPI 活性片断（rBPI$_{21}$）在急性腹腔感染模型中虽然能明显抑制机体的全身炎症反应，改善感染性休克相关的心肺血管功能及代谢紊乱等，但单独使用并不能显著降低 G⁻ 菌感染的病死率，而联合应用头孢羟唑不仅能进一步减轻动物对 G⁻ 菌攻击所引起的各种病理生理改变，且可显著改善预后。

3.6.2 BPI 中和内毒素的作用及机制

BPI 作为宿主中性粒细胞中自然存在的防御性抗感染多肽，能与多种 G⁻ 菌的 LPS 结合，并有效抑制 LPS 诱导的应答反应。BPI 及其活性片段均无明显的毒性和免疫原性，在人体及不同动物模型中都能发挥强有力的结合与中和内毒素作用。

1. 识别细菌脂多糖中的脂质 A 区域 BPI 可通过其氨基末端残基识别细菌脂多糖中高度保守的脂质 A 区域，从而起中和脂多糖内毒素和抗菌作用。BPI 与类脂 A 及多种 LPS 分子具有高度的亲和力，能有效中和其生物活性，且无论是完整的 BPI 还是 BPI 片段对纯化 LPS 的亲和力均相近。实验研究表明，完整 BPI 及其活性片段对小鼠、大鼠、家兔、猪和狒狒等 G⁻ 菌感染或内毒素攻击均可产生良好的防护效应。

2. 抑制 LPS 诱发的炎症反应 BPI 及其 N 端片段对 LPS 诱发的包

括炎症细胞因子释放（TNF-α 和 IL-1 等）在内的一系列反应均有很强的抑制作用。BPI 及其 N 端片段可保护鼠类对抗静脉注射大肠埃希菌或绿脓杆菌所产生游离 LPS 引发的致死效应。BPI 对 LPS 诱导的细胞激活反应具有广泛的拮抗效应，包括抑制鲎溶解物试验，降低中性粒细胞白三烯类产物的释放及补体受体的表达，阻断单核巨噬细胞、TNF、IL-1 和一氧化氮等介质的分泌，且 BPI 抑制 LPS 与靶细胞的结合呈现明显的量效关系。上述研究结果表明，及早应用 BPI 治疗 G^- 菌脓毒症，可能达到既杀菌又中和内毒素的双重作用，从而阻断机体过度的炎症反应，对防止 MODS 的发生、发展可能大有裨益。

3.6.3 BPI 防治 G^- 菌脓毒症的机制

BPI 防治 G^- 菌脓毒症的机制尚未完全阐明，可能主要与 BPI 结合内毒素的核心部分——脂质 A 区域及竞争抑制脂多糖结合蛋白（lipopo-lysaccharide-binding protein，LBP）有关。LBP 是一种急性期血清蛋白，与 BPI 同属脂质 A 结合蛋白家族（lipid A binding protein family），均为调控 LPS 活性作用的蛋白，它们大小相似，在序列上约有 45% 的同源性及交叉免疫活性。BPI 可与 LBP 竞争结合 LPS 分子，作为 LBP-LPS 复合物的拮抗剂存在。一般认为，LBP 具有增强机体内毒素的细胞毒性作用，可介导 LPS 诱发的多种细胞因子合成与释放；而 BPI 则可显著抑制或阻断介质的产生及中性粒细胞补体受体的上调。BPI 与 LPS 结合的能力比 LBP 强，能竞争抑制 LBP 与类脂 A 结合。例如重组 BPI_{23}（$rBPI_{23}$）和重组 LBP 的解离度分别为 2.6 nmol 和 58 nmol，$rBPI_{23}$ 对 LPS 的亲和力大约为 LBP 的 75 倍，但当 LBP/BPI 比值增高时，BPI 不足以抑制 LPS 的细胞激活效应，提高 BPI 的浓度则可拮抗 LBP 的效应。由于机体处于感染或脓毒症状态时 LBP 的升高幅度高于 BPI，因此，及时补充足量的 BPI 可能对改变机体的过度炎症反应状态及防止 MODS 的发生具有重要意义。此外，与在炎症反应中的相互拮抗作用不同，LBP 可增强 BPI 的杀菌活性，生理浓度的 LBP（5~20 mg/L）可使 BPI 所需杀菌浓度降至 $1/10^4$，且能使大肠埃希菌对放线菌素 D 致敏的通透性提高 100 倍。

3.6.4 BPI 的临床应用前景

BPI 作为普遍存在于机体中性粒细胞内的天然防御蛋白，以极高的亲和性和广谱性与内毒素结合，具有强有力的杀灭 G^- 菌及广泛中和内毒素的双重特性。因此，BPI 在体内作为一种自然的 LPS 抑制物，具有其他外源性生物拮抗剂无可比拟的优点。BPI 及其功能性氨基端片段具有良好的临床应用前景的原因如下。

1. 对内毒素的中和作用　体外实验表明 BPI 及其 N 端片段对 G^- 菌和 LPS 具有高度亲和性（$10^6 \sim 10^9$/M），可抑制和杀伤 G^- 菌，同时能够结合游离 LPS，对内毒素产生中和作用。

2. 对 LBP 的拮抗作用　虽然 LBP 和 BPI 均可结合 LPS，但产生的生物学反应却截然不同。LBP 没有抗菌和中和内毒素的作用，它们与游离 LPS 结合后形成的 LPS-LBP 复合物，能与单核吞噬细胞、内皮细胞表面相应的 LPS-LBP 复合物受体-CD14 分子结合，从而激发上述效应细胞产生释放一系列细胞因子如 TNF-α、IL-1 和 IL-6 等引起炎症反应。应用 rBPI₂₃ 治疗能有效降低循环中 LPS 含量，粒细胞活化、细胞因子（TNF、IL-6、IL-8 等）及其可溶性 TNF 受体（sTNFR）的分泌亦明显受到抑制。感染发生时，高浓度 LBP 可使组织细胞和器官发生病理损伤，促进感染性休克发生。BPI 及其 N 端片段能够结合细菌 LPS，但因具有抗菌和中和内毒素的作用，可不激发炎症反应。而且二者与 LPS 之间的亲和力相差悬殊（BPI 为 LBP 的 20~100 倍），故 BPI 可通过优先

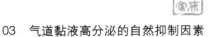

竞争结合 LPS，阻断或降低感染时由 LBP 引起的各种病理损伤，对控制败血症休克发生有着重要的意义。

3. 体内的抗菌协同效应　通常内源性抗菌蛋白或多肽的抗菌活性在体液中会受到抑制，而 BPI 在全血、血浆和炎性体液中，其抗菌活性非但不受抑制反而增强。如前所述，血清补体成分、体液中存在的磷脂酶和中性粒细胞产生的 P_{15} 等均可促进或增强 BPI 及其功能性 N 端片段的抗菌活性。

4. 低免疫原性　BPI 是正常存在于人和哺乳动物中性粒细胞和微量表达于中性粒细胞表面的自身成分，机体可对其形成天然免疫耐受。因此用人 BPI 及其 N 端片段进行临床治疗，不会因为产生免疫应答而影响疗效。

5. 高度选择性　BPI 及其 N 端片段对 G^- 菌表面的 LPS 具有高度选择性，真核细胞表面缺乏 LPS，故可免受 BPI 杀伤作用的影响，因此适用于人类治疗。

6. 来源方便　采用基因工程技术能规模化生产重组 BPI 及其功能性 N 端片断，且它们与天然 BPI 分子具有完全相同的生物学活性，解决了 BPI 及其功能性 N 端片段来源有限的问题。

BPI 及其 N 端片段作为一种抗菌生物制剂有着良好的应用前景，有望用于治疗严重败血症、创伤性休克等，与常规抗生素联合使用也可提高抗菌效力并减低微生物对抗生素的抗性。但目前也存在一些问题需要进一步解决，例如，BPI 及其 N 端片段在体内的半衰期较短（小于 60 分钟），易从体内清除。因此在运用时必须反复注射或持续给药，所用 BPI 剂量大，成本高，难以广泛应用于临床。因此，设法延长 BPI 及其 N 端片段的半衰期，降低它们在体内的清除率成为迫切需要解决的关键问题。

3.7 其他天然抑制因素

3.7.1 抗氧化酶类

1. 血红素加氧酶-1（heme oxygenase-1，HO-1） HO-1 为诱导型，是目前发现的生物体内最易被诱导的抗氧化酶，相对分子质量为 32×10^3，其性质为一种热休克蛋白，是细胞的一种内源性保护蛋白质。生理状态下，它在网状内皮细胞系统和骨髓表达，肝、脾中高浓度存在，可被多种物质或刺激因素诱导表达，如热休克、重金属、血红素及其衍生物、炎性刺激、生物激素、低氧等应激状态均可使细胞内 HO-1 的活性上调。HO-1 及其酶解产物胆红素、CO 共同发挥着抗炎、抗氧化、抑制细胞凋亡和扩血管、改善组织微循环等作用，广泛参与肺、心、脑、肝、肾等组织细胞的抗氧化应激损伤，是机体最重要的内源性保护体系之一。HO-1 可抑制 NE 及香烟等刺激因素所诱导的 MUC5AC 高表达，此系通过抑制 NAPDH 氧化酶系（如 Duox1）、TGF-α 表达及 EGFR 磷酸化等所实现的。

2. 醌氧化还原酶-1（NADPH quinine oxidoreductase-1，NQO-1） NQO-1 又称 DT-硫锌酰胺脱氢酶，是一种可诱导的还原酶，抗氧化剂、缺氧、紫外光及重金属等均可诱导其表达，在大气有害颗粒、香烟烟雾、臭氧和氧化应激所致的肺损伤中起到保护细胞的作用；是在绝大多数真核细胞中普遍存在的一种黄素蛋白酶，具有抗炎、抗氧化、抗肿瘤及细胞保护作用。在 NE 所诱导的 MUC5AC 高表达中，NQO-1 发挥着重要的抑制性作用。

3.7.2 转录因子

1. Foxa2（Forkhead box A2） Foxa2 曾被称为 HNF-3β，是翼状螺

旋转录因子家族的另一成员，可在肝脏、肺、胰腺及小肠等各种组织中表达。Foxa2 在新生儿肺部各种组织结构的形态发生过程中起着重要的作用。在 Foxa2 选择性缺失的小鼠中研究者发现，小鼠出现了肺气肿、杯状细胞增生、黏液高分泌及中性粒细胞的大量浸润等现象。在过量表达 IL-1β 转基因小鼠中，Foxa2 的降低程度与 MUC5AC 呈阳性的杯状细胞数目呈正相关。研究报道称在气道上皮细胞中，Foxa2 是 IL-13 和 EGFR 信号通路的共同介导因子，且其表达在 IL-13 和 EGFR 作用后下调，而 MUC5AC 的表达增高。

2. 核因子 E2 相关因子 2（nuclear factor E2-related factor 2，Nrf2）Nrf2 是新近发现的一种对氧化应激非常敏感的基因转录因子。Nrf2 属于 cap'n'collar（CNC）转录因子家族，有一高度保守的碱性亮氨酸拉链（bZIP）结构。Nrf2 由 bZIP、碱性区、酸性区、cap'n'bollar 区组成。与其他 bZIP 家族蛋白成员相似，Nrf2 通过与 Maf、JunD、cJun、ATF4 等形成杂合二聚体，并与抗氧化反应元件（antioxidant response element，ARE）结合，从而诱导多种编码 II 相解毒酶及抗氧化蛋白的基因表达，其中包括 NAD(P)H——苯醌氧化还原酶 I、谷胱苷肽 S-转移酶、血红素加氧酶、硫氧还蛋白还原酶等，这些细胞保护性蛋白可清除氧自由基，还原过氧化物，保护由氧化应激引起的内皮损伤。可见，Nrf2 及其依赖 ARE 通路的激活，无疑是对抗由氧化应激引起血管内皮损伤的重要途径。Nrf2 可抑制刺激因素（如 NE）诱导的 ROS 的产生和 MUC5AC 的病理性表达，同时可能伴有蛋白酶抑制剂产量的增加（如 SLPI）。

（吕传柱 李琪 整理）

参考文献

1. JANCIAUSKIENE S, ERIKSSON S, CALLEA F, et al. Differential detection of PAS-positive inclusions formed by the Z, Siiyama, and Mmalton variants of alpha1-antitrypsin. Hepatology, 2004, 40(5): 1203 - 1210.

2. CALLEA F, GIOVANNONI I, FRANCALANCI P, et al. Mineralization of alpha-1-antitrypsin inclusion bodies in Mmalton alpha-1-antitrypsin deficiency. Orphanet J Rare Dis, 2018, 13(1): 79.

3. GOMPERTZ S, HILL A T, BAYLEY D L, et al. Effect of expectoration on inflammation in induced sputum in alpha-1-antitrypsin deficiency. Respir Med, 2006, 100 (6): 1094 - 1099.

4. EDEN E. Asthma and COPD in alpha-1 antitrypsin deficiency. Evidence for the Dutch hypothesis. COPD, 2010, 7(5): 366 - 374.

5. CABRINI G, RIMESSI A, BORGATTI M, et al. Role of cystic fibrosis bronchial epithelium in neutrophil chemotaxis. Front Immunol, 2020, 11: 1438.

6. POLVERINO E, ROSALES-MAYOR E, DALE G E, et al. The role of neutrophil elastase inhibitors in lung diseases. Chest, 2017, 152(2): 249 - 262.

7. VAN WETERING S, VAN DER LINDEN A C, VAN STERKENBURG M A, et al. Regulation of secretory leukocyte proteinase inhibitor (SLPI) production by human bronchial epithelial cells: increase of cell-associated SLPI by neutrophil elastase. J Investig Med, 2000, 48(5): 359 - 366.

8. NIKOLIC A, MILOSEVIC K, BOSKOVIC S, et al. Neutrophil elastase gene polymorphisms: modulators of response to therapy in childhood bronchiectasis? Lung, 2014, 192(4): 595 - 599.

9. RATAJCZAK C, GUISSET A, DETRY B, et al. Dual effect of neutrophils on pIgR/secretory component in human bronchial epithelial cells: role of TGF-beta. J Biomed Biotechnol, 2010, 2010: 428618.

10. SAITOH H, MASUDA T, SHIMURA S, et al. Secretion and gene expression of secretory leukocyte protease inhibitor by human airway submucosal glands. Am J Physiol Lung Cell Mol Physiol, 2001, 280(1): L79 - L87.

11. RAMADAS R A, WU L, LEVINE A M. Surfactant protein A enhances production of

secretory leukoprotease inhibitor and protects it from cleavage by matrix metalloproteinases. J Immunol, 2009, 182(3): 1560 - 1567.

12. GU Y, LEE H M, SIMON S R, et al. Chemically modified tetracycline-3 (CMT-3): a novel inhibitor of the serine proteinase, elastase. Pharmacol Res, 2011, 64(6): 595 - 601.

13. WILLIAMS S E, BROWN T I, ROGHANIAN A, et al. SLPI and elafin: one glove, many fingers. Clin Sci (Lond), 2006, 110(1): 21 - 35.

14. YI Y S. Caspase-11 non-canonical inflammasome: a critical sensor of intracellular lipopolysaccharide in macrophage-mediated inflammatory responses. Immunology, 2017, 152 (2): 207 - 217.

15. YANG J, ZHU J, SUN D, et al. Suppression of macrophage responses to bacterial lipopolysaccharide (LPS) by secretory leukocyte protease inhibitor (SLPI) is independent of its anti-protease function. Biochim Biophys Acta, 2005, 1745(3): 310 - 317.

16. YAGHI A, ZAMAN A, DOLOVICH M. Primary human bronchial epithelial cells grown from explants. J Vis Exp, 2010(37): 1789.

17. HIGASHIMOTO Y, YAMAGATA Y, IWATA T, et al. Adenoviral E1A suppresses secretory leukoprotease inhibitor and elafin secretion in human alveolar epithelial cells and bronchial epithelial cells. Respiration, 2005, 72(6): 629 - 635.

18. NUKIWA T, SUZUKI T, FUKUHARA T, et al. Secretory leukocyte peptidase inhibitor and lung cancer. Cancer Sci, 2008, 99(5): 849 - 855.

19. WIGG M S, BROCKBANK S, LOWRY P, et al. The role of serine proteases and antiproteases in the cystic fibrosis lung. Mediators Inflamm, 2015: 293053.

20. ZANI M L, TANGA A, SAIDI A, et al. SLPI and trappin-2 as therapeutic agents to target airway serine proteases in inflammatory lung diseases: current and future directions. Biochem Soc Trans, 2011, 39(5): 1441 - 1446.

21. CHATTOPADHYAY A, GRAY L R, PATTON L L, et al. Salivary secretory leukocyte protease inhibitor and oral candidiasis in human immunodeficiency virus type 1-infected persons. Infect Immun, 2004, 72(4): 1956 - 1963.

22. LIN A L, JOHNSON D A, STEPHAN K T, et al. Salivary secretory leukocyte protease inhibitor increases in HIV infection. J Oral Pathol Med, 2004, 33(7): 410 - 416.

23. SHINE N R, WANG S C, KONOPKA K, et al. Secretory leukocyte protease inhibitor: inhibition of human immunodeficiency virus-1 infection of monocytic THP-1 cells by a new-

ly cloned protein. Bioorg Chem, 2002, 30(4): 249 - 263.

24. MOREAU T, BARANGER K, DADÉ S, et al. Multifaceted roles of human elafin and secretory leukocyte proteinase inhibitor (SLPI), two serine protease inhibitors of the chelonianin family. Biochimie, 2008, 90(2): 284 - 295.

25. SANO C, SHIMIZU T, TOMIOKA H. Effects of secretory leukocyte protease inhibitor on the tumor necrosis factor-alpha production and NF-kappaB activation of lipopolysaccharide-stimulated macrophages. Cytokine, 2003, 21(1): 38 - 42.

26. BARANGER K, ZANI M L, LABAS V, et al. Secretory leukocyte protease inhibitor (SLPI) is, like its homologue trappin-2 (pre-elafin), a transglutaminase substrate. PLoS One, 2011, 6(6): e20976.

27. BINGLE C D, VYAKARNAM A. Novel innate immune functions of the whey acidic protein family. Trends Immunol, 2008, 29(9): 444 - 453.

28. STOCKLEY R A. α1-antitrypsin: a polyfunctional protein?. Lancet Respir Med, 2015, 3(5): 341 - 343.

29. HENRIKSEN P A, HITT M, XING Z, et al. Adenoviral gene delivery of elafin and secretory leukocyte protease inhibitor attenuates NF-kappaB-dependent inflammatory responses of human endothelial cells and macrophages to atherogenic stimuli. J Immunol, 2004, 172(7): 4535 - 4544.

30. VACHON E, BOURBONNAIS Y, BINGLE C D, et al. Anti-inflammatory effect of pre-elafin in lipopolysaccharide-induced acute lung inflammation. Biol Chem, 2002, 383(7 - 8): 1249 - 1256.

31. WARD P A, LENTSCH A B. Endogenous regulation of the acute inflammatory response. Mol Cell Biochem, 2002, 234 - 235(1/2): 225 - 228.

32. TAGGART C C, GREENE C M, MCELVANEY N G, et al. Secretory leucoprotease inhibitor prevents lipopolysaccharide-induced IκBα degradation without affecting phosphorylation or ubiquitination. J Biol Chem, 2002, 277(37): 33648 - 33653.

33. MIKAMI Y, IWASE T, KOMIYAMA Y, et al. Secretory leukocyte protease inhibitor inhibits expression of polymeric immunoglobulin receptor via the NF-κB signaling pathway. Mol Immunol, 2015, 67(2 Pt B): 568 - 574.

34. HENRIKSEN P A. The potential of neutrophil elastase inhibitors as anti-inflammatory therapies. Curr Opin Hematol, 2014, 21(1): 23 - 28.

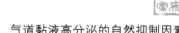

35.　VALENTI P, FRIONI A, ROSSI A, et al. Aerosolized bovine lactoferrin reduces neutrophils and pro-inflammatory cytokines in mouse models of Pseudomonas aeruginosa lung infections. Biochem Cell Biol, 2017, 95(1): 41 –47.

36.　ROGHANIAN A, WILLIAMS S E, SHELDRAKE T A, et al. The antimicrobial/elastase inhibitor elafin regulates lung dendritic cells and adaptive immunity. Am J Respir Cell Mol Biol, 2006, 34(5): 634 –642.

37.　BEAUMONT P E, MCHUGH B, GWYER FINDLAY E, et al. Cathelicidin host defence peptide augments clearance of pulmonary Pseudomonas aeruginosa infection by its influence on neutrophil function in vivo. PLoS One, 2014, 9(6): e99029.

38.　HOOGERWERF J J, LEENDERTSE M, WIELAND C W, et al. Loss of suppression of tumorigenicity 2 (ST2) gene reverses sepsis-induced inhibition of lung host defense in mice. Am J Respir Crit Care Med, 2011, 183(7): 932 –940.

39.　MASTROIANNI J R, OUELLETTE A J. Alpha-defensins in enteric innate immunity: functional Paneth cell alpha-defensins in mouse colonic lumen. J Biol Chem, 2009, 284(41): 27848 –27856.

40.　ALEKSEEVA L, HUET D, FÉMÉNIA F, et al. Inducible expression of beta defensins by human respiratory epithelial cells exposed to Aspergillus fumigatus organisms. BMC Microbiol, 2009, 9: 33.

41.　AGIER J, BRZEZIŃSKA-BŁASZCZYK E. Cathelicidins and defensins regulate mast cell antimicrobial activity. Postepy Hig Med Dosw (Online), 2016, 70(0): 618 –636.

42.　HIEMSTRA P S. The role of epithelial beta-defensins and cathelicidins in host defense of the lung. Exp Lung Res, 2007, 33(10): 537 –542.

43.　KHURSHID Z, ZAFAR M S, NASEEM M, et al. Human oral defensins antimicrobial peptides: a future promising antimicrobial drug. Curr Pharm Des, 2018, 24 (10): 1130 –1137.

44.　BEISSWENGER C, BALS R. Functions of antimicrobial peptides in host defense and immunity. Curr Protein Pept Sci, 2005, 6(3): 255 –264.

45.　BYRNE A J, MATHIE S A, GREGORY L G, et al. Pulmonary macrophages: key players in the innate defence of the airways. Thorax, 2015, 70(12): 1189 –1196.

46.　ALLIE S R, RANDALL T D. Pulmonary immunity to viruses. Clin Sci (Lond), 2017, 131(14): 1737 –1762.

47. DíAZ-MURILLO V, MEDINA-ESTRADA I, LóPEZ-MEZA J E, et al. Defensin γ-thionin from Capsicum chinense has immunomodulatory effects on bovine mammary epithelial cells during Staphylococcus aureus internalization. Peptides, 2016, 78: 109 – 118.

48. KAI-LARSEN Y, AGERBERTH B. The role of the multifunctional peptide LL-37 in host defense. Front Biosci, 2008, 13: 3760 – 3767.

49. ZHAO J G, ZHOU L, JIN J Y, et al. Antimicrobial activity-specific to Gram-negative bacteria and immune modulation-mediated NF-kappaB and Sp1 of a medaka beta-defensin. Dev Comp Immunol, 2009, 33(4): 624 – 637.

50. SUAREZ-CARMONA M, HUBERT P, DELVENNE P, et al. Defensins: "Simple" antimicrobial peptides or broad-spectrum molecules? Cytokine Growth Factor Rev, 2015, 26 (3): 361 – 370.

51. SCHNEIDER J J, UNHOLZER A, SCHALLER M, et al. Human defensins. J Mol Med (Berl), 2005, 83(8): 587 – 595.

52. JAYNE J G, BENSMAN T J, SCHAAL J B, et al. Rhesus θ-defensin-1 attenuates endotoxin-induced acute lung injury by inhibiting proinflammatory cytokines and neutrophil recruitment. Am J Respir Cell Mol Biol, 2018, 58(3): 310 – 319.

53. HERTZ C J, WU Q, PORTER E M, et al. Activation of Toll-like receptor 2 on human tracheobronchial epithelial cells induces the antimicrobial peptide human beta defensin-2. J Immunol, 2003, 171(12): 6820 – 6826.

54. MUKAE H, IIBOSHI H, NAKAZATO M, et al. Raised plasma concentrations of alpha-defensins in patients with idiopathic pulmonary fibrosis. Thorax, 2002, 57 (7): 623 – 628.

55. BINGLE C D, GORR S U. Host defense in oral and airway epithelia: chromosome 20 contributes a new protein family. Int J Biochem Cell Biol, 2004, 36(11): 2144 – 2152.

56. CHOCKALINGAM A, MCKINNEY C E, RINALDI M, et al. A peptide derived from human bactericidal/permeability-increasing protein (BPI) exerts bactericidal activity against Gram-negative bacterial isolates obtained from clinical cases of bovine mastitis. Vet Microbiol, 2007, 125(1/2): 80 – 90.

57. WEISS J. Bactericidal/permeability-increasing protein (BPI) and lipopolysaccharide-binding protein (LBP): structure, function and regulation in host defence against Gram-negative bacteria. Biochem Soc Trans, 2003, 31(Pt 4): 785 – 790.

58. YU Y, SONG G. Lipopolysaccharide-binding protein and bactericidal/permeability-increasing protein in lipid metabolism and cardiovascular diseases. Adv Exp Med Biol, 2020, 1276: 27 – 35.

59. HELDAL K K, BARREGARD L, ELLINGSEN D G. Biomarkers of inflammation in workers exposed to compost and sewage dust. Int Arch Occup Environ Health, 2016, 89(5): 711 – 718.

60. HELDAL K K, AUSTIGARD Å D, SVENDSEN K H, et al. Endotoxin and hydrogen sulphide exposure and effects on the airways among waste water workers in sewage treatment plants and sewer net system. Ann Work Expo Health, 2019, 63(4): 437 – 447.

61. ZHOU X, YANG W, LI J. Ca^{2+}-and protein kinase C-dependent signaling pathway for nuclear factor-kappaB activation, inducible nitric-oxide synthase expression, and tumor necrosis factor-alpha production in lipopolysaccharide-stimulated rat peritoneal macrophages. J Biol Chem, 2006, 281(42): 337 – 347.

62. CANNY G, LEVY O. Bactericidal/permeability-increasing protein (BPI) and BPI homologs at mucosal sites. Trends Immunol, 2008, 29(11): 541 – 547.

63. LECLAIR E E. Four BPI (bactericidal/permeability-increasing protein)-like genes expressed in the mouse nasal, oral, airway and digestive epithelia. Biochem Soc Trans, 2003, 31(Pt 4): 801 – 805.

64. MAO Y, ZHOU C, ZHU L, et al. Identification and expression analysis on bactericidal permeability-increasing protein (BPI)/lipopolysaccharide-binding protein (LBP) of ark shell, Scapharca broughtonii. Fish Shellfish Immunol, 2013, 35(3): 642 – 652.

04 气道黏液高分泌的神经调节因素

在慢性气道炎症性疾病包括 COPD、支气管哮喘、囊性纤维化等的气道中存在的黏液高分泌现象是由多种致病因素（如吸烟、感染、过敏原、氧化应激等）直接或间接地通过引发气道产生大量的促分泌物因子如炎症因子、氧自由基、NE 刺激气道引起的。采用的途径不同，其促分泌的作用强度也存在差异。对神经体液调节机制的研究，尤其是神经调节日益受到人们的重视，为临床治疗提供了新的靶点。故本章将主要讨论神经体液调节因素诱导的气道黏液高分泌的机制和特点。

4.1 气道的神经支配

目前认为气道受 4 种神经支配，包括肾上腺素能神经（主要为 β_2 肾上腺素能神经）、胆碱能神经、非肾上腺非胆碱能兴奋性神经（NANC）和 NANC 抑制性神经。前两者的神经递质大家已了解得非常清楚了，分别为去甲肾上腺素和 Ach，可引起气道平滑肌的舒张和收缩及促进黏液腺的分泌。而关于 NANC 神经的化学递质目前尚未明确，但比较一致的看法是神经肽类可能为 NANC 的神经递质如 P 物质（SP）、血管活性肠肽（VIP）、神经激肽 A（NKA）、神经肽 B（NKB）、降钙素相关肽（CGRP）等。而在气道有 20 余种神经肽存在，分布于气道的多个部位，如含 VIP 的神经纤维分布于上皮层、固有膜、血管、腺体及平滑肌内；含 SP 和 NKA 的神经纤维最多见于上皮细胞间及固有膜内，亦见于平滑肌、腺体、血管等处；含神经肽 Y 者见于平滑肌及腺体周围。气道上皮散在分布的神经内分泌细胞，无神经纤维分布支配，有时数个神经内分泌细胞形成类器官神经结构上皮体，由传入、传出神经纤维支配，而神经内分泌细胞内有大量分泌颗粒，含有多种类激素样肽，一种细胞可含有多种神经肽分泌颗粒。

4.2 胆碱能神经、肾上腺素能神经和气道黏液的分泌

胆碱能神经兴奋释放 Ach 与黏液细胞和浆液细胞上的 M_3 受体结合，通过细胞内信号传导系统中的磷脂酶 C-磷脂酰肌酶—三磷酸肌醇-Ca^{2+}/钙调蛋白（CaM）-Ca^{2+}/CaM 依赖性蛋白激酶及甘油二酯—蛋白激酶 C 等途径使细胞释放颗粒、水分，使黏液分泌和 MUC 合成分泌增加；同时副交感神经节后纤维末梢突触前膜上的 M_2 受体通过反馈抑制 Ach 的释放；而位于气道平滑肌上的 M_2、M_3 受体通过调节平滑肌的收缩，也可影响气道分泌物的释放。作为机体重要的防御反射的咳嗽，也是胆碱能神经接受来自气管、支气管的黏膜感受到的机械、化学刺激，而将冲动传入中枢，后触发一系列反射效应引起的，它可协助黏膜纤毛发挥清除功能。β 肾上腺素能神经选择性作用于黏液腺细胞，通过提高细胞内环磷酸腺苷（cAMP）的水平来增加 MUC 的合成，使水分的分泌减少，从而使黏液黏性增加；它同时还可增加纤毛的摆动，但总的来说其生理作用水平的 β 肾上腺素能神经对黏液纤毛清除能力影响不大。

4.3 NANC 神经和气道黏液的分泌

1. NANC 神经　最初见于胃肠道，由于肺和上部胃肠道均起源其

胚胎期的前肠，所以 NANC 神经共同存在于这两个器官系统。它分为非肾上腺素能抑制性神经和非胆碱能兴奋性神经，前者兴奋可引起呼吸道平滑肌舒张，其递质是 VIP 和一氧化氮；后者主要是由无髓鞘迷走传入神经纤维组成的，受刺激后产生强烈收缩气道平滑肌的效应，其递质被认为是感觉神经肽。

2. 神经肽和气道黏液分泌　在众多神经肽中有一类，因它们的氨基酸序列相似，且大部分位于无髓鞘感觉神经纤维（C-纤维）中，所以又被命名为感觉神经肽，其中神经肽 Y 定位于交感神经，与肾上腺素共存。其中又因 SP、NKA、NKB、CGRP 有快速收缩气道平滑肌的作用，故又被称作速激肽（TKs），它们释放后可被中性内肽酶（NEP）和血管紧张素转化酶降解。在肺中，含有这种感觉神经肽的神经位于上皮细胞层、血管周围、气管及支气管平滑肌和支气管神经节细胞周围，而 SP 是人肺组织含量最多、分布最广的感觉神经肽。这些神经肽是通过特异的细胞受体发挥其生物效应的，目前已有三种感觉神经肽受体亚型被鉴定出，即 NK1、NK2、NK3 受体亚型，其中 NK1 受体主要分布在人的气管、支气管的毛细血管后静脉内皮细胞，在介导气道分泌和炎症反应时发挥关键作用。而 NK2、NK3 受体主要分布在支气管平滑肌，与支气管痉挛和神经调节有关。现有的研究认为 SP 主要作用于 NK1 受体，NKA、NKB 分别作用于 NK2、NK3 受体。正由于感觉神经肽作用的受体不同，在调节气道功能时，表现出不同的生物活性。上述提到的 TKs 均为内源性气道收缩剂，而其中的 SP 增加气道微血管渗出及促进黏液分泌等作用是感觉神经肽中最强的。它对人和动物的离体气道黏膜均有强烈刺激作用，研究还发现它对纤毛的运动也有明显影响。CGRP 与 TKs 可通过 C-纤维介导的轴突反射共同释放出来，增加气道黏膜血流，改变气道口径，加强 SP 的血管效应，促进 Ach 收缩气道平滑肌的作用，是体内扩血管作用最强的感觉神经肽。感觉神经肽引起气道黏膜分泌，均是呈剂量依赖性的，而其中速激肽的分泌效应强度 SP > NKA > NKB。VIP 可刺激气道上皮细胞的分泌功能，优先作用于黏液细胞，黏液下腺体发现大量的 VIP 受体，VIP 可能作为气道水调节剂，参与黏液纤毛清除机制。内皮素（ET）在肺内分布不均，以小支气管分布最多，其中又以黏膜上皮最丰富，呼吸系统主要含有 ET-1 和 big-ET。它可由人气道上皮、肺泡上皮、肺神经内分泌细胞合成，但气道上皮 ET 受体含量较少，而在血管和气道平滑肌上有 A 型 ET 受体。气道上皮产生的 ET-1 能通过自分泌、旁分泌的方式增加黏液纤毛清除能力及纤毛运动，它还可促使一种强促黏液分泌素 15-HEBE 的分泌。

4.4 神经调节因素引起黏液分泌的特点

呼吸道黏液纤毛作为机体的第一道防线，当呼吸道局部的内外环境发生改变时，如吸入气或细胞外液的化学成分含量改变、炎症、损伤、药物直接或间接刺激上述神经释放相应的递质，快速做出反应，通过引起气道黏液分泌、血流量及气道口径的改变等，参与保持气道微环境的稳态。少量存在于交感神经、副交感神经节内，与经典的神经递质如肾上腺素、乙酰胆碱共存的神经肽，它们不随经典递质一起释放，但可调节经典递质的释放量，其释放取决于刺激的频率，频率低时，经典递质先释放，频率高时，神经肽释放占优势。

4.5 慢性气道炎症时神经调节的改变

1. 气道黏液高分泌与神经调节的改变 慢性炎症时由于刺激持续存在，可使神经的反应性增高，此外，当气道上皮被破坏后，感觉神经末梢暴露及递质合成增加，强化了递质尤其是感觉神经肽的生物活性，加上大量的气道促分泌因子的产生，引发了黏液的过度分泌，同时伴有黏液的性质改变如黏性增加；而另一方面由于感染、炎症介质及以速激肽为代表的一些感觉神经肽对黏液纤毛清除能力的破坏，进一步导致了黏液潴留。细胞因子和炎症介质可引起感觉神经纤维释放感觉神经肽，而后者也可刺激前者的合成和释放，它们相互促进，形成恶性循环。但在正常生理条件下对黏液纤毛清除能力无明显影响的肾上腺素能神经，在慢性炎症的病理状态下可加速后者的合成和释放，不过显然它的作用在此时显得微不足道。

2. COPD 气道的神经调节因素　已有研究证明胆碱能神经张力过高，与 COPD 患者气道存在的黏液高分泌密切相关，非选择性乙酰胆碱 M 受体拮抗剂溴化异丙托品吸入后，可显著减少慢性支气管炎大鼠肺泡支气管灌洗液中、上皮和黏膜下腺体中的 MUC 含量，抑制气道上皮杯状细胞化生。我们已知道感觉神经肽在哮喘和气道高反应性病理生理过程中扮演了重要的角色，同样就不能忽视它们在 COPD 的气流阻塞中发挥的作用。因为气流阻塞是气道平滑肌收缩、黏液分泌和潴留、管壁充血及水肿等多种因素综合作用的结果，而前述提到的感觉神经肽均有上述作用。引起 COPD 气道壁的神经肽的释放可能是气道慢性炎症的促进因素如吸烟、空气污染直接或间接通过炎症介质刺激引起的。

（吕传柱　李琪　整理）

参考文献

1. ZHANG X, ZHANG Y, TAO B, et al. Docking protein Gab2 regulates mucin expression and goblet cell hyperplasia through TYK2/STAT6 pathway. FASEB J, 2012, 26 (11):

4603 – 4613.

2. HISATSUNE A, HYUN S W, LEE I J, et al. YY1 transcription factor is not responsible for the negative regulation of hamster Muc1 transcription. Anticancer Res, 2004, 24(1): 235 – 240.

3. WU D, LEE D, SUNG Y K. Prospect of vasoactive intestinal peptide therapy for COPD/PAH and asthma: a review. Respir Res, 2011, 12(1): 45.

4. THOMAS R L, MISTRY R, LANGMEAD C J, et al. G protein coupling and signaling pathway activation by m1 muscarinic acetylcholine receptor orthosteric and allosteric agonists. J Pharmacol Exp Ther, 2008, 327(2): 365 – 374.

5. DARMANI N A, WANG Y, ABAD J, et al. Utilization of the least shrew as a rapid and selective screening model for the antiemetic potential and brain penetration of substance P and NK1 receptor antagonists. Brain Res, 2008, 1214: 58 – 72.

6. LUO Y L, LI P B, ZHANG C C, et al. Effects of four antitussives on airway neurogenic inflammation in a guinea pig model of chronic cough induced by cigarette smoke exposure. Inflamm Res, 2013, 62(12): 1053 – 1061.

7. SPRINGER J, GEPPETTI P, FISCHER A, et al. Calcitonin gene-related peptide as inflammatory mediator. Pulm Pharmacol Ther, 2003, 16(3): 121 – 130.

8. OETJEN L K, KIM B S. Interactions of the immune and sensory nervous systems in atopy. FEBS J, 2018, 285(17): 3138 – 3151.

9. ROSE M C, VOYNOW J A. Respiratory tract mucin genes and mucin glycoproteins in health and disease. Physiol Rev, 2006, 86(1): 245 – 278.

10. GENTON L, KUDSK K A. Interactions between the enteric nervous system and the immune system: role of neuropeptides and nutrition. Am J Surg, 2003, 186(3): 253 – 258.

11. ZIZZO M G, BONOMO A, BELLUARDO N, et al. A1 receptors mediate adenosine inhibitory effects in mouse ileum via activation of potassium channels. Life Sci, 2009, 84(21 – 22): 772 – 778.

05 气道黏液高分泌的细胞信号转导途径

5.1 细胞信号转导系统概述

细胞信号转导是分子生物学中进展最为迅速的领域之一，其综合性极强，几乎涉及了生命科学的每个领域，为了能更好地理解气道黏液高分泌的细胞信号转导机制，本节将就与之相关的信号转导做一概述。

生物细胞每时每刻都在接受来自细胞内外各种各样的信号，信号转导是生命活动的一种最基本和最重要的方式。细胞的一切生命活动都与信号有关，信号是细胞一切活动的始动因素，而生理反应只是信号作用于细胞的最终结果。因此，阐明气道 MUC 分泌的信号转导机制具有重要的临床价值。

生物细胞具有极其复杂的生命活动，这些生命活动都必须受到严格的调控。现代科学认为世界存在物质、能量和信息三大要素，任何系统都是物质、能量和信息相互作用和有序运动的产物，都离不开调控。而调控的实质就是获取信息、处理信息和利用信息调整系统内各种活动的过程。此外，作为一个开放系统，它还必须与外界环境进行交流，因此它还必须具有一个能够对来自胞外的刺激信号起反应，并能够调节细胞代谢、增生、分化、各种功能活动及凋亡的系统，这个系统被称为信号传导系统（signal transduction system 或 cell signaling system），简称信号系统。它们由能够接收信号的特定受体（或其他有接收信号能力的受体样结构）、受体后的信号转导途径，以及信号作用的终端组成。每个信号转导通路由专一性信号转导蛋白组成，不同的信号通路间相互联系和作用，形成复杂的网络。它们能够对各种细胞内外信号分子，如激素、神经递质、细胞因子和代谢产物等起反应，并通过细胞内的信号转导过程，调节生物酶、离子通道、转录因子等的活性，产生各种生物效应。不同信号蛋白在结构、分布及调节机制方面的多样性或不均一性，是构成其功能多样性或特异性的基础。

5.1.1　细胞信号的种类

细胞信号（signal）主要指物理信号和化学信号，也包括生物大分子的结构信号，它们作用于细胞后，能被细胞接受并能引发细胞内信号转导过程。

1. 化学信号　生物体内最主要的是化学信号。它们要通过细胞中的受体起作用，因此也被称为配体（ligand）。

（1）化学信号的种类

1）细胞间的化学信号：它们通过细胞受体起作用。主要有：①体液因子（humoral factor）：如激素、神经递质和神经肽、细胞因子，以及气体分子［香烟烟雾、SO_2、氨气、空气中的油性悬浮物（residual oil fly ash，ROFA）］等均可刺激不同种属动物的气道杯状细胞释放黏液颗粒。②细胞代谢产物：如 ATP，仓鼠杯状细胞置于 2 mmol/L ATP 中，MUC 分泌量增加 140%；ATP 吸入也引起大鼠杯状细胞 MUC 分泌增加。进入体内的药物、有毒物质包括细菌毒素等也属于化学信号，如 G-菌细胞壁脂多糖（LPS）、中性粒细胞弹性蛋白酶（neutrophil elastase，NE）也是引起气道黏液高分泌的化学信号。

2）细胞内的化学信号：环核苷酸如 cAMP 和 cGMP，脂质分子如二酰甘油（DAG 或 DG）和三磷酸肌醇（IP3）等，气体信使分子如一氧化氮和一氧化碳，离子类的信使如 Ca^{2+}、H^+ 等。它们既是细胞信号转导的产物，又是细胞内信使，通过调节离子通道的开放和关闭，激活或抑制蛋白激酶等介导进一步的信号转导。

化学信号可分为水溶性和脂溶性两类。占绝大多数的水溶性分子一般不能穿过生物膜，作用时需先与膜表面的受体结合，通过跨膜信号转导引发效应。水溶性化学信号分子一般介导较为短暂的反应，但水溶性化学信号能通过产生的胞内信使间接启动 DNA 的复制转录活动，既能引起快反应，也能引起慢反应。脂溶性化学信号分子如甾体激素，能通过弥散作用穿过细胞膜进入细胞，因此它们的受体存在于胞内或核内，受体与激素结合后形成的复合物能与特定的 DNA 序列结合，通过调节基因表达产生生物效应，表现为慢反应。

（2）作用方式

1）内分泌（endocrine）：体内特殊分泌细胞分泌的各种化学介质如激素，通过血液循环输送到身体的各个部分，被远距离靶细胞上的受体识别并呈现生物效应。

2）旁分泌（paracrine）：由细胞分泌的信息分子因很快被吸收破坏，故只能对邻近或周围靶细胞起作用。采用这种方式的有神经递质、一些生长因子及前列腺素等。

3）自分泌（autocrine）：细胞能对它们自身分泌的信号分子起反应，即分泌细胞和靶细胞为同一细胞，许多生长因子能以这种方式起作用。

4）内在分泌（intracrine）：某些激素在合成后尚未被分泌出细胞

之前就能与其细胞内受体结合，并引起效应。主要见于核受体家族的配体。

2. 物理信号　物理信号包括光信号、电信号、机械信号等。就触发气道黏液高分泌的物理信号而言，包括渗透压的改变和凝胶的收缩对分泌细胞产生机械牵张作用从而影响 MUC 的释放，在体内由于气道平滑肌的收缩，对杯状细胞产生张力，也成为调节 MUC 分泌的重要生理因素。

5.1.2　细胞间通讯的方式和类型

细胞间的交流大致可分为两种方式：一是细胞间的相互接触，即单个细胞和相邻的一个或多个细胞通过质膜的互相接触、互相交换胞浆内的某些成分，例如某些离子和低分子量的化学物质，接触位点即为 gap junction。由此一个细胞的信息可经一系列细胞间的传递而在某一组织或器官中传递。这种直接接触的交流方式，信息传递相当缓慢，且信号传递较为局限。

另一种信号传递的方式是某一细胞或组织发生的信号可传递至远处的另一种组织或细胞（如内分泌信号），也可仅传递至数纳米之外（如神经递质），而不能直接跨越质膜。接受这些信号的组织和器官在分子水平上的反应各异。实际上某些多肽，如胃泌素（14 肽）既可作为神经系统的神经介质，亦可作为内分泌系统的多肽激素。儿茶酚胺类如肾上腺素和去甲肾上腺素亦然。

5.1.3　受体

细胞对信号（激素、神经递质等）的反应是通过受体的，即能和细胞外信号分子特异结合的蛋白质起作用。如其位于靶细胞表面称膜受体，位于胞浆则称为胞内受体，细胞外的信号分子则称为配体（ligand）。当配体与受体特异性结合后，可引起受体蛋白质分子的构象发生改变，而引发一系列的细胞内反应，导致细胞功能上的改变。

1. 膜受体的分类　受体的构造非常复杂，按其结构与功能特点可分为如下几种。

（1）神经递质和激素受体

1）离子通道型受体：受体一旦和配体结合，离子通道就开放，离子顺浓度差进入细胞内，因此这种通道称为递质门控或配体门控离子通道。如 N-乙酰胆碱受体属于阳离子通道，γ-氨基丁酸受体属于阴离子通道。这类受体都是五聚体，其单体都有 4 个跨膜段（4 trasmembrane，4TM）受体。滑面内质网上的 IP3 受体为钙离子通道，为四聚体，其单体跨膜 6～8 次。

2）与 G 蛋白偶联的受体：这包括以 cAMP、Ca^{2+}、DAG 为第二信使的一大类受体，其共同的特点是受体蛋白含有 7 个跨膜区，形成 7 个跨膜的 α 螺旋，又称为 7TM 受体。

3）具有内在活性的受体：这类受体一旦和配体结合就具有了酶的活性，根据酶的底物分为：①鸟苷酸环化酶受体，如心房利钠肽（atrial natriuretic peptide，ANP）受体。②丝氨酸或苏氨酸激酶受体，受体和配体一旦结合，受体细胞内域的丝氨酸和（或）苏氨酸就被磷酸化，成为有活性的蛋白激酶，如 Ⅱ 型 TGF-β 受体就属于这类。③酪氨酸蛋白激酶受体，作用同上，只是磷酸化的部位不在丝氨酸和（或）苏氨酸而在酪氨酸，大多数的生长因子受体属于这类。还有一些受体，其本身不具有酪氨酸激酶的活性，但与配体结合后，可使伴随蛋白的酪氨酸磷酸化，其下游的变化与酪氨酸激酶受体活化后相同，这类受体称为偶联酪氨酸激酶连接受体（tyrosine-kinase associated receptors），如 IL-2 受体就属于此类，偶联 IL-2 受体的是 Lck 酪氨酸激酶。④磷酸酶受体，使磷酸化的蛋白脱磷酸。属于这类的受体目前还知道得不多。T、B 淋巴细胞膜上的 CD45 和细胞外的配体结合，其细胞内域的催化域活化，使细胞内靶蛋白酪氨酸脱磷酸。CD45 的内源性配体目前还不知道，属于孤儿受体。

4）其他：包括许多目前信号转导机制还不清楚或还无法分类者，如某些细菌毒素受体。

（2）运货受体（cargo receptor）

其功能是识别并运送营养物质（nutrient）及废物（cargo）。属于运送营养物质的受体有脂蛋白受体、运铁蛋白受体、运钴胺素蛋白 Ⅱ（transcobalamin Ⅱ）受体等。运送废物的受体有清除乙酰化和氧化了的脂蛋白的清道夫受体（scavenger receptor）和清除高级糖基化终产物（advanced glycosylation end products，AGE）的 AGE 受体，结合珠蛋白（haptoglobin）受体、白蛋白受体也应属于这类。

（3）黏附受体

介导细胞和细胞之间特异性黏附的受体，这类受体在器官发生、卵子受精、凝血、炎症、淋巴细胞归巢等生理、病理过程中起非常重要的作用。病原体受体也属于这一类。

2. 膜受体的结构　受体本身均为蛋白质，有些受体有糖基化或酯化。

（1）糖蛋白

1）肽链：膜受体的肽链无例外地都跨膜一次或多次，都由三个功能域（domain）组成：细胞外域、跨膜段和细胞内域。细胞外域一般属识别域，富含半胱氨酸，形成许多二硫键，有可与糖结合的 Ser、Thr、Asn；细胞内域无例外地为信号转导、受体介导的内在化和脱敏所必须，有可以磷酸化的氨基酸 Ser、Thr、Tyr，以及识别各种下游信号分子的部位。多数膜受体为 Ⅰ 型受体，即 N 端在胞外，C 端在胞内。少数受体

为与之相反的 Ⅱ 型受体。

2）糖链：寡糖链通过 N-糖苷键和 Asn-X-Ser 或 Asn-X-Thr（X 为任何一种氨基酸）序列中的天门冬酰胺结合，通过 O-糖苷键与苏氨酸、丝氨酸结合。膜蛋白的寡糖链一般由十几个单糖组成，其种类共有 9 种，其中的 N-乙酰神经氨酸（N-acetylneuraminic acid，NeuAc）为唾液酸的一种，在高等动物的唾液酸中只有 NeuAc 一种，因此，习惯上，多将高等动物的 NeuAc 简称为唾液酸。唾液酸是细胞膜上唯一带负电荷的单糖，细胞膜的负电荷即源于唾液酸。

（2）糖脂

各种糖脂中，有受体功能的是神经节苷脂（gangliosides），神经节苷脂约为膜脂质的 5%，但在神经细胞膜中含量较高，占 5%～10%。神经节苷脂是神经酰胺（ceramide）和寡糖链共价结合的产物，糖脂糖链的特点是没有甘露糖，有末端唾液酸。神经节苷脂是一些细菌外毒素的受体。

3. 核受体超家族　核受体家族包括经典的糖皮质激素受体（GR）、雌激素受体（ER）、甲状腺激素受体（TR）、维 A 酸受体（RAR）、维甲类 X 受体（RXR）、维生素 D_3 受体等。

在化学结构上，各种甾体激素之间很相似，但甾体激素与甲状腺激素、维 A 酸等无任何直接联系。但在受体水平上，所有这类脂溶性激素受体的一级结构都有很高的同源性，各种受体介导激素发挥效应的分子机制也很相似，它们共同构成一受体家族，即核受体超家族（nuclear receptor superfamily）。

在结构上，核受体家族各成员的共同特点是：在分子中部有一高度保守的、具有两个锌酯结构特点的 DNA 结合区（DNA binding domain，DBD），其功能在于和靶基因中的激素元件（hormone response elements，

HRE）呈特异性相互作用；受体分子 C 端为激素结合区（hormone binding domain，HBD），具有识别、结合并保证激素作用的特异性作用。这种结构特点可以理解为激素结合区是受体作用的目标开关，当与激素结合后即可使受体呈现具有转录激活作用的活化状态。

5.2 气道黏液高分泌的信号转导通路

5.2.1 重要的转录因子与黏液高分泌

在 *MUC5AC* 基因-23 至-29 位点为核心启动子元件 TATA box，核心启动子近侧区有一个 CACCC 位点和三个特殊蛋白（specificity protein，Sp)-1 转录因子结合位点（即 GC box，共同序列为 GGGCGG），位于-63 到-192，为上游启动子元件，它们是启动子发挥活性所必需的。此外，还含有两个 NF-κB 结合位点、三个糖皮质激素结合位点和两个激活蛋白（activator protein，AP)-2 位点，一个 Ets 转录因子亚家族 PEA3 结合位点。它们分别与不同的转录因子结合，共同参与并影响 *MUC5AC* 基因的转录（图 3）。

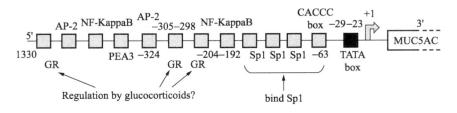

图 3 *MUC5AC* 基因启动子结构

1. Sp-1 转录因子　转录因子 Sp 家族为广泛表达的转录因子，主要与基因的上游启动子原件 GC 盒结合促进转录，近来被认为是黏蛋白基因转录中强有力的调节因子，可能在 *MUC5AC* 基因转录中起主要调控作用。研究发现 Sp-1 和 Sp-3 参与了 *MUC5B* 基因转录的调节，而在对

MUC2 和 *MUC5AC* 基因启动子的研究中也同样发现能结合 Sp-1 和 Sp-3。电泳迁移率分析（electrophoretic mobility shift assay，EMSA）显示有 Sp-1 蛋白结合到 *MUC5AC* 基因启动子-74 到-57 位点。在对 PMA 刺激人气道 NCI-H292 上皮细胞引起 MUC5AC 合成的研究中发现，*MUC5AC* 基因启动子上的 3 个 Sp-1 转录因子结合位点在促进基因转录中的作用最为突出，该 3 个位点突变致使 *MUC5AC* 基因启动子活性明显降低；EMSA 发现 PMA 能使 Sp-1 蛋白结合到启动子近侧-63 到-129 区域的 3 个 Sp-1 位点和 1 个 CACCC 位点，增强 *MUC5AC* 基因转录，突变-63 至-192 位点后，其转录活性明显降低，其他位点的突变则影响不大。进一步研究发现 CACCC 位点突变对基因启动子活性影响不大，而任何一个 Sp-1 位点突变都足以使 *MUC5AC* 基因启动子活性明显下降，提示这 3 个 Sp-1 结合位点在促进 *MUC5AC* 基因转录中可能起主要作用。中性粒细胞弹力蛋白酶（NE）也能通过增加 Sp-1 与启动子的结合来刺激 *MUC1* 基因转录。

2. 核转录因子（NF-κB）与黏液高分泌　1986 年，首次发现成熟浆细胞中存在与免疫球蛋白 κ 轻链基因的增强子序列特异性结合，并促进 κ 链基因转录的核蛋白因子。NF-κB 是一种普遍存在的转录因子，已发现有 150 多种物质可以激活 NF-κB，受 NF-κB 调控的基因多达 150 种。最初研究发现 NF-κB 是由 P50 和 P65 两个亚单位组成的异二聚体，后来发现存在有 NF-κB 家族，由于 NF-κB 与 Rel 家族有较强的同源性，所以又把 NF-κB 与 Rel 合称为 Rel/NF-κB 家族，在哺乳类动物中存在有 Rel/NF-κB 家族的 5 个成员，即 P65（RelA）、RelB、c-Rel、P50（NF-κB1）、P52（NF-κB 2）。在大多数细胞中，P50 和 P65 是 NF-κB 活性形式的主要成分，所以通常所说的 NF-κB 系指 P50/P65 的异源二聚体。

NF-κB 是与免疫球蛋白重链和 κ 轻链基因增强子序列特异结合的核

蛋白因子，它能与多种细胞基因启动子和增强子序列位点发生特异性结合，促进转录和表达，参与众多炎症和应激反应有关的基因转录。NF-κB 与阻遏蛋白 IκB 结合成复合体，掩蔽了其核定位信号，使 NF-κB 以非活性形式锚定于细胞浆内。IκB 从复合体上解离后才能使 NF-κB 活化。TNF-α 能引起 IκB 激酶 β（Ikappa B kinase beta，IκKβ）依赖的 P65 核转运，导致 NF-κB 活化移入核内，激活转录因子，启动子活化，引起 *MUC5AC* 基因转录，蛋白表达增多。

　　NF-κB 特异的结合位点是 κB，其 DNA 序列为 5′-GGGRNYYYCC-3′（R 为任一嘌呤，Y 为任一嘧啶，N 为任一核苷酸），该序列也称为 κB 元件。NF-κB 家族成员在 N-端有一约 300 个氨基酸残基（aa）的高度保守的 Rel 同源区，负责 NF-κB 因子的二聚化、核定向易位、与 DNA 及 IκB 结合。根据 C-端的结构和功能不同，将 NF-κB 因子的组成肽链分为 P50 和 Rel 组，P50 组包括 P50、P52，而 Rel 组包括 P65、RelB、c-Rel。P50 组成员的主要功能是结合 DNA，不具有转录激活功能。Rel 组成员具有转录激活作用。P50 组成员和 Rel 组成员间形成的异源二聚体为转录激活复合物，而 P50 组间形成的同源二聚体为转录抑制复合物。

　　通常 NF-κB 与 IκB 结合，其激活受胞质抑制蛋白 IκB 的调控，IκB 与 NF-κB 结合，掩盖它的核定位信号，从而使 NF-κB 滞留在细胞质内，处于无活性状态。IκB 也是一种大的抑制分子家族，包括 IκBα、IκBβ、IκBγ、IκBε、Bcl-3 和 Caltus（存于果蝇中）等成员，它们的共同特点是在 C-端有锚蛋白（Ank）重复序列，除了 Bcl-3 外，其他 IκB 成员均有一个与降解有关的 PEST 区。Bcl-3 是唯一位于核内并促进 NF-κB 转录，而非抑制 NF-κB 核易位的 IκB 家族成员。另外，在促炎症细胞因子激活 NF-κB 的信号转导过程中，有一个较大的白介素-1（IL-1）诱导的 IKK 复合物，IKK 是由 IKKα、IKKβ、IKKγ 三个亚单位组成的三聚体，IKKα 和 IKKβ 共同有一个与降解有关的 kD 区和一个亮氨酸拉链（LZ），IKKα、IKKβ 和 IKKγ 三者功能不同，且不可相互替代，IKKα、IKKβ 为酶解功能单位，IKKγ 为调节单位，负责对 IKKα、IKKβ 的活性进行调节。NF-κB 信号转导通路十分复杂，多数学者认为：各种信号经由不同的方式激活 IKK，IKK 进一步将 IκB 磷酸化。IκBα 的磷酸化部位分别在 Ser32 和 Ser36，而 IκBβ 的磷酸化部位在 Srel9 和 Ser23。然后在泛素连接酶的作用下，IκB 上的某些 Lys 发生泛素化，导致 IκB 被 26S 的蛋白酶体水解，于是受其抑制的 NF-κB 得以释放，发生核易位，进入细胞核内启动特异的靶基因转录，引起黏液高分泌。在 *MUC2*、*MUC5AC* 基因启动子上都已确定有 NF-κB 结合位点的存在。当 NF-κB 被激活进入核内后即与启动子上的相应位点结合，刺激 *MUC2*、*MUC5AC* 基因转录。NF-κB 在黏液高分泌中的作用已得到肯定，其能参与 PMA 引起的肺上皮细胞及肠道上皮细胞 MUC2 的合成。多个研究证实 NF-κB 在 *MUC2* 基因转录调节中起主要作用，但对 *MUC5AC* 基因转录的重要性还有待商榷，有研究认为 Sp-1 的作用大于 NF-κB。

3. CREB 转录因子　CREB 属于转录因子 bZIP　蛋白家族中的 CREB／转录激活因子（activating transcription factor1，ATF）亚家族，因能与 cAMP 反应元件（cAMP response element，CRE）序列结合刺激基因转录而得名，主要针对 cAMP 信号产生应答反应。CREB 蛋白单体从 N 端到 C 端包括激酶诱导区（kinase induced domain，KID）、碱性区（basic region）和亮氨酸拉链区（leucine zipper motif）。其中 KID 含有多种蛋白酶的磷酸化识别位点，是 CREB 磷酸化的关键。

CREB 受多种信号转导通路调控，主要是 cAMP 通道和 Ca^{2+} 通道。经典的是 cAMP-蛋白激酶 A（protein kinase A，PKA)-磷酸化 CREB-基因转录信号通路，cAMP 使 PKA 活化，PKA 催化亚基进入细胞核，磷酸化 CREB Ser133 位点。有丝分裂原激活的蛋白激酶通路 Ras/Raf/催化型受体丝裂原活化蛋白激酶（mitogen activited protein kinase，MAPK）、应激相关的 p38MAPK 信号通路等也能活化 CREB，活化的 CREB 再与辅激活因子 CBP（CREB binding protein）结合激活转录发生。EMSA 显示 *MUC5AC* 基因启动子上有 CRE 元件存在并能结合 CREB 促进基因转录，且在 IL-1β、TNF-α 所致人气道 NCI-H292 上皮细胞 *MUC5AC* 基因表达中似乎起了重要作用。CREB 和 ATF1 是有丝分裂原和应激活化蛋白激酶 1（mitogen- and stress-activated protein kinase 1，MSK1）在体内潜在的底物，MSK1 是近期发现的在哺乳动物细胞中普遍存在的酶，存在于激活或未激活的细胞核中，在体内、体外均通过细胞外信号调节激酶（extracelluar signal-regulated kinase，ERK）和 P38MAPK 活化。研究发现 MSK1 介导了 IL-1β、TNF-α 引起 CREB 的磷酸化和 *MUC5AC* 基因转录，IL-1β 介导 *MUC2*、*MUC5AC*、*MUC8* 基因的表达是通过激活 PKC-MEK-ERK/p38MAPK-MSK1-CREB 信号转导通路来实现的。

5.2.2 MAPK 信号通路

1. MAPK 信号通路的组成及特点　MAPK 家族的组成：分裂原激活的蛋白激酶（mitogen-activated protein kinase，MAPK）家族信号系统是非常保守的信号系统，它们存在于从酵母到哺育动物的细胞中。MAPK 最早是作为能够使微管连接蛋白（microtubule-associated protein，MAP）磷酸化的丝/苏氨酸蛋白激酶被发现的，也因此而得名。但迄今已证明该家族成员有四个：① MAPK/（ERK1/2）；② c-Jun N 端激酶（c-Jun N-terminal kinase，JNK）；③ p38MAPK；④ ERK5/BMK1（big mitogen-activated protein，BMK1）。该家族中的每一种酶都有其亚型或同种型，它们通过对底物的选择，使不同的信号转导通路具有特异性。

　　MAPK 家族激酶的共同结构特征是催化区中同源的第Ⅷ亚区存在三肽基本序列（TEY、TPY、TGY），它们的活化需要三肽基本序列中的苏氨酸（T）和酪氨酸（Y）被磷酸化，因此能分别被上游具有双重特异性的丝/苏氨酸蛋白激酶激活。该家族酶激活的机制相似，都通过磷酸化的三级酶促级联反应（MEKK-MKK-MAPK）；但参与磷酸化级联反应的酶组成不同，这些酶能通过与脚手架蛋白（scaffold protein）结合，形成多酶复合物，使激活的酶促级联反应特异性地顺序进行。在黏液高分泌的形成过程中，该系列顺序激活后能激活多种转录因子如 NF-κB、活化蛋白 2（AP2）、刺激蛋白 1（Sp1）等，启动 *MUC* 基因转录，从而形成黏液高分泌。

　　2. MAPK 通路在黏液高分泌过程中信号转导的基本概况　　在 MAPK 家族中的 4 个成员中，根据外界刺激诱导因素的不同，与之相联系的 MAPK 亚型也有所不同，目前的共识基本认为由多数细胞因子及化学物质通过 EGFR-Ras-RAF-ERKl/2 途径活化 Spl 及 NF-κB，进而引起 *MUC5AC*、*5B* 和 *MUC2* 上调性表达为其最主要、最普遍的途径；部分病原微生物及其产物与 P38 联系较多，其磷酸化级联反应顺序为：MEKK/TAK-MKK3/6-p38MAPK；而香烟提取物中的一些成分则可能与 JNK 关系密切，其磷酸化级联反应顺序为：MEKK-MKK4/7-JNK。而香烟中的活性氧（reactive oxygen species，ROS）则可能循 ROS/Src-JNK-AP-1 途径激活 *MUC* 表达，该途径似乎并不依赖上游 EGFR 的激活。

　　3. MAPK 家族信号通路激活的个性化特征　　能激活 MAPK 家族信号转导通路的细胞外信号或刺激是多样的，故激活的最初形式也可能是多样的。一种信号可以并行激活两条或两条以上的信号转导通路，它们再作用于相同或不同的效应蛋白，产生黏液高分泌。

（1）促分裂信号：包括细胞生长因子、细胞因子、G 蛋白偶联受体的配体、PMA 等都能通过酪氨酸蛋白激酶途径激活 Ras 蛋白，后者再激活与其相连的 MAPK 通路，导致细胞黏液高分泌。PMA 通过 PKC、EGF/TGF-alpha、Ras/Raf、MEK、ERK 和 Sp1 依赖的信号途径诱导人气道上皮 NCI-H292 细胞中新的 *MUC5AC* 基因转录。研究证明 ROS/raf/MEK/（ERK1/2）是 Sp1 位点唯一的活化上游，MAPK 另两个家族 JNK 和 p38MAPK 则没有参与。而配体依赖的 EGFR 活化需要金属蛋白酶家族的肿瘤坏死因子转换酶（TNF-α converting enzyme，TACE）参与，且 PKCδ/θ 活化也需要金属蛋白酶。PMA 能直接激活 PKC，活化的 PKC 引起 TACE 胞外区域的构象变化，暴露其催化区域，引起 EGFR 通路下游级联反应。

（2）多种应激原：能导致细胞 MUC 高分泌的应激原如下。

1）物理因素。机械刺激如支气管平滑肌痉挛而致的机械牵张作用、渗透压的变化、放射线、紫外线（UV）等。

2）化学因素。如香烟及烟雾、活性氧、重金属、RNA 合成抑制剂等。香烟或石棉纤维产生的氧化剂能活化 MAPK 信号级联，在体内或体外的肺上皮细胞中，增强转录激活蛋白（activator protein，AP）-1 的活性，并结合到相应基因启动子上启动转录，*MUC5AC* 基因上的 Sp1 结合位点可能是转录因子 AP-1 的替代位点。香烟提取物及丙烯醛都能通过 TACE/EGFR/MEK/ERK/Sp1 通路引起 *MUC5AC* 基因转录。而香烟经 JNK 信号通路引起黏液分泌则可能是由 ROS/Scr 活化的，激活后的 JNK 转而磷酸化转录因子 c-Jun 氨基末端的特定位点。c-Jun 是序列特异性转录激活因子 AP-1 的成分之一，磷酸化的 c-Jun 通过诱导同源或异源二聚体形成，与 AP-1 位点的顺式作用元件结合而启动 *MUC5AC* 基因的转录。

3）生物因素。病原体及其产物，如感染的细菌、病毒和细菌产生

（内毒素）等。在培养的 NCI-H292 细胞中，铜绿假单胞菌通过 Src/Ras/MAPK 通路引起 MUC2 合成增加，Src/Ras/MAPK/pp90^{rsk}/NF-κB 通路是目前比较清楚的活化黏蛋白基因转录的下游信号级联。铜绿假单胞菌还能通过 EGFR 依赖的受体活化机制引起 MUC5AC 合成。未分型的流感杆菌（NTHi）是加剧成人慢性阻塞性肺病的重要病原体。其外膜脂蛋白 P6 能引起 *MUC5AC* 基因转录，通过 TLR2/TAK1 依赖的 p38MAPK/AP-1 和 IκKβ/IκBα/NF-κB 信号通路完成。还有研究发现当该病原菌裂解后才能上调 *MUC5AC* 基因转录，且发挥最大作用的是耐热细菌胞质蛋白，而其胞膜蛋白只引起中等量的 *MUC5AC* 基因转录。同时，研究显示磷酸肌醇 3 激酶（phosphoinositide-3 kinase，PI3K）/Akt途径及 TGF-β/Smad 信号通路通过与 P38MAPK 的负向相互调节（cross-talk）而下调了其基因转录水平。鼻病毒同样能引起人支气管上皮细胞和黏膜下腺细胞黏蛋白产生增多，能上调 MUC2、MUC3、MUC5AC、MUC5B、MUC6 的 mRNA 水平，增加上清液和表面细胞裂解液中 MUC5AC 蛋白和总蛋白含量。NF-κB 的抑制剂咖啡酸苯乙基酯和选择性 p44/42MAPK 抑制剂 PD98059 和 U0126 及选择性 Scr 抑制剂 PP1 均能减弱 MUC5AC mRNA 水平和蛋白表达水平，提示其信号通路包括 Scr 相关的 MAPK 途径。

4）前炎症细胞因子。如 TNF、IL-1、PAF 等。IL-1β、TNF-α 引起人气道上皮细胞 MUC5AC 过度表达是通过 ERK/p38 MAPK-MSK1-CREB 活化的信号通路，EMSA 证明了 *MUC5AC* 基因启动子上有 CRE 的存在。在培养的 NCI-H292 细胞中发现 IL-1β 能通过 ERK、P38MAPK 通路引起 *MUC5AC* 基因转录水平和蛋白水平同时增高。而与之不符的是在培养的原代人支气管上皮细胞中，IL-1β 并不是明显增加 MUC5AC mRNA水平，而是引起持续大量的 MUC5AC 蛋白的产生，且发现 ERK、 p38MAPK 阻断剂并不能阻断这种作用，提示其信号通路不包括 EGFR 及 MAPK 通路，而是通过激活环氧化物酶 2（COX2）/PGE2 使黏蛋白产生增加，可能是 IL-1β 增加了 MUC5AC 蛋白的稳定性，此外还能通过减少转录因子 HIF-1α 的降解而增加其转录水平。研究者分析此不同之处可能是细胞差异引起的。

（3）蛋白酶类：NE 是目前已知最强的黏液促动剂，能通过配体依赖的 EGFR/MAPK 通路引起 *MUC5AC* 基因转录增强，还能通过 ROS 引起气道 A549 上皮细胞 *MUC5AC* 基因表达增多，而 ROS 是通过激活潜伏态的 TACE 后，活化 EGFR/MAPK 信号通路引起 MUC5AC 合成的。通过构建 *MUC5AC* 基因启动子的荧光克隆载体，转染至 A549 细胞中，用 NE 刺激后检测荧光活性，接着通过定向诱变和 EMSA 分析，发现 *MUC5AC* 基因启动子活性的增加与 NF-κB 活性有关，并发现在 MAPKs 家族中，只有 ERK 参与了 NE 引起的 MUC5AC mRNA 水平增高及黏蛋白合成增多，得出 NE 通过 EGFR/ERK/NF-κB 引起 A549 细胞中 *MUC5AC* 基因转录增强。人气道胰岛素样蛋白酶（human airway trypsin-like protease，HAT）是在慢性气道炎症性疾病患者痰液中发现的一种丝氨酸蛋白酶，是蛋白酶活化受体（protein activated receptor，PAR）-2 的激动剂。其能通过 PAR-2 介导的 ERK 信号通路诱导 AR 生成，然后通过 TACE 依赖性机制促使双调蛋白（amphiregulin，AR）释放，再通过活化的 AR-EGFR 信号通路引起人上皮细胞系 NCI-H292 细胞中 *MUC5AC* 基因表达。

5.2.3　非受体酪氨酸蛋白激酶 JAK-STAT 通路

STAT 蛋白家族是一族 DNA 结合蛋白，为 Janus 激酶（Janus kinase，JAK）底物。在 JAK 催化下，STAT 发生酪氨酸磷酸化并结合成 STAT 二聚体转移入核内，与 DNA 启动子相应序列结合，诱导靶基因如

MUC5AC 基因表达。干扰素（interferon，IFN）-γ 能通过与其受体结合，激活 JAK/STAT1，进入核内与增强子结合促进黏蛋白基因转录。IL-6、IL-11 通过与其受体结合成 IL-6R、IL-11R/gp130，激活 JAK/STAT1、STAT6，与基因启动子相应位点结合增强转录。

细胞因子如白介素（IL）、干扰素（INF）及红细胞生成素等的膜受体本身并无蛋白激酶活性，其信号转导是由非受体 TPK 介导的。细胞因子与受体结合并使受体发生二聚化后，受体的胞内近膜区可与胞浆内非受体 TPK JAK 激酶（janus kinase）结合并发生磷酸化，进而与信号转导和转录激活因子（signal transducers and activators of transcription，STAT）相结合。在 JAK 催化下，STAT 中的酪氨酸磷酸化，并结合成 STAT 二聚体转移入核，与 DNA 启动子的活化序列结合，诱导靶基因的表达，促进多种蛋白质的合成，进而增强细胞抵御病毒感染的能力。IL-4、IL-9、IL-13 可通过 EGFR 通路还可经 IL-4R、IL-9R、IL-13Rγ/JAK/STAT1、STAT6 促进黏蛋白合成。在气液界面培养的原代豚鼠气道上皮细胞中，IL-13 通过结合到 IL-4Rα，活化 JAK/STAT6 增加 *MUC5AC* 的表达。在活体动物模型内，IL-13 能通过 EGFR，并依赖于嗜中性粒细胞导致 MUC5AC 合成。

5.2.4　G 蛋白介导的细胞信号转导通路

G 蛋白是指可与鸟嘌呤核苷酸可逆性结合的蛋白质家族，分为两类：①由 α、β 和 γ 亚单位组成的异三聚体，在膜受体与效应器之间的信号转导中起中介作用；②小分子 G 蛋白，为分子量 21 ~ 28 kD 的小肽，只具有 G 蛋白 α 亚基的功能，在细胞内进行信号转导。G 蛋白激活的关键步骤是 Gα 上的 GDP 被 GTP 所取代。活化的 G 蛋白及其信号通路在黏蛋白合成过程中也扮演了较为重要的角色。

细胞外的核酸磷酸盐 UTP 通过两种不同亚型的 G 蛋白偶联受体引

起 *MUC5AC* 基因转录和蛋白分泌。在原代培养的人气道上皮细胞中，UTP 能呈时间与剂量依赖性增加 *MUC5AC* 的转录水平，而 ATP 及其他类似物只能增加其蛋白含量。研究者分别给予 MEK 抑制剂 PD98059、PLC 抑制剂 U73122、磷酸酯酶 PKC 抑制剂钙感光蛋白 CalphostinC 干预。发现 UTP、ATP 引起的 MUC5AC 蛋白合成能被 U73122、CalphostinC 而非 PD98059 抑制，表明了一个 G 蛋白/磷脂酶 C（PLC）/PKC 依赖和 MAPK 非依赖的信号途径；而 UTP 引起的 *MUC5AC* 基因的表达则对百日咳毒素、PD98059 敏感，而非 U73122、CalphostinC，显示了 G 蛋白/MAPK 依赖、PLC/PKC 非依赖通路。二酰基甘油（diacylglycerol，DG）与 Ca^{2+} 也能协调促进蛋白激酶 C（proteinkinaseC，PKC）活化，激活的 PKC 可通过磷酸化转录因子 AP-1、NF-κB 等，促进 *MUC5AC* 基因转录。研究发现非钙依赖型的 PKCδ/θ 能活化 TACE，介导 PMA、NE 刺激引起的 *MUC5AC* 基因转录及蛋白合成。此外，PMA 也可经过 G 蛋白偶联受体/PLC、PLD、PLA/IP3/Ca^{2+}/PKC/ AP- 1（c-jun/c-fos 复合体）引起 MUC5AC 表达。

在腺苷酸环化酶（adenylyl cyclase，AC）信号途径中存在着两种作用相反的 G 蛋白，即刺激性 Gs 与抑制性 Gi。它们通过增加或抑制 AC 活性来调节细胞内 cAMP 浓度，进而影响细胞的功能。cAMP 可激活蛋白激酶 A（protein kinase A，PKA），引起多种靶蛋白磷酸化，调节其功能。进入核内的 PKA 可磷酸化转录因子 cAMP 应答反应元件结合蛋白（cAMP response element binding protein，CREB），使其与 DNA 调控区的 cAMP 反应元件（cAMP response element，CRE）相结合，激活靶基因转录。G 蛋白偶联受体/G 蛋白/AG/cAMP/PKA/CREB 活化转录因子也是黏液合成的通路之一。

5.2.5　TGF-β/Smads 信号通路

转化生长因子 β（transforming growth factor-β，TGF-β）超家族是从

线虫到哺乳动物广泛存在的一类具有多种生物学活性的生长因子超家族。其成员迄今已知有 30 多种，包括 TGF-β 家族、抑制素（inhibin）/活化素（activin）家族、骨形态发生蛋白（bone morphogenetic protein，BMP）等，参与调节体内多种生理病理过程。研究认为，TGF-β 通过靶细胞膜上的受体介导，将信号传递至胞核内而发挥其促进黏液分泌的生物学功能。人们很早就认识到 TGF-β 受体在转导 TGF-β 信号中的作用，但有关 TGF-β 具体的细胞内信号转导途径及其对 *MUC* 基因表达的调控方式，直到 Smads 家族被发现，才得以深入研究。

1. TGF-β 受体

（1）TGF-β 受体的结构：在人的多种细胞表面存在 3 种 TGF-β 受体，即 Ⅰ 型、Ⅱ 型和 Ⅲ 型受体，起信号转导作用的是 Ⅰ 型和 Ⅱ 型受体，两者皆是单次跨膜的丝氨酸/苏氨酸蛋白激酶受体，具有丝氨酸/苏氨酸蛋白激酶的活性。与 Ⅱ 型受体相比，Ⅰ 型受体胞浆区蛋白激酶结构域 N 端与细胞膜之间，存在一个富含丝氨酸和甘氨酸的结构域，称为 GS 结构域。

（2）TGF-β 受体的活化方式：TGF-β 与受体结合，使受体活化的方式首先是 TGF-β 与细胞膜表面的 Ⅱ 型受体结合，形成二元复合物。Ⅰ 型受体不能单独与 TGF-β 自由结合，它识别这个二元复合物，并与之结合形成三元复合物。此时 Ⅱ 型受体胞浆区的丝氨酸/苏氨酸蛋白激酶结构域将 Ⅰ 型受体胞浆区 GS 结构域的丝氨酸/苏氨酸磷酸化，使 Ⅰ 型受体活化。活化的 Ⅰ 型受体再进一步作用于细胞内的下游分子，将 TGF-β 的信号向细胞内传递。

2. Smads 与 TGF-β 在气道黏液高分泌过程中的信号转导

（1）Smad 家族的结构、功能和分类：最近在哺乳动物细胞中发现了一类能介导 TGF-β 受体超家族信号转导的蛋白，即与果蝇的 Mad （mother against decapentaplegic）蛋白及美丽线虫的 Sma 蛋白具有同源性的 Smad 蛋白家族，分子量介于 42～60 kD。已证实哺乳动物中 Smad 家族至少有 9 个成员，构成 Smads 家族，分别命名为 Smad1～Smad9。它们是 TGF-β 受体信号转导的介导者和调节者。TGF-β 与相应受体（Ⅰ、Ⅱ）形成活化的受体复合物，再结合 Smad2 和 Smad3 并由 TGFβR-Ⅰ 将其磷酸化，磷酸化的 Smads 分子从受体复合物上释放，在胞浆中与同样被 TGFβR-Ⅰ 磷酸化激活的 Smads 形成复合物，复合物转移至核中与相关位点结合，调控基因转录。

　　Smad 具有三个基本的功能域，即保守的 N 端区和 C 端区（又分别称 MH1 和 MH2 区），以及变异较大的中间连接区。每个区约占其分子的 1/3。其中 Smad2 的 N 端区和 Smad4 的 C 端区还有其他插入顺序。已证明 MH2 区是效应区，该区参与 Smad 与受体的结合。当 Smad 被激活后，它们参与异二聚体（如 Smad1、Smad2、Smad3 和 Smad4 之间）的形成，Smad 与其他 DNA 结合因子，如 FAST-1 相互作用，并具有转录激活功能。而 MH1 区具有与 DNA 结合的作用。当 Smad 处于未激活状态时，其 N 端的 MH1 区能抑制 C 端 MH2 区的转录活性。

　　根据在信号转导中的作用不同，可将它们分为以下三类。

　　途径限制型 Smads（pathway-restricted Smads，R-Smads）：此型包括 Smad1、Smad 2、Smad 3、Smad 5、Smad 8 和 Smad 9。它们分别在某种 TGF-β 超家族细胞因子的信号转导途径中起作用。

　　共同中介型 Smads（common-mediator smads，C-Smads）：此型只有一种，即 Smad 4，它在 TGF-β 超家族各细胞因子的信号转导途径中都是必不可少的。它不是受体的直接底物，因此它的 C 端无保守的 SSXS 基序。但它能通过与途径限制型 Smad 形成二聚体，参与 TGF-β 的信号转导。

抑制型 Smads（inhibitory Smads，I-Smad）：此型包括 Smad 6 和 Smad 7，它们是信号转导过程的拮抗因子。Smad 6 主要抑制 BMP 的信号转导，而 Smad 7 对 TGF-β 和 BMP 信号转导途径均起抑制作用。

（2）Smad 介导的黏液高分泌的信号转导：当 TGF-β 与 Ⅱ 型受体结合后，便与作为信号转导分子的 Ⅰ 型受体形成二聚体，并使 Ⅰ 型受体磷酸化。Ⅰ 型受体激活后，能特异性地磷酸化 Smad 3，之后它与共同中介型 Smad（Smad 4）形成二聚体转入核内，激活 NF-κB，促进 *MUC* 基因表达。在原代培养的小鼠胃上皮细胞加入外源性 TGF-β 引起了 MUC5AC 生成，Smad4 结合到 *MUC5AC* 基因启动子上是启动子活化所必需的，且不与 Smad2 和 Smad3 协同作用。进一步通过凝胶迁移阻滞法和共转染分析证明了 Sp-1 和 Sp-3 是 *MUC5AC* 基因表达的重要调节子，且 Smad4 和 Sp-1 协同转导激活 *MUC5AC* 基因启动子。

5.2.6　Ras 信号通路

Ras 在真核细胞的生长过程中起着重要的作用。遗传学、生化及分子生物学等方面的研究表明，Ras 在细胞外刺激所产生的信号转导通路中处于中枢地位。Ras 是一种小的鸟嘌呤核苷酸结合蛋白，它的生物活性由可调控的 GDP/GTP 循环控制。Ras 突变常见于人类许多癌症中，突变后持续活化的生长信号导致细胞的恶性增生。同时，近年研究表明，Ras 的信号转导通路在气道黏液高分泌过程中也有重要作用。

1. Ras 癌基因

人类大多数细胞中都表达 *Ras* 基因，特别是在不成熟细胞和某些末期分化细胞（包括内分泌腺中的上皮细胞和中枢神经系统中的神经元）中有高水平表达。*Ras* 基因家族有三个成员，分别为 *H-ras*、*N-ras*、*K-ras*，其中 *K-ras* 的第四个外显子有 A、B 两种变异体。目前，已证明 *N-ras* 位于人类 1 号染色体短臂上（1p22-p32），而 *H-ras* 与 *K-ras* 分别位于 11 号染色体（11p15.1-p15.3）上和 12 号染色体（12p1.1-pter）上，除了 K-ras 第四个外显子有变异外，每个 Ras 基因编码 p21 的序列都平均分配在四个外显子上，而内含子的序列及大小相差很大。在大部分时间内，Ras 都维持静止状态，只有某些增生因素（如暴露于香烟、病毒等）的持续刺激可引发 Ras 的突变激活。

2. Ras 蛋白

在细胞增生分化信号从激活的跨膜受体传递到下游蛋白激酶的过程中，Ras 起重要作用。Ras 蛋白为膜结合型的 GTP/GDP 结合蛋白，分子量 21 kD，定位于细胞膜内侧。它由 188 或 189 个氨基酸组成，它的第一个结构域含有 85 个氨基酸残基的高度保守序列，接下来含有 80 个氨基酸残基的结构域中，p21Ras 结构有轻微不同，除了 K-Ras 末端 25 个氨基酸由于不同的外显子而分为 A 型和 B 型外，其余 Ras 家族成员最后四个氨基酸均为 Cysl86-A-A-X-COOH 序列。Ras 蛋白存在 4 种异构型：H-Ras、N-Ras、K-Ras4A 和 K-Ras4B，它们是 3 种基因的产物，而 K-Ras4A 和 K-Ras4B 是同一基因不同剪接的结果。Ras 蛋白在合成后，需要经过一系列的加工修饰，才可定位于细胞膜内侧。首先通过法尼基转移酶（farnesyl tansferase，FTase）在 Ras 的羧基端的 CAAx 四肢结构中的 Cys 残基上加上一个类异戊二烯基团法尼基，随后 AAX 残基从 C 端上断裂脱落，法尼基化 Cys 发生羧甲基化，最终 Ras 蛋白定位于细胞膜后才具有生物活性。

3. Ras 上游通路

Ras 能被复杂的网络激活。首先，被磷酸化激活的受体如 PDGFR、EGFR 直接结合 Grb2，这些受体也可以间接结合并使含有 SH2 结构域的蛋白质（例如 Shc、Syp）磷酸化后，再激活 Grb2。其次，Grb2 的 SH3 结构域与靶蛋白如 m50s1、m50s2、C3G 及发动蛋白（dynamin）结合。

C3G 与连接蛋白 Crk 的 SH3 结构域结合后偶联酪氨酸磷酸化而激活 Ras。Crk 也能结合 m50s1 激活 Ras。Grb2 与激活的受体结合促进 50s 蛋白定位在与 Ras 相邻的细胞膜上。这样，50s 与 Ras 形成复合体，GTP 取代 GDP 与 Ras 结合后，Ras 被激活，当 GTP 水解成 GDP 后 Ras 失活。Ras 具有内在 GTPase 活性，它的活性可被 RasGAPs 调节，因而 Ras-GAPs 扮演 Ras 活性调节剂的角色。

另外，Ras 失活也受到高度调节。目前，有三种蛋白质能水解 GTP 使 Ras 失活，它们分别是 P120GAP、neurofibromin 和 GAPlm，统称为 RasGAPs。P120GAP 拥有 SH2、SH3、PH 结构域，能增加 Ras 本身固有的 GTPase 的活性。Ras 结合 P120GAP 后，暴露了 SH2、SH3、PH 结构域，使 P120GAP 能结合并激活其他蛋白质，因而 P120GAP 也可作为 Ras 下游的效应物而发挥作用。而且 P120GAP 还可与 P190（Rho 的 GAP）形成复合体，该复合体具体功能尚不清楚，但它应该与调节 Ras、Rho 的活性有关。第二个 RasGAP 是 neurofibromin，它是由 *NF1* 基因编码的 2818 个氨基酸组成的蛋白质。Neurofibromin 与 Ras 的亲和力远大于 P120GAP 与 Ras 之间的亲和力，但它的 GTPase 活性很低。Neurofibromin 与 P120GAP 相似，也是 Ras 的效应物，与生长抑制信号有关。第三个 Ras 失活剂 GAPlm 含有一个 PH 结构域和一个磷脂酰肌醇 3,4,5-三磷酸特异结合位点，它的具体功能不清楚，有待进一步研究。

4. Ras 下游通路

（1）Ras/Raf 通路：Ras/Raf 通路是目前最明确的信号转导通路。当 GTP 取代 GDP 与 Ras 结合，Ras 被激活后，再激活丝/苏氨酸激酶级联放大效应，召集细胞浆内的 Raf-1 丝/苏氨酸激酶至细胞膜上，Raf 激酶磷酸化 MAPK 激酶（MAPKK，也称 MEK），MAPKK 激活 MAPK

（MAPK 也称 ERK）。MAPK 被激活后，转至细胞核内，直接激活转录因子（包括 NF-κB、AP2、SP1 等），促其磷酸化进而使它们被激活，与 *MUC* 基因上相应的反应元件（如 cAMP 反应元件，CRE）结合后，启动 *MUC* 基因转录，从而产生黏液高分泌现象。

（2）Rho/Rac 通路：除了 Ras/MAPK 通路外，Ras 转化作用需要 Rho/Rac 通路的共同作用。Rho 家族蛋白质调节肌动蛋白细胞骨架的形成，并与信号转导、基因表达、细胞周期进展和细胞增生有关。Rho 家族蛋白质是小 G-蛋白的 Ras 超家族成员，其氨基酸序列大约有 30% 与 Ras 蛋白相同，三个主要的 Rho 蛋白是 Cdc42、Rho、Rac。Cdc42 刺激 Rac，Rac 接下来刺激 Rho。然而，这个直线模型对于精确的信号转导通路来说过于简单，因为有证据显示交叉联系的存在，例如 Cdc42 不通过 Rac 亦能影响 Rho 的活性。下游靶点 Rho 激酶的激活，可导致肌动蛋白的重新构建和 P21 激活的丝/苏氨基酸激酶（PAK）所参与的应力纤维分解。最后 Rac 和 Cdc42 利用 MAPK 传递信号至核内，Rho 通过刺激 Src 和 fos 启动子达到转录调节的作用。

5.2.7　Src 蛋白与黏液高分泌

1910 年 Peybn Rous 在鸡中发现 Rous 肉瘤反转录病毒（rous sarcoma virus，RSV）具有致癌性。以后的实验又发现诱导细胞转化的是由 *RSV* 基因组中病毒癌基因 *v-src* 编码的蛋白。原癌基因 *c-src* 存在于细胞中，与 *v-src* 基因同源。*c-src* 基因是人或动物细胞中固有的正常基因，在调控细胞的生长、发育、分化和其他生物学功能方面具有重要的作用。另一方面，其蛋白产物在多种肿瘤细胞中高度活化和（或）过量表达，且由癌细胞分离出来的 *c-src* 基因具有较强的转化细胞能力。因此，v-src 蛋白和 c-src 蛋白受到广泛关注，并在结构、调控、胞内定位和功能等方面得到了不断的深入研究。

1. Src 蛋白的结构及调控

c-src 蛋白由 N 端豆蔻酰化序列（M）、单一序列（U）、SH2 域、SH3 域、激酶域、C 端调节域（R）6 部分组成，并通过 N 端豆蔻酰基锚定在质膜内侧；SH2 域由约 100 个氨基酸残基组成，专一性识别并结合含有磷酸酪氨酸的一段短肽；SH3 域由约 50 个氨基酸残基组成，通过脯氨酸及疏水氨基酸残基与靶蛋白结合；激酶域含正调节性自磷酸化位点 Y416；C 端调节域含负调节性磷酸化位点 Y527。SH2 域和激酶域在信号转导中扮演重要角色，而 SH3 域在细胞骨架的重组及 Src 蛋白的转运方面具有重要意义。c-src 蛋白和 v-src 蛋白的最大区别在于 v-src 蛋白不存在 C 端负调节区。

在正常细胞中，由于羧基末端 Src 激酶（carboxy terminal Src kinase，CSK）的存在，Y527 发生磷酸化，磷酸 Y527 和 SH2 域结合，使 c-src 蛋白头尾卷曲而处于抑制状态。但发生癌变或处于有丝分裂期的细胞，Y527 解磷酸化和 Y416 自身磷酸化，使得 c-src 蛋白处于开放构象而被激活。c-src 蛋白活性的调控方式主要有 2 种：①磷酸化与解磷酸化。CSK 及 ChK（CSK 同源性激酶）磷酸化 Y527，抑制 Src 蛋白激酶活性；酪氨酸蛋白磷酸酶（PTP 及 SHP 家族）解磷酸化 Y527，激活 Src 蛋白。②分子置换。Src 蛋白结合物竞争 SH2、SH3 域，解除 Src 蛋白的自我抑制。例如：血小板衍生生长因子受体（platelet-derived growth factor receptor，PDGFR）、黏着斑激酶（focal adhesion kinase，FAK）竞争 SH2 域，P130CAS 蛋白竞争 SH2 和 SH3 域。

2. Src 蛋白参与黏液高分泌通路

在生长因子及其他促黏液分泌信号诱导的信号通路中，Src 蛋白磷酸化 MAPK 的 Y925，使之能与 Grb2 的 SH2 域结合，通过 Grb2 偶联 Src 蛋白以及 Ras/MEK/MAPK 通路。此外，在 IL-3 诱导的黏液高分泌中，

Src 蛋白与 IL-3R 非共价地结合，充当其催化域，磷酸化 Src 接头蛋白，也可激活 Ras/MEK/MAPK 通路。

5.2.8 核受体与黏液高分泌

细胞内受体分布于胞浆或核内，本质上都是配体调控的转录因子，均在核内启动信号转导并影响基因转录，统称为核受体（nuclear receptor）。参与 *MUC5AC* 基因转录的主要有以下几类。

1. 糖皮质激素

糖皮质激素通过与配体活化的糖皮质激素受体（glucocorticoid receptor，GR）结合到 *MUC5AC* 基因启动子 5′端的糖皮质激素反应元件（glucocorticoid-responsive elements，GRE）来调节基因表达。在对原代大鼠气道上皮细胞的研究中，地塞米松呈剂量依赖性降低了 MUC5AC mRNA 水平，并通过增加 *MUC5AC* 的翻译及细胞内 *MUC5AC* 的稳定性而使 MUC5AC 蛋白含量不变。而在 A549 细胞中，地塞米松同时呈剂量依赖性降低了 MUC5AC mRNA 水平和 MUC5AC 蛋白分泌。用地塞米松干预 A549 细胞、NCI-H292 细胞及正常人支气管上皮细胞发现，上述三种上皮细胞内 MUC5AC mRNA 的表达丰度均降低了 50%～80%，表明了在人肺上皮细胞中 *MUC5AC* 基因阻遏有共同的机制。动力学分析显示，地塞米松介导的对 *MUC5AC* 基因表达的顺式阻遏是一个 GR 易位的迟发性反应。转染分析显示地塞米松从转录水平抑制了 *MUC5AC* 基因启动子，电泳迁移率分析显示 GR 结合到 *MUC5AC* 基因启动子的两个 GRE 顺式位点（核苷酸-930 到-912，-369 到-351），而并没有 NF-κB 顺式结合位点参与。地塞米松并不改变 *MUC5AC* 转录的 mRNA 稳定性，而是通过结合 GR 到 *MUC5AC* 启动子的一个或多个 GRE 顺式元件使人肺上皮细胞中的 *MUC5AC* 基因表达处于休眠状态。

2. 维 A 酸

维 A 酸通过维 A 酸受体（RAR）-α 诱导 *MUC2*、*MUC5AC*、*MUC5B* 基因表达，能被特异性 RARα 拮抗剂 Ro 41-5253 阻断。RARα 拮抗剂能有效阻断 IL-1β 所致的 *MUC2* 和 *MUC5AC* 基因表达，减少了细胞内 MUC5AC 蛋白。它也同样抑制了 TNF-α、LPS、NE 所致的 MUC2、MUC5AC mRNA 的表达。

3. 甲状腺激素

3，3′，5-三碘甲腺原氨酸（3，3′，5-tri-iodothyronine，T_3）能通过减少 RAR 而降低 *MUC5AC* 的转录活性，减少维 A 酸依赖的 MUC5AC 蛋白生成。在瞬时转染 MUC5AC-荧光素酶报告基因结构的正常人支气管上皮细胞中，发现 T_3 强烈抑制了 MUC5AC 荧光素酶活性，但并不影响 MUC5AC mRNA 稳定性，显示了 T_3 是从转录水平抑制了 *MUC5AC* 的表达。Western bot 显示 T_3 显著减少了维 A 酸受体数量而 T_3 受体蛋白并未受影响，证明 T_3 通过改变维 A 酸受体含量而调节 RA 依赖的 *MUC5AC* 基因转录。凝胶移动检测也显示，在 T_3 处理后的细胞中，RAR-RA 反应元件复合物减少。T_3 可能通过减少 RAR 水平而达到降低黏蛋白基因转录活性的目的。

4. 过氧化物酶增殖活化受体

过氧化物酶增殖活化受体（peroxisome proliferator activated receptor-gamma，PPAR）-γ 能抑制香烟提取物引起人气道上皮 NCI-H292 细胞黏蛋白的产生。PPAR-γ 属于配体活化的核受体超家族，参与多种抗炎反应，其机制可能是通过 PPAR-γ 激动剂上调 phosphatase and tensin homolog deleted on chromosome 10（PTEN）发挥作用。暴露于香烟提取物的细胞中 PTEN 的表达明显降低，同时伴有 EGFR 特异的酪氨酸磷酸化剂量依赖性增加致使 MUC5AC 蛋白产生。PPAR-γ 激动剂罗格列酮或磷酸肌醇-3 激酶（PI3K）的特异性抑制剂通过上调 PTEN 信号和下调 Akt 的表达而达到减少黏蛋白合成的目的。

5.2.9　与物理刺激因素关系密切的信号通路

1. 机械牵张

张力敏感性阳离子通道（如瞬时感受器电位离子通道家族成员 TRPV1、TRPV4）是张力激活型离子通道，属于机械门控性，又称机械敏感性离子通道，是一类感受细胞膜表面应力（拉伸力、压力、变形力或者舒张力）变化，实现胞外机械信号向胞内转导的通道。阳离子通道开放是细胞对机械刺激的最早反应之一。大量研究表明，机械通气时，过高的机械张力可以通过激活细胞膜上的张力敏感性阳离子通道，引起细胞外 Ca^{2+} 内流从而使细胞内 Ca^{2+} 浓度增加。实验中利用机械压力作用于大鼠气道上皮细胞，可诱导 *MUC5AC* 表达增加。对压力组给予非选择性张力敏感性阳离子通道阻滞剂钆和细胞膜 L-钙通道的特异性抑制剂硝苯地平预处理，MUC5AC mRNA 和 MUC5AC 蛋白表达均呈明显下调，表明张力敏感性阳离子通道确实参与了机械压力诱导的 MUC5AC 高分泌。目前认为该信号通路的基本框架为：张力敏感性阳离子通道—胞外 Ca^{2+} 内流/PKC 的激活-MARCKS 的 ED 位点激活—形成胞吐蛋白复合体—胞吐分泌动作。

2. 吸入冷空气

细胞膜上存在的瞬时型感受器电位蛋白 TRPM8 蛋白为一种冷激活的温度感觉通道，能被冷刺激和薄荷醇、桉叶脑等冷却剂激活。已明确在小于 25 ℃的条件下，人气道上皮细胞的 TRPM8 蛋白可被温度依赖性刺激激活，TRPM8 蛋白的激活可导致 IL-1α、IL-1β、IL-4、IL-6、IL-8、IL-13、GM-CSF 及 TNF-α 等多种细胞因子和趋化因子的产生。TRPM8 蛋白活性受到细胞膜电位的影响，其中 Ca^{2+} 内流引起的去极化是一种重要方式，同时 TRPM8 蛋白作为细胞内质网膜上重要的 Ca^{2+} 释放通道，冷刺激亦可激活 TRPM8 通道导致 Ca^{2+} 池释放，受颗粒膜上 Ca^{2+}-K^+ 交换作用的影响，产生钙离子外流，形成胞吐动作。TRPM8 蛋白还受多种因子调控，并与磷脂酰肌醇二磷酸（PIP2）的活性与数量有密切联系，TRPM8 蛋白介导钙离子内流、激活磷脂酶 C（PLC），PLC 降解 PIP2，使之分解为肌醇三磷酸（IP3）及二酰甘油（DG）。而 DG 作为蛋白激酶 C（PKC）的上游信号因子，可依次激活 PKC/MARCKS。MARCKS 主要分布于细胞膜的胞浆侧，与附于膜上的 PIP2 具有高亲和力，阻止 PIP2 与其他蛋白因子的结合，在细胞迁移、细胞内吞、胞吐等过程中起重要作用。冷刺激后引发的 TRPM8 蛋白活化，导致 MARCKS 的激活，参与黏液的胞吐分泌，而黏液的胞吐分泌增多是导致气道黏液阻塞的重要原因。因此，TRPM8 蛋白的"扳机点"样作用及促黏液分泌效应，可能使其成为防治慢性气道炎症疾病的新型靶蛋白。

3. 气道内渗透压

高渗透压一方面通过 PKC-MARCKS 复合物启动胞吐分泌的细胞行为；另一方面也通过 PKCµ 信号转导通路激活 *HSP70-2* 的表达，进一步促进 MUC5AC 的高分泌。

在对高渗条件促进正常人气道上皮细胞 MUC5AC 高分泌的研究中发现，人 *HSP70* 基因包括 *HSP70-1* 和 *HSP70-2*（基因名为 HSPA2）两个同源异构体，其中高渗刺激主要诱导 *HSP70-2* 表达，而膜结合蛋白豆蔻酰化富丙氨酸 C 激酶底物蛋白（myristoylated alanine-rich C kinase substrate，MARCKS）作为 PKC 特异性的底物，在调节人气道上皮细胞黏液分泌过程中起重要作用。磷酸化后的 MARCKS 通过 HSP70-2 直接结合到黏蛋白颗粒膜表面与颗粒膜相关半胱氨酸串联蛋白（cysteine string protein，CSP）上，该复合物即 MARCKS-HSP70-CSP 和细胞骨架蛋白肌凝蛋白Ⅴ/肌动蛋白相互作用，在靠近细胞质膜时，黏液分泌颗粒靠近细胞膜并与之融合，最后把 MUC 释放入气道，引起 MUC 的高分泌。将 PKC 各亚型的抑制剂作为干预因素发现高渗主要是通过 PKCμ 而不是 PKCα/β/δ 来启动并进一步提高 MUC5AC 的分泌量和 *HSP70-2* 的转录和蛋白水平来参与黏液高分泌过程的；但使用 PKCμ 抑制剂并不能完全抑制 MUC5AC 的分泌，提示高渗诱导黏液分泌还存在其他信号通路参与。

由于气道上皮细胞黏液分颗粒复合物必需 HSP70 参与黏液出胞，继而通过上述途径促进气道 MUC5AC 的高分泌，但 PKC 与 HSP70-2 尚需一个中介环节。目前认为哺乳动物细胞内唯一已知的渗透压相关转录因子即为转录因子 Rel 家族的渗透压反应增强子结合蛋白（osmotic response element binding protein，OREBP），它在 PKC 启动 *HSP70-2* 的转录中起重要作用。在高渗应激条件下，OREBP 可与 *HSP70* 基因启动子上游的渗透压反应增强子（osmotic response element，ORE）位点结合，并激活 *HSP70* 的转录，这些位点就是转录因子结合位点，也系顺式调控元件。进一步结合生物信息学和实验室数据分析结果，将一系列截断和突变的 *HSP70-2* 基因启动子荧光素酶报告基因质粒与 OREBP siRNA 共转染到 HBE16 细胞，结果显示含有 ORE 位点的启动子荧光素酶报告基因质粒转染到细胞后，对高渗刺激有反应。相反，启动子不含 ORE 位点的，不被高渗所启动。-353 至-66 位之间存在高渗激活 *HSP70-2* 启动子的主要 ORE 位点。启动子序列分析发现-1975 和-93 位区域存在两个 ORE 序列，分别命名为 ORE1 和 ORE2。ORE2 突变能导致 HSP70-2 对高渗的反应显著下降，同时培养上清液的 MUC5AC 蛋白含量显著减少。而突变 ORE1 仍能引起高渗对 HSP70-2 的高反应。因此证实

OREBP 是通过与 *HSP70-2* 基因启动子上游-93 位的 ORE2 位点结合后激活 *HSP70-2* 基因的转录，继而促进 MUC5AC 分泌增加。尽管有关 OREBP 和 HSP70-2 参与气道黏液高分泌的具体分子机制仍有待进一步探索，但可以肯定的是通过改善气道局部理化性质如渗透浓度来调节气道黏液高分泌状态将为临床治疗提供新参考。

5.2.10 与黏蛋白分泌出胞行为相关的信号通路

MUC 作为黏液的主要有形成分，以 MUC5AC 为主，合成的 MUC 主要通过胞吐作用从杯状细胞及腺体中分泌进入气管腔。1982 年有学者首次提出将蛋白激酶 C（protein kinase C，PKC）特异性的底物命名为豆蔻酰化富丙氨酸 C 激酶底物蛋白（myristoylated alanine-rich C kinase substrate，MARCKS），其磷酸化过程可被钙调蛋白抑制。体内和体外实验均证实，MARCKS 是调控人气道上皮细胞黏液分泌过程中的关键分子，是一种膜结合蛋白。PKC 或其他激酶、细胞内钙离子浓度（$[Ca^{2+}]i$）、钙调蛋白（calmodulin，CaM）、纤维型—肌动蛋白（fibrous actin，F-actin）、磷脂酰肌醇 4,5 二磷酸（phosphatidylinositol 4,5-bisphosphate，PIP2）、热休克蛋白（heat shock protein，HSP）70 等可通过 MARCKS 的桥梁作用，介导人气道上皮细胞 MUC 颗粒胞内运动和出胞释放，对这些分子的研究意味着调节气道黏液高分泌是潜在的治疗目标。

1. MARCKS 蛋白的结构和特性

MARCKS 蛋白家族有两个已知成员：①MARCKS，是分布较广 32 kD 的表达蛋白；② MARCKS 相关蛋白（MARCKS-related protein，MRP），也认为是 Mac-MARCKS、F52 或 MLP，是 20 kD 的蛋白。结构上一致认为 MARCKS 蛋白是"天然展开的"，电子显微镜显示其呈杆状结构，分子形态细长，α 螺旋多，β 折叠很少。已发现 MARCKS 蛋白上有三个高度保守区域。①氨基末端肉豆蔻酰结构域：是 N 末端表达肉豆蔻酰的共有序列，附着肉豆蔻酸共同翻译的脂质修饰，为 C_{14} 饱和脂肪酸，通过酰胺键连接到 N 末端甘氨酸残基上。②未知功能的 MH_2 结构域：有独立阳离子6-磷酸甘露糖受体，类似细胞质多聚腺苷酸残基序列，也是唯一的内含子剪切位点。③效应结构域（effective domain，ED）：C_{25} 氨基酸，被认为是 MARCKS 蛋白的中心功能区，有 13 个带正电荷的碱性赖氨酸和精氨酸残基、5 个活性芳香苯丙氨酸残基和包括 PKC 磷酸化位点（phosphorylation site domain，PSD）的 4 个丝氨酸残基。ED 原子模型显示其 N 和 C 末端带强烈正电荷，其中间的 PSD 除包括所有的丝氨酸残基外，还包括与 F-actin 和 $[Ca^{2+}]i/CaM$ 的连接位点，有研究认为 ED 与 PIP2 也有高亲和力。ED 是高碱性的，和其余高酸性的蛋白相比，MARCKS 能连接到细胞膜上是因为这些碱性残基与细胞膜上的酸性脂质产生静电吸引力，ED 可与带负电荷的细胞膜脂质双分子层相互吸引；同时肉豆蔻酰链疏水端插入细胞膜疏水层中，MARCKS 主要通过这两种方式（肉豆蔻酰链连接和静电吸引力）锚定于细胞膜胞浆侧，但是仅靠这两种膜结合方式的相互配合还不能产生有效的膜连接。另外，ED 上的芳香苯丙氨酸为疏水性，为进入膜上脂质近端区域提供足够的能量。在这三个力的相互作用下（远距离的静电吸引力、近距离的疏水吸引力和去溶剂化排斥力）决定了 ED 以芳香苯丙氨酸插入膜上碳氢化合物核，主干位于膜/液交界面，带正电荷的赖氨酸基团向液相里延伸以减少静电吸引力。

2. MARCKS 蛋白的活化

在多种细胞中发现 MARCKS 在 PKC 的作用下，消耗三磷酸腺苷（adenosine triphosphate，ATP），发生磷酸化反应，参与跨膜信息传递及细胞功能调节的过程。分子动力学模拟显示磷酸化的 MARCKS ED 为一种更加弯曲、紧致的结构，可能的解释是 ED 中间的磷酸丝氨酸残基的负电荷吸引 ED 两端的碱性残基的正电荷，这一结果与电子显微镜成像显示 MARCKS 在磷酸化后的紧致结构一致。ED 在细胞受到分泌相关信号刺激后，PKC 以负电荷磷酸盐黏附到丝氨酸残基上，MARCKS 蛋白 ED 中的丝氨酸残基磷酸化，磷酸化作用去除了 MARCKS 的膜连接，因为通过中和磷酸丝氨酸残基碱基序列的正电荷消除了 ED 连接到膜上的静电吸引力，仅靠 ED 上肉豆蔻酰链并不足以把蛋白锚接在细胞膜上，MARCKS 遂从细胞膜胞浆侧脱落并转位至胞浆。运用 MARCKS-绿色荧光蛋白（green fluorescent protein，GFP）融合蛋白在活细胞内的研究显示，质膜连接的 MARCKS 是被膜上连接的 PKC 激活而磷酸化。如果磷酸丝氨酸残基随后被蛋白磷酸酶 2A 或是钙依赖磷酸酶去磷酸化，MARCKS 又返回细胞膜上。

3. MARCKS 蛋白介导 MUC 颗粒胞吐作用的细胞内信号转导途径

（1）MARCKS 蛋白与气道黏液的分泌：在体内、体外气道上皮细胞的研究中发现，黏液分泌过程包括黏液生成（信号转导导致黏液的合成和黏液在分泌颗粒中储存）和分泌的连续激动过程。MUC 在杯状细胞及黏液分泌细胞中的粗面内质网合成后，进入高尔基复合体进行糖基化，形成 O-连接的寡糖链，在细胞内浓缩后包被细胞内膜形成分泌颗粒（secretory granules，SGs）贮存于胞浆中。各种促分泌素快速诱导黏液的分泌，例如肾上腺素能或胆碱能或嘌呤类激动剂、炎症细胞分泌产物、各种病原体、细菌产物、细胞因子、蛋白酶、炎症介质或花生四烯酸代谢物质。感染、刺激物和过敏刺激协调了黏液合成的增加，同时也导致了黏液高分泌的细胞内信号通路的激活。

MARCKS 介导黏液分泌调控机制：MARCKS 磷酸化，从胞膜移位到胞浆，被去磷酸化后，稳定了 MARCKS 对 MUC 颗粒膜的黏附。MARCKS 与 F-actin 和肌凝蛋白结合，并与包被 MUC 颗粒的细胞内脂质双分子层膜相作用，通过 MARCKS 将 MUC 颗粒与具有收缩性的细胞骨架蛋白连接起来，F-actin 收缩将 MUC 颗粒移向细胞周边，通过胞吐蛋白，即可溶性 N-乙基马来酰亚胺敏感因子黏附蛋白受体（soluble N-ethyl-maleimide-sensitive factor attachment protein receptor，SNAREs）复合体的形成，介导分泌囊泡膜与细胞质膜的融合，并释放胞内 MUC 颗粒向外周移动并出胞。

真核细胞分泌的调节有赖于 SGs 移动到细胞膜的表面，脂质双分子层和质膜一起包绕 SGs 的融合，需要多种交通蛋白介导 SGs 移动和内含物释放的协同动作。分泌的早期阶段，GTP 酶 Rab27 定位于 SG 膜表面并通过锚定蛋白锚定于肌凝蛋白 V，因此允许颗粒通过微管迁移至皮层肌动蛋白网络。在促分泌素的刺激下，MARCKS 暂时定位于分泌颗粒的表面。迁移之后，通过蛋白和蛋白之间的相互作用，SGs 被拴住并系在质膜上。鼠和人有 4 个 Rab3 亚型，其中 3 个在气道分泌细胞中表达。囊泡传递介导了 SGs 与质膜的对接与融合的最后一步，既往研究的重点是分析鼠神经元亚型缺失的效应。这一过程的中心环节是 SNAREs，分为在分泌小泡上表达的囊泡（vesicles，v）-SNAREs，如 VAMP；靶向膜的（target，t）-SNAREs，如突触融合蛋白和 SNAP-25。v-SNAREs 和 t-SNAREs 包括一个 α 螺旋区域，可以相互作用形成一个含 4 个双螺旋束紧密联系的螺旋体（轴心复合体），把相对应的膜连接起来，与钙结合蛋白突触的连接，可促进膜融合。另外，膜融合中重要的辅助蛋白是 Munc18 和 Munc13。Munc18 蛋白可通过开放突触融合蛋白的结构并允许该蛋白和其他 SNARE 蛋白的相互作用以促进轴心复合体的形成。Munc13 在 Munc18 旁栓在突触融合蛋白上使 Munc18-突触融合蛋白复合体分离。突触融合蛋白与 Munc18 和 Munc13 的相互作用组成了一个特别重要的级联关系，因为任何一个神经元亚型的缺失将导致在果蝇和鼠内的神经传递完全失效。

（2）气道黏液分泌过程中 MARCKS 与蛋白激酶的关系：已知 PKC 是 G 蛋白偶联受体信号通路的重要介质，占据细胞内信号转导的中心部位。与结构蛋白胞吐作用不同的是，调节性分泌由细胞内信号触发，包括 SGs 移动到细胞内表面、对接、SGs 脂质双分子层与细胞膜的融合。这些过程需要细胞内信号途径与周围蛋白的协调一致，有证据显示胞吐过程中蛋白质亲和力大小由磷酸化调节。Evans 等使用重组蛋白质体外磷酸化来证明蛋白相关颗粒是由 cAMP 依赖性激酶（cAMP-dependent protein kinase，PKA）或 PKC 磷酸化的。

人中性粒细胞弹性蛋白酶（human neutrophil elastase protein，HNE）诱导的黏液分泌与 HNE 的酶活性相关，HNE 诱导黏液高分泌相关的信号分子包括 PKC，特别是 δ 异构体和 MARCKS。Park 等认为人气道上皮细胞中 PKC δ 通过磷酸化 MARCKS 调节了 MUC 的分泌过程。Abdullah 等发现在鼠杯状细胞中，PKC δ 异构体在嘌呤碱促动剂（ATP γ S）和 PMA 致 MUC 分泌途径中起作用。若转染缺乏 PKC 诱导的磷酸化位点的 *MRACKS* 突变基因进入细胞，可导致气道上皮细胞对 PMA 刺激的 MUC 分泌减少。

目前的研究发现控制分泌过程的细胞内机制通过两个独立的蛋白激酶，即 PKC 和 cGMP 依赖蛋白激酶的配合。激活的 PKC 磷酸化 MARCKS，MARCKS 从质膜转位到胞浆，而通过 NO 激活的 PKG → GC-S → cGMP → PKG 通路，反过来激活细胞质内被 cGMP 依赖的蛋白激酶激活的蛋白磷脂酶 2A（phospholipase protein 2A，PP2A），使 MARCKS 去磷酸化。

（3）气道黏液分泌中 MARCKS 与细胞内钙离子浓度（$[Ca^{2+}]i$）、CaM：MUC 是高度糖基化的大分子，包括一个肽链和许多寡糖侧链。

MUC5AC 被认为是杯状细胞化生的标志。以 MUC5AC 为例，肽链骨架有四个串联重复（tandem repeat，TR）结构，被富含半胱氨酸的结构域分开；每个 TR 包含着脯氨酸、丝氨酸和（或）苏氨酸及 O-糖基化位点。储存在颗粒中的大 MUC 分子在包装时需要集聚，这一过程对 MUC 的聚阴离子特性来说较困难。在颗粒中高浓度的钙离子功能可以使 MUC 分子间的排斥作用减弱，促进分泌过程：①颗粒的外表面与胞膜的内面融合；②通过胞内钙外流和胞外水内流形成一个通道；③钙离子的丢失又恢复静电排斥，加速扩展了 MUC 大分子，后者同时被流入的水所水合，容量进一步增大并释放。

CaM 是钙离子信号通路的原型介质，参与基因表达、细胞生长、细胞周期进展和肌肉收缩。PKC、MARCKS-ED 也是靶向 Ca^{2+}/CaM。被细胞内钙离子浓度升高激活后，钙结合态的 CaM 以最初的结合力连接到 MARCKS 上，并且在体内和体外都能把 MARCKS 从膜上拉下来。这启动了另一个可逆的 MARCKS 的膜连接循环，因为一旦细胞内的钙离子浓度返回到正常水平，钙调蛋白将释放 MARCKS。在平滑肌细胞中发现 MARCKS 是重要的 PKC 依赖的靶向 CaM 调节子。MARCKS 蛋白上 ED 效应结构域被 PKC 磷酸化，连接到钙调蛋白上有利于膜的连接。

（4）MARCKS 介导的信号转导交互作用：MARCKS 通过豆蔻酰化 N-末端序列锚定于细胞膜胞浆侧，ED 通过 PKC 的磷酸化、去磷酸化或通过暂时升高细胞内（Ca^{2+}）i 引起 CaM 的激活后，遂从细胞膜胞浆侧可逆性地脱落并转位到胞浆。不过，MARCKS 的磷酸化也可导致其转位到细胞内的膜上（比如纤维细胞内的溶酶体），而有关这类蛋白之间的相互作用仍不是很清楚。PKC、CaM 与 MARCKS 之间的相互作用是相反的：MARCKS 被 PKC 磷酸化后与 CaM 的亲和力显著降低。同样，CaM 连接到 MARCKS 上所造成的空间构象阻碍了 PKC 靠近 MARCKS 和其磷酸化过程。如果，CaM 和 PKC 同时被激活，它们将竞争 MARCKS 这个共同的底物。因此，MARCKS 是调节 PKC 和 CaM 信号转导通路的交联部位。生化和细胞生物学的实验研究证据尚不充分，但是在体内实验中得到了证实。原生动物草履虫向前游动的启动需要 CaM，注射 MARCKS-ED 肽链可以抑制这一启动，而用佛波酯激活的 PKC 可以逆转这一抑制，提示活体内在 CaM 和 MARCKS-ED 之间的复杂联系可被 PKC 诱导的 ED 磷酸化打断。PKC 和 CaM 通过 MARCKS 之间的相互作用有好几个可能的解释。比如 PKC 先被激活，MARCKS 随后被磷酸化，这样从 CaM 连接蛋白的电荷池中离开。结果，CaM 的激活将导致 CaM 底物的强烈激活，如重要的信号分子 NO 合酶、肌凝蛋白轻链激酶（myosin light chain kinase，MLCK）、CaM 激酶 II 和钙依赖磷酸酶，因为磷酸化的 MARCKS 不能与 CaM 竞争。相反，如果 CaM 先被激活，与 MARCKS 形成复合物，随后 PKC 的激活将导致比 MARCKS 更加复杂的 PKC 底物的磷酸化。

　　MARCKS 在巨噬细胞和中性粒细胞激活中被磷酸化，MARCKS 也是钙调蛋白的连接蛋白，通过钙调蛋白的连接抑制 PKC 蛋白的磷酸化：①巨噬细胞内 MARCKS 位于细胞的黏附位点，在这里肌动蛋白中间丝插入细胞膜，通过 PKC 的激活释放到胞液中；②通过中性粒细胞的趋化性，MARCKS 经历从膜上释放和重新黏附的循环；③体内实验证实 MARCKS 是 F-actin 交联的蛋白，F-actin 的活性被 PKC 介导的磷酸化所抑制，并连接到钙调蛋白上。MARCKS 因此在肌动蛋白和质膜间形成一个搭桥。调控质膜和肌动蛋白连接的 MARCKS 的特点表明了 PKC 和钙调蛋白信号转导通路在控制肌动蛋白细胞骨架的相互作用。

　　MARCKS 参与了不同信号之间的交互作用和可逆性的膜结合机制，交互作用的结构基础，受肌动蛋白细胞骨架的调节和脂质第二信使的控制。MARCKS 被看作是通过 PIP2 调节肌动蛋白细胞骨架的重要蛋白，因为 ED 增强了体内肌动蛋白的聚合，并考虑肌动蛋白是否为 MARCKS 的下游通路。MARCKS 调节肌动蛋白细胞骨架有两种可能机制：①非磷酸化的肉豆蔻酰 MARCKS 直接连接到肌动蛋白上，于质膜上交互作用。PKC 致 ED 的磷酸化或是 CaM 的激活将导致 MARCKS 的修饰和转位，MARCKS 和肌动蛋白遂从膜上释放；②PKC 可促进整合蛋白 α_3 胞浆域丝氨酸残基的磷酸化，MARCKS 连接到质膜上一些区域，在细胞微丝形成应力纤维结构后与微丝分离并释放 PIP2，MARCKS 在静止细胞中隔离 PIP2，有利于微丝细胞骨架的局部调节。ED 的磷酸化或是 CaM 的激活将导致 MARCKS 从质膜上释放，便于 PIP2 与其他蛋白相互作用，如肌动蛋白连接蛋白连接到 PIP2 上。在这种模式中，MARCKS 并没有和肌动蛋白发生直接连接，也有学者认为 MARCKS 磷酸化位点的肌动蛋白调节不在 ED 上，而是在 MARCKS 的 N 末端序列。

目前关于 MARCKS 膜连接的机制，除了其磷酸化和去磷酸化的作用外，有认为转录后的修饰也可能影响蛋白功能。可能存在豆蔻酰/去豆蔻酰化的循环，与 N 末端分离导致不可逆的去豆蔻酰化相似。有研究提出在靠近 ED 或是 ED 内存在一定量的蛋白水解酶的可能。如肉豆蔻酰辅酶（coenzyme，Co）A（也叫 N 肉豆蔻酰转移酶），为 N 肉豆蔻酰转移酶蛋白识别肉豆蔻酰的共有序列（$H_2NGXXXS$），并催化肉豆蔻酰到 N 末端甘氨酸残基共同转位的黏附，C_{14} 饱和脂肪酸链插入磷脂膜的疏水端的中心，并促成外周膜上蛋白的连接。肉豆蔻酰链可以供能，其有效电离常数相当于 10^{-4} M。N 肉豆蔻酰在化学上是稳定的，一般认为在肉豆蔻酰 CoA 催化下是不可逆的协同转位。但是，在细胞提取物的胞液中发现大量的非肉豆蔻酰的 MARCKS，提示肉豆蔻酰的联合转位并不完全，或是发生了翻译后的去肉豆蔻酰化。

目前认为 MARCKS 磷酸化后和 HSP70 结合成复合物，然后 MARCKS-HSP70 复合物直接结合到黏蛋白颗粒膜表面与颗粒膜相关半胱氨酸串联蛋白（cysteine string protein，CSP）相互作用，MARCKS-HSP70-CSP 颗粒转位到细胞外，期间有可能会和细胞骨架蛋白、肌凝蛋白 V 和肌动蛋白相互作用。要靠近质膜时，颗粒靠近细胞膜并与之融合，最后把 MUC 释放入气道。

5.2.11 与气道黏液分泌相关的其他调控机制

此外，尚存在与气道黏液分泌相关的其他调控机制，如长链非编码 RNA（lncRNA）、mRNA 稳定性、RNA 结合蛋白、微小核糖核酸（microRNA，miRNA）、外泌体、自噬、细胞焦亡、蛋白质折叠与翻译后修饰等。

1. 长链非编码 RNA

长链非编码 RNA（lncRNA）是一组长度大于 200 个核苷酸、无蛋白质编码功能的 RNA，属于调节性非编码 RNA。lncRNA 参与调节多种细胞的生理过程，包括染色质结构改变、转录与转录后处理以及胞内转运等。目前 lncRNA 与人类疾病的关系还不十分明了，其相关研究主要集中在肿瘤发生发展中的作用方面，近年来发现其在气道疾病中也发挥着重要作用。

在小鼠模型研究中进行了微阵列分析，以鉴定香烟烟雾诱导的 lncRNA 和 mRNA，与对照组相比，在香烟烟雾中暴露的动物差异表达了 108 个 lncRNA 和 119 个 mRNA。通过进行编码—非编码基因共表达网络分析，该小组确定了 lncRNA AK076311 和 uc007coi. 2 与 CCR10（趋化因子受体 10）呈负相关，lncRNA ENSMUST00000181247 与 CD177 呈正相关，而 CCR10 和 CD177 是评估肺部疾病常用的炎症相关生物标志物。在哮喘研究方面，通过对重症哮喘患者外周血中 CD4$^+$T 细胞和

CD8$^+$T 细胞转录研究发现，CD4$^+$T 细胞和 CD8$^+$T 细胞内多个 lncRNA 表达显著异常，提示 lncRNA 可能参与重症哮喘发病。另外，通过 lncRNA 芯片检测肺囊性纤维化患者的气道上皮 lncRNA 表达谱的研究也发现，在肺囊性纤维化患者中有 1063 个 lncRNA 表达存在统计学差异，且这些 lncRNA 的调控异常可能与肺部的慢性感染和炎症相关。

呼吸系统疾病 lncRNA 与黏液高分泌的关系目前主要集中在哮喘的发病机制。在小鼠中过表达 miR-181b 后，其有增强高迁移率组框 1（HMGB1）mRNA 表达及激活肺组织 NF-κB 信号通路的作用，从而引起小鼠气道组织的呼吸阻力、炎症浸润、黏液产生、上皮—间充质转化（epithelial-mesenchymal transition，EMT）和纤维化减少。在哮喘小鼠模型中，lncRNA TUG1 的上调阻断了 miR-181b 的保护功能，从而促进了哮喘小鼠气道黏液高分泌及气道重塑。类似还有研究显示下调 lncRNA-AK149641 后，NF-κB 活性降低，可减轻卵清蛋白（ovalbumin，OVA）诱导的哮喘小鼠模型的气道炎症反应和黏液分泌，机制可能与 NF-κB 信号通路的调节有关。

有研究发现了一个位于 ICAM-1 或 LASI 反义链上的新 lncRNA，该 lncRNA 与黏蛋白 MUC5AC 及其转录调控因子 SPDEF 一起在 LPS 启动的人类气道上皮细胞（HAECs）中诱导产生。在体外培养的哮喘 HAECs 中，LPS 激发的 LASI、MUC5AC 和 SPDEF 转录物的表达更高，且 LPS 处理后进一步增强。阻断 LASI 的表达下调了 LPS 或 il -13 诱导的上皮炎症因子和 MUC5AC 的表达，这表明新的 lncRNA LASI 可能在 LPS 诱导的气道上皮反应中发挥关键作用，而这些反应在过敏性哮喘中是失调的。

2. mRNA 稳定性

mRNA 易被外界环境，包括物理的、化学的和酶的因素所破坏，与其他种类 RNA 相比，半衰期较短，一般为数分钟。调控 mRNA 的稳定性是控制基因表达的重要过程。许多临床相关的蛋白，包括细胞因子、生长因子、ECM 蛋白和炎症酶，都有不稳定的 mRNA 转录本。这确保了这些蛋白质维持在低水平，一旦它们短暂但关键的作用终止，就可以迅速诱导和降解。

NE 是一种丝氨酸蛋白酶，可以导致黏蛋白的产生和分泌增加。用 NE 刺激在气液界面培养物中表达 MUC5AC mRNA 和蛋白的人肺癌细胞系 A549 和正常人支气管上皮细胞，发现 NE 在两个细胞培养系统中均以时间依赖性方式增加 MUC5AC mRNA 水平。NE 处理也增加了 A549 细胞中的 MUC5AC 蛋白水平。已确定弹性蛋白酶在 A549 细胞中可以调节 *MUC5AC* 基因。诱导 *MUC5AC* 基因表达需要丝氨酸蛋白酶活性。其他类别的蛋白酶对 *MUC5AC* 基因表达没有影响。NE 通过增强 mRNA 稳定性来增加 MUC5AC mRNA 水平。进一步的机制研究发现 NE 以剂量依赖的方式诱导了 H_2O_2 产生 MUC5AC，随后上调 *MUC5AC* 基因和蛋白质表达。用 ROS 清除剂 DMTU 将细胞预孵育 30 分钟可能会抑制这种上调。因此，认为 ROS 可能参与了 HIBEpiC 中 NE 诱导的 MUC5AC 表达。

上皮黏膜通常反复暴露于氧化剂和外源性物质，而 CFTR 在谷胱甘肽跨上皮通量和保护性黏液的水化和黏弹性方面起作用。实验表明，氧化应激对 *CFTR* 基因的转录没有影响，但氧化应激细胞中的 mRNA 稳定性显著降低。此外，叔丁基对苯二酚在 Calu-3 细胞中增加了 γ-谷氨酰半胱氨酸合成酶 mRNA，同时减少了 CFTR mRNA，并且牛磺酸氯胺在 T84 细胞中诱导了类似的作用。所以抑制 CFTR 表达可导致黏膜上皮对外源性氧化应激的适应性反应。

3. RNA 结合蛋白

RNA 结合蛋白（RNA binding protein，RBP）是细胞中一类可以识

别特殊的 RNA 结合域与 RNA 相互作用，并参与 RNA 剪切、转运、序列编辑、胞内定位及翻译控制等多种转录后的调控过程。

急性或慢性冷暴露加剧了慢性炎症性气道疾病，例如 COPD 和哮喘。冷诱导 RNA 结合蛋白（cold inducible RNA-binding protein，CIRP）是一种冷休克蛋白，由多种环境应激因素（如体温过低和缺氧）诱导。研究显示与健康受试者相比，COPD 患者和慢性气道炎症大鼠的 CIRP 基因和蛋白质水平显著增加。同样，吸入烟后大鼠中的炎症细胞因子的产生和 MUC5AC 分泌也被上调。在细胞质中通过 CIRP 和介体 mRNA 3′-UTR 之间的特异性相互作用，增加了促炎细胞因子 mRNA 的稳定性。这些相互作用增加了 mRNA 的翻译，从而导致 MUC5AC 的过度分泌。相反，CIRP 基因的沉默和甲基转移酶抑制剂（腺苷二醛）促进细胞因子 mRNA 降解并抑制炎症反应和黏液高分泌。这些发现表明，低温可以通过 CIRP 介导的 mRNA 稳定性和蛋白质翻译增加而引起气道炎症反应和过多的黏液产生。

支气管上皮细胞产生黏液过多是 COPD 患者的重要特征，冷空气刺激已被证明与这些疾病的严重程度有关。冷空气刺激在 WT 小鼠中诱导了黏蛋白表达，而在 CIRP −／− 小鼠中却没有。在体外，冷空气应激显著提高了人支气管上皮细胞中黏蛋白的转录和蛋白质表达水平。CIRP、TLR4 和磷酸化的 NF-κBp65 因响应冷应激而显著增加，而 CIRP siRNA、TLR4 中和抗体和 NF-κB 抑制剂减弱了冷应激诱导的上皮细胞黏蛋白表达。因此，细胞外 CIRP 有助于支气管上皮细胞的激活。另有肺部冷应激模型显示，CIRP 通过激活 TLR4/NF-κB 通路增加炎症反应和组织损伤；应激颗粒增加 MUC5AC mRNA 稳定性，从而使黏液分泌增多。

4. miRNA

miRNA 是一类长约 22 个核苷酸序列的非编码的单链 RNA，在各物种间具有高度的进化保守性、基因表达时序性和组织特异性，它们通过互补靶位调控 mRNA。miRNA 参与生物的多种生理活动调节，主要功能是在转录后水平调控与机体生长、发育、疾病发生相关基因的表达水平。

miRNA 功能的失调影响多种生物过程，也涉及一些人类孟德尔病和复杂疾病的病因学。最近，在囊性纤维化中观察到异常 miRNA 表达，这是一种常染色体隐性遗传疾病，由 *CFTR* 基因突变引起，但并不总是发现基因型与表型的相关性。为了确定 miRNA 在 CFTR 转录后调控中的作用，研究在 CFTR 3′-UTR 中寻找 miR-应答元件。在硅分析中，使用不同的在线计算程序，确定了一些假定的 miRNAs。在荧光素酶检测中，miR-101 和 miR-494 合成模拟物均显著抑制了包含 CFTR 的 3′-UTR 的报告基因的表达。有趣的是，miR-101/miR-494 组合能够显著抑制约 80% 的 CFTR 活性（$P < 0.001$），表明 miRNA 是 *CFTR* 基因表达的负调控因子。

卵清蛋白诱发的哮喘小鼠模型中，miR-145 可通过负向调控 EGFR，继而下调 *MUC5AC*，实验小鼠炎症细胞减少，气道建模减少，杯状细胞增生和黏液阻塞减轻，从而缓解气道重塑。有研究发现，miR-33a 在哮喘患儿的基因表达谱中存在低表达，鼻滴 miR-33a 模拟物后，小鼠 BALF 中嗜酸性粒细胞数目显著减少，炎症因子 IL-13、TNF-α 表达显著下调，提示增加 miR-33a 的表达可能有助于改善哮喘气道炎症。

5. 外泌体

外泌体（exosomes）是一种囊性小泡，其本质是脂质双分子层，它是细胞通过主动分泌作用产生并排出胞外的。外泌体包裹各类蛋白质、DNA、mRNA、miRNA 及 lncRNA，在细胞间的信息交流以及物质传递方面均发挥着极其重要的作用，参与机体各种生理、病理过程。

在 COPD 中，支气管上皮细胞、巨噬细胞和中性粒细胞等多种细胞均可通过分泌外泌体参与 COPD 气道重构与气肿的发生和发展。同时在哮喘研究中，嗜酸性粒细胞、中性粒细胞源、肥大细胞源、成纤维细胞和上皮细胞源、骨髓间充质干细胞源等不同细胞来源的外泌体及外泌体 miRNA 作为细胞间通讯新工具发挥着关键作用，但其在哮喘中的发病机制尚未完全阐明。外泌体表面黏蛋白的数量和类型也表明 CF 患者存在黏液阻塞。

有研究针对两种培养的人气道细胞，即原代气管支气管细胞和培养的 AEC 系（Calu-3）分泌的 Evs。外泌体载体在气道支气管上皮细胞之间的转移显著改变了气道分泌物的定性和定量特征，包括黏蛋白高分泌，以及靶细胞内外泌体的 miRNA 载体（包括 miR-34a/b/c、miR-449b/c 和 miR-223），提示上皮来源的外泌体通过诱导黏液蛋白高分泌在气道稳态和气道上皮重塑中发挥作用。另一种外泌体——间充质基质细胞—小细胞外囊泡（MSC-sEV），能够通过 miR-146a-5p 抑制 2 型固有淋巴细胞（ILC2s）主导的过敏性气道炎症，减少肺黏液生成，这表明 MSC-sEV 可能是一种新的治疗过敏性疾病的无细胞策略。存在于气管支气管黏液中的外泌体，通过在黏液表面呈现 α-2，6-连接的唾液酸来促进其抗菌功能，已知该唾液酸可以结合和中和人类流感病毒颗粒，最终参与了气道生物学的多种生理过程。

6. 自噬

自噬（Autophagy）一词源自希腊语"自食"，是指细胞内所经历的一种高度保守的分解代谢过程，涉及蛋白质聚集体、受损的细胞器（如线粒体）以及各种病原体等细胞成分在自噬溶酶体中的降解。

在两个独立的哮喘患者人群研究中发现，*ATG5* 基因的内含子 SNP——剪接体 rs12212740 与低 FEV_1 相关；此外，与健康对照相比，中重度患者的支气管组织活检成纤维细胞和上皮细胞中更易检测到双层膜的自噬泡。ATG5 的基因表达和气道 V 型胶原纤维的含量呈负相关，这提示自噬紊乱可能参与了难治性哮喘患者气道上皮下纤维化的过程。而黏蛋白的过度分泌和过度的细胞炎症反应是哮喘主要的细胞表现。有研究提示 TLR2 能通过 PI3K/Akt 通路调控自噬进而参与卵清蛋白诱导的炎症反应，而采用自噬的抑制剂——3-甲基腺嘌呤（3-MA）阻断 TLR2/PI3K/Akt 信号通路能缓解上述改变。在卵清蛋白反复暴露的小鼠中，抑制自噬途径可以使气道高反应性和气道炎症降低，从而降低 MUC5AC 和 TGF-β_3 的表达，提示抑制自噬对 TGF-β_3 诱导的气道黏液高分泌具有治疗作用。

以吸烟和环境因素（PM$_{2.5}$ 为例）为主的长期慢性刺激使得支气管上皮细胞发生适应性变化和凋亡。在对这些颗粒进行防御时，已经发现人类支气管上皮细胞通过自噬途径减少纤毛摆动，增加黏液分泌，进而促进 COPD 的进展，而自噬抑制剂可以消除或减轻 PM$_{2.5}$ 引起的症状。在一项对 COPD 患者肺组织的研究中，自噬标记物（包括 LC3-II 和其他 ATG 蛋白）升高，自噬体的出现增加了。此外，暴露于香烟烟雾下的原代培养上皮细胞自噬水平升高，伴随着纤毛缩短和小鼠呼吸道中自噬体的睫状蛋白（包括 Ift88、Arl13、centrin 1 和 pericentrin）增加，这表明自噬在香烟烟雾暴露下，COPD 细胞中的自噬现象增加，而纤毛缩短是由纤毛蛋白自噬降解增加引起的。此外，在体外和体内均发现自噬的遗传抑制可抵抗香烟烟雾诱导的纤毛缩短，从而减少黏液聚积。

7. 细胞焦亡

细胞焦亡（pyroptosis）是一种新的 PCD 方式，Cookson 和 Brennan 首次使用 pyroptosis 来形容在治疗门氏菌感染的巨噬细胞中发现的 Caspase-1 依赖的独特细胞死亡方式。与细胞凋亡有所不同，焦亡的发生主要依赖 Caspase-1/4/5/11，而细胞凋亡的发生主要依赖 Caspase-2/8/9/10 启动，需要 Caspase-3/6/7 发挥作用。

人体的呼吸道长期暴露于有害微生物和空气污染物环境可引起炎性反应。细胞死亡是机体对入侵病原菌做出的适当免疫毒性反应，以阻止病原菌的持续入侵。细胞焦亡也是一种限制细胞内病原菌感染的有效策略。炎性 Caspase 在机体感染病原菌启动天然免疫反应的过程中起核心作用，细胞焦亡抑制细胞内病原菌的复制，并激活细胞对其发挥吞噬和杀伤作用，抵御病原菌的感染。免疫反应过度激活会造成细胞和组织损伤，并引发疾病。研究表明，细胞焦亡参与多种肺部疾病，如肺纤维化、ALI、支气管发育不良、COPD 和哮喘等。

香烟烟雾是 COPD 的主要危险因素，以肺上皮细胞为靶点，可以激活包括炎症细胞在内的肺部其他细胞。研究证实，体外香烟烟雾刺激巨噬细胞增加 IL-1β 前体释放，然而 IL-1β 的释放需要 ATP 诱导炎症小体激活。这些研究提示炎症小体信号通路可能在香烟烟雾诱导的肺部炎症分泌 IL-1β 过程中发挥重要作用。炎症小体调控的细胞因子 IL-18 在小鼠肺中的靶向过表达导致广泛的肺部炎症、气道重塑和肺气肿病变，提示 IL-18 在 COPD 发病机制中发挥作用。NLRP3 参与香烟烟雾暴露导致的急性炎症在小鼠模型中得到了进一步证实，与野生型小鼠相比，NLRP3 小鼠暴露于急性香烟烟雾后，Caspase-1、IL-18/IL-1β 以及肺泡灌洗液中的中性粒细胞数量减少。根据最近的研究，巨噬细胞在 COPD 中的作用主要由 NLRP3 炎症小体决定。ROS 被模式识别受体识别后，可激活 NLRP3 炎症小体，启动细胞焦亡。研究证实，抑制剂 BML-111 和地塞米松可降低 COPD 小鼠氧化应激反应，NLRP3、IL-1β 和 Caspase-1 表达水平降低；BML-111 通过 Nrf-2 抑制 ROS 产生阻止 NLRP3 炎症小体激活。

哮喘患者血清中 IL-1β 含量增加，支气管肺泡灌洗液和痰液中细胞炎症因子也呈递增趋势。线粒体功能障碍导致 ROS 生成增加，被认为与过敏性气道疾病的发病机制有关。Kim 等证实，卵清蛋白通过引起线粒体 ROS 的产生来激活 NL-RP3 炎症小体，Caspase-1 和 IL-1β 的水平明显增加。经线粒体 ROS 抑制剂 NecroX-5 处理后，抑制 NLRP3 的炎症小体会被激活，细胞中的 IL-1β 水平会降低。过氧化物酶增殖物激活受体 γ（PPAR-γ）在炎症调节中也起着重要作用，PPAR-γ 受体激动剂罗格列酮通过抑制哮喘小鼠中 NF-κB 的表达，降低下游炎症因子 IL-4 和 IL-13 的表达并进一步抑制 TLR2/NLRP3 炎症小体的活化，最终抑制了焦亡相关的信号转导途径，减轻了哮喘小鼠的气道炎症反应。

8. 蛋白质折叠与翻译后修饰

蛋白质折叠（protein folding）是蛋白质获得其功能性结构和构象的过程。蛋白质折叠发生在细胞室内质网里面。通过这一物理过程，蛋白质从无规则卷曲折叠成特定的功能性三维结构，才能正常运作。未折叠或错误折叠的蛋白质可能会导致许多疾病的发生。而翻译后修饰是指蛋白质在翻译后的化学修饰，通常由酶介导。

α_1-抗胰蛋白酶缺乏聚集物激活细胞外折叠应激通路、核因子红细胞 2 相关因子 2（Nrf2）的失调及组蛋白乙酰转移酶（HAT）/组蛋白去乙酰化酶（HDAC）通路的错误处理，这些都是包括 COPD、肺气肿和哮喘在内的气道应激疾病中蛋白酶抑制失衡的关键事件。这些事件在肺中常见的是对 NF-κB 信号传导和蛋白折叠应激的慢性炎症反应，这与黏液分泌过量、组织重塑、细支气管周围纤维化、支气管收缩和肺泡破坏有关。

对成人 CF 患者的痰液标本进行了中性粒细胞髓过氧化物酶（MPO）特征蛋白修饰分析，与非 CF 受试者的痰液比较，发现前者含有大量活性 MPO 以及高水平的蛋白相关 3-氯酪氨酸和 3，3′-二酪氨酸，而这些都是 MPO 催化产生的产物。CF 中含亚硝酸盐和硝酸盐的痰液水平并未升高，而是有所降低。与对照组相比，CF 痰中与蛋白质相关的 3-硝基酪氨酸略有增加，反映了反应性氮中间体的形成，可能是通过 MPO 催化的亚硝酸盐氧化。有研究发现，CF 痰中的 MPO 有助于氧化剂对培养的支气管上皮细胞细胞毒性的发挥。然而，过氧化物酶依赖性蛋白的氧化主要发生在痰蛋白中，这表明 CF 黏液清除了 MPO 衍生的氧化剂，并可能在 CF 痰中形成次级细胞毒性产物。研究结果表明，患有 CF 的受试者的呼吸道中 MPO 衍生的氧化和可能的硝化物种的形成，可能共同导致 CF 中的支气管损伤和呼吸衰竭。

（周向东　李琪　整理）

参考文献

1. 孙大业，崔素娟，孙颖. 细胞信号转导基础. 4 版. 北京：科学出版社，2010.

2. 贺师鹏，胡雅儿，夏宗勤. 受体研究技术. 2 版. 北京：北京大学医学出版社，2011.

3. WILLIAMS O W, SHARAFKHANEH A, KIM V, et al. Airway mucus: from production to secretion. Am J Respir Cell Mol Biol, 2006, 34(5): 527 –536.

4. VERSTREPEN L, CARPENTIER I, VERHELST K, et al. ABINs: A20 binding inhibitors of NF-kappa B and apoptosis signaling. Biochem Pharmacol, 2009, 78(2): 105 –114.

5. KAMATO D, BURCH M L, PIVA T J, et al. Transforming growth factor-β signalling: role and consequences of Smad linker region phosphorylation. Cell Signal, 2013, 25(10): 2017 –2024.

6. DERYNCK R, BUDI E H. Specificity, versatility, and control of TGF-β family signaling. Sci Signal, 2019, 12(570): eaav5183.

7. MORIKAWA M, KOINUMA D, MIYAZONO K, et al. Genome-wide mechanisms of

Smad binding. Oncogene, 2013, 32(13): 1609 – 1615.

8. KOOISTRA M R, DUBÉ N, BOS J L. Rap1: a key regulator in cell-cell junction formation. J Cell Sci, 2007, 120(Pt 1): 17 – 22.

9. CHIARUGI P. Src redox regulation: there is more than meets the eye. Mol Cells, 2008, 26(4): 329 – 337.

10. VINCENT A, PERRAIS M, DESSEYN J L. Epigenetic regulation (DNA methylation, histone modifications) of the 11p15 mucin genes (MUC2, MUC5AC, MUC5B, MUC6) in epithelial cancer cells. Oncogene, 2007, 26(45): 6566 – 6576.

11. LOU Z, MAHER V M, MCCORMICK J J. Identification of the promoter of human transcription factor Sp3 and evidence of the role of factors Sp1 and Sp3 in the expression of Sp3 protein. Gene, 2005, 351: 51 – 59.

12. HEWSON C A, EDBROOKE M R, JOHNSTON S L. PMA induces the MUC5AC respiratory mucin in human bronchial epithelial cells, via PKC, EGF/TGF-alpha, Ras/Raf, MEK, ERK and Sp1-dependent mechanisms. J Mol Biol, 2004, 344(3): 683 – 695.

13. VOYNOW J A, RUBIN B K. Mucins, mucus, and sputum. Chest, 2009, 135(2): 505 – 512.

14. SHAO M X, NADEL J A. Neutrophil elastase induces MUC5AC mucin production in human airway epithelial cells via a cascade involving protein kinase C, reactive oxygen species, and TNF-alpha- converting enzyme. J Immunol, 2005, 175(6): 4009 – 4016.

15. SONG J S, CHO K S, YOON H K, et al. Neutrophil elastase causes MUC5AC mucin synthesis via EGF receptor, ERK and NF-κB pathway in A549 cells. Korean J Intern Med, 2005, 20(4): 275 – 283.

16. KIM H J, PARK S H, PARK S Y, et al. Epigallocatechin-3-gallate inhibits interleukin-1beta-induced MUC5AC gene expression and MUC5AC secretion in normal human nasal epithelial cells. J Nutr Biochem, 2008, 19(8): 536 – 544.

17. CHEN Y, NICKOLA T J, DIFRONZO N L, et al. Dexamethasone-mediated repression of MUC5AC gene expression in human lung epithelial cells. Am J Respir Cell Mol Biol, 2006, 34(3): 338 – 347.

18. GRAY T, NETTESHEIM P, LOFTIN C, et al. Interleukin-1beta-induced mucin production in human airway epithelium is mediated by cyclooxygenase-2, prostaglandin E2 receptors, and cyclic AMP-protein kinase A signaling. Mol Pharmacol, 2004, 66(2): 337 – 346.

19. GUPTA R, RADICIONI G, ABDELWAHAB S, et al. Intercellular communication between airway epithelial cells is mediated by exosome-like vesicles. Am J Respir Cell Mol Biol, 2019, 60(2): 209 - 220.

20. JONO H, XU H, KAI H, et al. Transforming growth factor-beta-Smad signaling pathway negatively regulates nontypeable haemophilus influenzae-induced MUC5AC mucin transcription via mitogen-activated protein kinase (MAPK) phosphatase-1-dependent inhibition of p38 MAPK. J Biol Chem, 2003, 278(30): 27811 - 27819.

21. SHEATS M K, YIN Q, FANG S, et al. MARCKS and lung disease. Am J Respir Cell Mol Biol, 2019, 60(1): 16 - 27.

22. MCLAUGHLIN S, HANGYÁS-MIHÁLYNÉ G, ZAITSEVA I, et al. Reversible-through calmodulin-electrostatic interactions between basic residues on proteins and acidic lipids in the plasma membrane. Biochem Soc Symp, 2005(72): 189 - 198.

23. SUNDARAM M, COOK H W, BYERS D M. The MARCKS family of phospholipid binding proteins: regulation of phospholipase D and other cellular components. Biochem Cell Biol, 2004, 82(1): 191 - 200.

24. MANCEK-KEBER M, BENCINA M, JAPELJ B, et al. MARCKS as a negative regulator of lipopolysaccharide signaling. J Immunol, 2012, 188(8): 3893 - 3902.

25. LLENA J F, BURNITZ M C, CAFISO D S. Location of the myristoylated alanine-rich C-kinase substrate (MARCKS) effector domain in negatively charged phospholipid bicelles. Biophys J, 2003, 85(4): 2442 - 2448.

26. MA J, RUBIN B K, VOYNOW J A. Mucins, mucus, and goblet cells. Chest, 2018, 154(1): 169 - 176.

27. WILLIAMS O W, SHARAFKHANEH A, KIM V, et al. Airway mucus: from production to secretion. Am J Respir Cell Mol Biol, 2006, 34(5): 527 - 536.

28. LARSSON C. Protein kinase C and the regulation of the actin cytoskeleton. Cell Signal, 2006, 18(3): 276 - 284.

29. WANG K, WEN F Q, XU D. Mucus hypersecretion in the airway. Chin Med J (Engl), 2008, 121(7): 649 - 652.

30. PRESCOTT G R, JENKINS R E, WALSH C M, et al. Phosphorylation of cysteine string protein on Serine 10 triggers 14-3-3 protein binding. Biochem Biophys Res Commun, 2008, 377(3): 809 - 814.

31. PARK J A, CREWS A L, LAMPE W R, et al. Protein kinase C delta regulates airway mucin secretion via phosphorylation of MARCKS protein. Am J Pathol, 2007, 171（6）: 1822 - 1830.

32. ABDULLAH L H, BUNDY J T, EHRE C, et al. Mucin secretion and PKC isoforms in SPOC1 goblet cells: diferential activation by purinergic agonist and PMA. Am J Physiol Lung Cell Mol Physiol, 2003, 285(2): 49 - 60.

33. PARK J, FANG S, CREWS A L, et al. MARCKS regulation of mucin secretion by airway epithelium in vitro: interaction with chaperones. Am J Respir Cell Mol Biol, 2008, 39（1）: 68 - 76.

34. WANG K, WEN F Q, XU D. Mucus hypersecretion in the airway. Chin Med, 2008, 121(7): 649 - 652.

35. GALLANT C, YOU J Y, SASAKI Y, et al. MARCKS is a major PKC-dependent regulator of calmodulin targeting in smooth muscle. J Cell Sci, 2005, 118(16): 3595 - 3605.

36. ARBUZOVA A, SCHMITZ A A, VERGèRES G. Cross-talk unfolded: MARCKS proteins. Biochem J, 2002, 362(Pt 1): 1 - 12.

37. DISATNIK M H, BOUTET S C, PACIO W, et al. The bidirectional translocation of MARCKS between membrane and cytosol regulates integrin-mediated muscle cell spreading. J Cell Sci, 2004, 117(19): 4469 - 4479.

38. TOLEDO A, ARRUTI C. Actin modulation of a MARCKS phosphorylation site located outside the effector domain. Biochem Biophys Res Commun, 2009, 383(3): 353 - 357.

39. PARK J, FANG S, CREWS A L, et al. MARCKS regulation of mucin secretion by airway epithelium in vitro: interaction with chaperones. Am J Respir Cell Mol Biol, 2008, 39（1）: 68 - 76.

40. ROGERS D F. Physiology of airway mucus secretion and pathophysiology of hypersecretion. Respir Care, 2007, 52(9): 1134 - 1149.

41. ROGERS D F, BARNES P J. Treatment of airway mucus hypersecretion. Ann Med, 2006, 38(2): 116 - 125.

42. ROGERS D F. The role of airway secretions in COPD: pathophysiology, epidemiology and pharmaco-therapeutic options. COPD, 2005, 2(3): 341 - 353.

43. DEVADOSS D, LONG C, LANGLEY R J, et al. Long noncoding transcriptome in chronic obstructive pulmonary disease. Am J Respir Cell Mol Biol, 2019, 61(6): 678 - 688.

44. HUANG W, YU C, LIANG S, et al. Long non-coding RNA TUG1 promotes airway remodeling and mucus production in asthmatic mice through the microRNA-181b/HMGB1 axis. Int Immunopharmacol, 2021, 94: 107488.

45. ZHANG J, ZHOU Y, GU H, et al. LncRNA-AK149641 associated with airway inflammation in an OVA-induced asthma mouse model. J Bioenerg Biomembr, 2020, 52(5): 355 − 365.

46. DEVADOSS D, DALY G, MANEVSKI M, et al. A long noncoding RNA antisense to ICAM-1 is involved in allergic asthma associated hyperreactive response of airway epithelial cells. Mucosal Immunol, 2021, 14(3): 630 − 639.

47. FISCHER B M, VOYNOW J A. Neutrophil elastase induces MUC5AC gene expression in airway epithelium via a pathway involving reactive oxygen species. Am J Respir Cell Mol Biol, 2002, 26(4): 447 − 452.

48. JUAN Y, HAIQIAO W, XIE W, et al. Cold-inducible RNA-binding protein mediates airway inflammation and mucus hypersecretion through a post-transcriptional regulatory mechanism under cold stress. Int J Biochem Cell Biol, 2016, 78: 335 − 348.

49. CANTIN A M, BILODEAU G, OUELLET C, et al Oxidant stress suppresses CFTR expression. Am J Physiol Cell Physiol, 2006, 290(1): C262 − C270.

50. CHEN L, RAN D, XIE W, et al. Cold-inducible RNA-binding protein mediates cold air inducible airway mucin production through TLR4/NF-κB signaling pathway. Int Immunopharmacol, 2016, 39: 48 − 56.

51. RAN D, CHEN L, XIE W, et al. Cold-inducible RNA binding protein regulates mucin expression induced by cold temperatures in human airway epithelial cells. Arch Biochem Biophys, 2016, 603: 81 − 90.

52. CHENG Z, DAI L L, WANG X, et al. MicroRNA-145 down-regulates mucin 5AC to alleviate airway remodeling and targets EGFR to inhibit cytokine expression. Oncotarget, 2017, 8(28): 46312 − 46325.

53. MEGIORNI F, CIALFI S, DOMINICI C, et al. Synergistic post-transcriptional regulation of the Cystic Fibrosis Transmembrane conductance Regulator (CFTR) by miR-101 and miR-494 specific binding. PLoS One, 2011, 6(10): e26601.

54. GUPTA R, RADICIONI G, ABDELWAHAB S, et al. Intercellular communication between airway epithelial cells is mediated by exosome-like vesicles. Am J Respir Cell Mol Biol,

2019, 60(2): 209 –220.

55. PASTOR L, VERA E, MARIN J M, et al. Extracellular vesicles from airway secretions: new insights in lung diseases. Int J Mol Sci, 2021, 22(2): 583.

56. FANG S B, ZHANG H Y, WANG C, et al. Small extracellular vesicles derived from human mesenchymal stromal cells prevent group 2 innate lymphoid cell-dominant allergic airway inflammation through delivery of miR-146a-5p. J Extracell Vesicles, 2020, 9(1): 1723260.

57. DICKINSON J D, ALEVY Y, MALVIN N P, et al. IL13 activates autophagy to regulate secretion in airway epithelial cells. Autophagy, 2016, 12(2): 397 –409.

58. CHEN Z H, WU Y F, WANG P L, et al. Autophagy is essential for ultrafine particle-induced inflammation and mucus hyperproduction in airway epithelium. Autophagy, 2016, 12(2): 297 –311.

59. ZHANG Y, TANG H, YUAN X, et al. TGF-β3 promotes MUC5AC hyper-expression by modulating autophagy pathway in airway epithelium. EBioMedicine, 2018, 33: 242 –252.

60. LAM H C, CLOONAN S M, BHASHYAM A R, et al. Histone deacetylase 6-mediated selective autophagy regulates COPD-associated cilia dysfunction. J Clin Invest, 2013, 123(12): 5212 –5230.

61. 杨旭, 单姗, 杜忠君. 细胞焦亡在呼吸系统疾病中的研究进展. 中华劳动卫生职业病杂志, 2020, 38(11): 871 –874.

62. BOUCHECAREILH M, BALCH W E. Proteostasis, an emerging therapeutic paradigm for managing inflammatory airway stress disease. Curr Mol Med, 2012, 12(7): 815 –826.

63. VAN DER VLIET A, NGUYEN M N, SHIGENAGA M K, et al. Myeloperoxidase and protein oxidation in cystic fibrosis. Am J Physiol Lung Cell Mol Physiol, 2000, 279(3): L537 –L546.

06 气道黏液高分泌与气道微环境的相互关系

6.1 气道完整性的维持与气道微环境

6.1.1 慢性气道炎症对气道完整性的影响

决定气道上皮功能首要的结构特点是完整气道上皮的物理性屏障作用。实验证明，在正常完整的气道上皮上，几乎没有细菌能在上面覆盖、生长。病毒感染可以使上皮发生损伤，同时造成细菌在气道上皮的繁殖，大大地增加了病原菌感染的发生率。大量临床事实也证明了气道的感染常起因于正常气道上皮的损伤。

慢性气道炎症实际上是一个从病原微生物（或其他生物学或理化因子）感染或炎症刺激逐渐转为以宿主生物细胞介导的炎症过程。即炎症的起始是病原微生物的直接作用，造成上皮损伤，特别是气道上皮的黏液纤毛清除系统（mucociliary clearance）的破坏。研究发现在正常情况下，吸入颗粒或病菌几乎不可能停留在下呼吸道的上皮上，因为气道会发挥非特异性免疫功能并将其自动清除。而黏液纤毛清除系统就是气道发挥非特异性免疫功能的主要结构。但黏液纤毛清除系统常常会受到污染、病原微生物和吸烟等因素的影响，降低了气道的非特异性免疫功能。而一旦病原微生物不能有效地被清除，就会导致其在局部的丛生，进一步破坏上皮细胞，后者释放的细胞因子及黏附因子加速了炎症细胞（嗜中性粒细胞）在局部的聚集及活化。炎症细胞释放的炎症因子又进一步加剧了气道炎症过程，形成气道慢性炎症的恶性循环。

气道上皮是呼吸器官对抗有害刺激的第一道防线，上皮受损后的及时修复是维持气道稳态的重要环节，故支气管上皮细胞损伤脱落也是慢性气道炎症等呼吸道疾病的起始环节和病理因素之一。

6.1.2 紧密连接在维持气道完整性中的作用

气道上皮屏障的完整性直接依赖气道表面上皮细胞层的连续性和相邻细胞间粘连分子的有效性。气道上皮屏障受损为病原体在气道内定植和繁殖提供了有利的场所，是气道慢性炎症发生发展的前提。

1. 紧密连接

紧密连接（tight junction，TJ）又称封闭小带，存在于脊椎动物的上皮和内皮细胞间，长度为50～400 nm，相邻细胞的质膜紧密结合没有缝隙，TJ环绕在上皮和内皮细胞顶端的侧膜上，是最主要的细胞顶侧连接。在电镜下可以看到连接区域具有蛋白质形成的焊接线样网络，焊接线也称嵴线，它封闭了细胞与细胞之间的空隙。在冰冻切片上，可显示纤维网样的网状结构。

紧密连接的主要作用是封闭相邻细胞间的接缝，防止溶液中的分子沿细胞间隙渗入体内，从而保证了机体内环境的相对稳定。通过限制细胞间的扩散，TJ在维持上皮和内皮细胞屏障功能方面起关键作用，此处形成的是半透性的扩散屏障，而非绝对性的，即对某些物质有选择性的细胞通道。此外，TJ在不同的上皮对物质有不同的通透性，可因生理和病理刺激而改变。

在细胞水平，它们形成的膜内扩散屏障，限制了膜顶侧和基侧成分的混合，因而这对细胞极性的形成起到了关键作用。此外，除了这些确定的功能外，最近更多的证据显示 TJ 也参与基本的细胞过程，如细胞的生长和分化调节。

2. 紧密连接的分子组成

现已发现的紧密连接复合体包括：①跨膜蛋白，如 occludin、clau-dins、连接型黏附分子（junctional adhesion molecules，JAM）；②膜的外周蛋白，如 ZO（zonula occludens）家族（包括 ZO-1、ZO-2 和 ZO-3）和肌动蛋白丝（actin filaments）。ZO-1 和 ZO-2 存在于细胞膜下，形成网状系统供其他 TJ 蛋白锚链。而 occludin、claudins 和 JAM 则形成完整的跨膜桥梁，与 ZO-1 和其他的 TJ 相关蛋白网相连（图 4）。

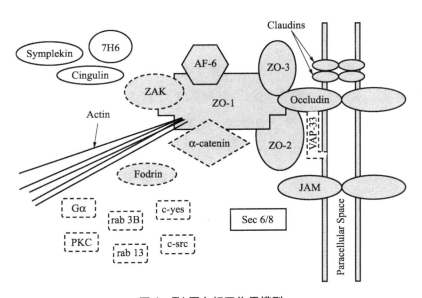

图 4　TJ 蛋白相互作用模型

（1）跨膜蛋白的结构和功能（图 5）如下。

1）occludin 的结构和功能：occludin 是分子量为 65 kD 的 II 型跨膜

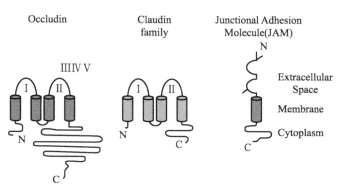

图5　TJ 中的三种跨膜蛋白

蛋白，由四个跨膜区域、两个胞外环和一个长的 C-末端胞内区组成。细胞外环的化学性质很有特征，尤其是第一个，它含有近65% 的酪氨酸和甘氨酸残基，occludin 中酪氨酸和甘氨酸的交替出现具有保守性，但其功能还不很清楚。occludin 胞内 C-末端可直接与 ZO-1、ZO-2 和 ZO-3 相连。通过免疫—冰冻切片电子显微镜显示，occludin 聚集在 TJ 纤维丝上。免疫荧光定位显示，在侧膜上还有少量的 occludin，很少被磷酸化，不参与 TJ 纤维丝的形成，非离子去垢剂很容易将其提取出来，它可能是供 TJ 复合物动态调节亚单位的贮备室。

occludin 是 Ca^{2+} 非依赖性的细胞间黏附分子，如果在缺乏内源性 occludin 的成纤维细胞中表达，可增加成纤维细胞的黏附，其黏附程度与 occludin 的水平成正比，此黏附可被能与胞外环结合的多肽阻断。虽然截去了 C-末端的 occludin 在 MDCK 细胞中过度表达可增加电屏障，但它却破坏了膜内屏障，使脂质可在膜顶侧和基侧扩散，同时也减少了无电荷溶质如甘露醇和右旋糖酐的屏障。

　　2）claudins 的结构和功能：claudins 是分子量为 22 kD 的 Ⅱ 型跨膜蛋白，其拓扑结构与 occludin 相似，但两者不具有同源性。在转染的成纤维细胞中，occludin 有限制自身进入 TJ 纤维丝的能力，而 claudins 则可参与到转染成纤维细胞的 TJ 纤维丝中。在不同组织中，8 种 claudins 具有不同的 mRNA 表达模式，提示他们在不同的上皮中有不同的功能。

3）JAM 的结构和功能：JAM 是分子量为 32 kD 的 I 型跨膜蛋白，是免疫球蛋白（Ig）超家族的成员，含有两个 Ig 样的细胞外区和两个 N-糖基化位点，位于 TJ 纤维丝的细胞膜区。实验证据表明，JAM 能介导同质性黏附并影响单核细胞的游走。当在没有 TJ 和 JAM 表达的 COS 细胞中表达 JAM 时，发现它聚集在细胞接触的部位，介导细胞的黏附。

（2）ZO-1、ZO-2 和 ZO-3 的结构与功能：ZO-1、ZO-2 和 ZO-3 是膜相关鸟苷酸激酶同系物（MAGUKs）家族的成员，含有 3 个 PDZ 结构域（PDZ1～3）、一个 SH3 结构域和一个 GUK 结构域，是 TJ 中其他蛋白连接的中介。ZO-1 是第一个被发现的 TJ 相关蛋白，由 1745 个氨基酸残基组成，分子量为 220 kD，其氨基端中有一含 244 个氨基酸残基的区域，是 ZO-1 稳定地并入极化细胞的连接复合体所必需的。它也集中在亚细胞区域，甚至在不形成紧密连接的细胞也有表达。而 ZO-2 似乎仅在上皮细胞中表达。ZO-1 和 ZO-2 在 TJ 中起中介作用，ZO-1 通过 PDZ1 与 claudin 的 COOH-末端结合，通过 GUK 结构域（644-182 位氨基酸残基）与 occludin 的胞内 COOH-末端序列（378-521 位氨基酸残基）结合，通过 PDZ3 与 JAM 的 C 末端结合。此外，ZO-1 的 COOH-末端分布于整个质膜侧面和其他肌动蛋白富含区，并与肌动蛋白连接，这样就构成了完整有功能的 TJ 结构。ZO-1 除了与 TJ 其他成分连接外，还与几种信号蛋白相互作用，如 Ras 底物 AF-6、异源三聚体的 G 蛋白和间隙连接蛋白 43（connexin 43）。由于 ZO-1 在生长细胞的核内也有表达，而分化细胞的核内则没有表达，提示其可能也与细胞的生长分化调节有关。ZO-2 分子量为 160 kD，通过 PDZ2/PDZ2 与 ZO-1 相连，似乎仅在上皮细胞中表达。ZO-3 分子量为 130 kD，与 ZO-1 相连而不与 ZO-2 相连（图 6）。

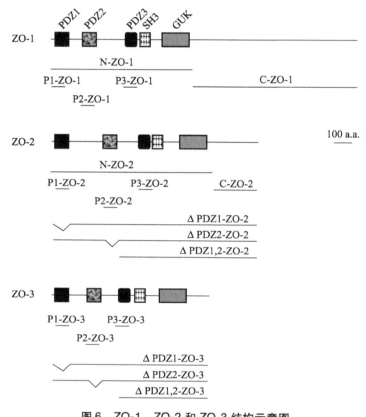

图 6 ZO-1、ZO-2 和 ZO-3 结构示意图

4. 炎症介质与 TJ 蛋白

（1）细菌产物与 TJ 蛋白：细菌的内外毒素均可破坏上皮细胞的完整性。艰难梭状芽孢杆菌毒素 TcdA、TcdB 作用于肠上皮细胞系，可观测到其对 TJ 结构的影响，从中可得出其引起细胞间通透性增加形成伪膜性肠炎的发病机制。研究发现，TcdA 和 TcdB 诱导的通透性增加与细

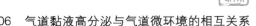

胞顶侧和基侧的 F-肌动蛋白结构破坏有关，表现为 ZO-1 与 F-肌动蛋白的连接减少，并诱导 occludin 和 ZO-1 的再分布，这种 F-肌动蛋白的重组伴随着 occludin、ZO-1 和 ZO-2 从侧面 TJ 处分离，从而促使上皮通透性增加、上皮屏障功能破坏。已发现细胞上的 Toll 样受体（TLR）-2 和-4 是 LPS 作用的受体，TLRs 是一系列跨膜蛋白，含有重复的富含亮氨酸基序的胞外区和一个与 IL-1R 信号区有同源性的细胞内区。已在上皮通透性调节的研究中发现 LPS 或铜绿假单胞菌激活的 TLR 起始信号转导通路，在肺上皮中同样的信号转导通路也可调节致炎因子如 IL-1、IL-6、TNF-α 和防御素-2 及黏蛋白的产生，而这些细胞因子也参与了体内上皮屏障功能失调的形成，因此这些致炎因子的释放可能促成了 LPS 引起的上皮功能破坏。铜绿假单胞杆菌致病因子，尤其是弹性蛋白酶，已被报道能通过破坏 ZO-1 和 ZO-2 来增加肺泡上皮的通透性。

（2）组胺与 TJ 蛋白：对鼻黏膜上皮细胞研究显示组胺可明显上调 IL-8 mRNA 的表达，并下调 ZO-1 mRNA 的表达，且（$10^{-9} \sim 10^{-4}$）M/L 浓度的组胺即可引起视网膜血管内皮细胞中 ZO-1 蛋白含量呈可逆的剂量依赖性的减少，此作用是由 H_1 和 H_2 受体介导的。

（3）细胞因子与 TJ 蛋白：以往的研究发现炎前细胞因子可能损伤 TJ 的功能。①气道上皮和 CF 患者的分泌物中炎前因子（IL-8、TNF-α、IFN-γ 和 IL-1β）水平增加。②冰冻断裂电子显微镜检查显示 CF 患者气道 TJ 丝异常。我们的研究结果发现 IL-1β 处理会导致 TJ 离子选择性的改变，联合 TNF-α 和 IFN-α 处理对 TJ 屏障功能有重大影响，这一过程可被蛋白激酶 C（PKC）抑制剂所阻断。

（4）白细胞介素（IL）与 TJ 蛋白：

IL-1β 和 IL-6：IL-1β 和 IL-6 均能降低 ZO-1 的表达。

IL-4 和 IL-13：IL-4 和 IL-13 处理 Calu-3 细胞导致屏障功能降低

70%～75%，研究发现，它们对 ZO-1 的影响比较大，可明显减少 ZO-1 的表达，而对 occludin 的影响比较小。对生长在 I 型胶原上的细胞所制备的伤口愈合模型分析发现，它们可减少伤口边缘正常细胞的迁移，从而延缓伤口的愈合。

IL-10：IL-10 在体内扮演促炎反应的负调节剂角色，IL-10 对 TJ 蛋白具有保护作用。与 IL-10 野生型小鼠比较，IL-10 基因敲除（KO）小鼠结肠和肝中的炎前因子 TNF、IL-1β 和 IL-6 会升高，且由于缺乏功能性的 IL-10 基因，导致二硝基苯酸性硫酸（DNBS）诱导大肠炎后出现在顶侧扩散的明显增加，并且还发现 IL-10 KO 小鼠中 ZO-1 和 claudin 明显减少，可见 IL-10 有保护 ZO-1 和 claudin 的作用。

IL-15：IL-15 能调节上皮细胞 TJ 的形成。IL-15 介导的 ZO-1 和 ZO-2 的表达上调是不依赖 IL-2 受体 β 亚单位的，而介导的 occludin 磷酸化和 claudin-1 和-2 增加则需要 IL-2 受体 β 亚单位。与 IL-15 自身介导的 ZO-1 和 ZO-2 上调相比，TJ 中 claudins 募集和 occludin 的高度磷酸化导致 TJ 形成明显增加。由此可见，IL-15 调节上皮屏障功能包含了导致 claudins 募集和 occludin 高度磷酸化以及促使 ZO-1 和 ZO-2 进入 TJ 复合物的依赖和非依赖 IL-2 受体 β 亚单位的信号转导通路。

（5）肿瘤坏死因子（TNF）与 TJ 蛋白：

TNF-α：TNF-α 和 INF-γ 等炎症细胞因子之间有协同作用，能下调跨膜紧密连接纤维蛋白 occludin 启动子的表达，并且导致肠电生理功能紊乱。故推测：TNF-α 可能是通过抑制 ZO-1 mRNA 而降低上皮细胞 ZO-1 蛋白的表达，从而影响肠黏膜上皮细胞间紧密连接完整性的。

TNF-β：TNF-β 可诱导 ZO-1 和 ZO-2 呈时间和浓度依赖性的可逆性易位，致其在上皮细胞质中随机分布，且上皮细胞边界退缩。

（6）干扰素（IFN）与 TJ 蛋白：

IFN-β：H_2O_2 也可诱导 ZO-1 和 ZO-2 呈可逆的时间和浓度依赖性易位，在上皮细胞质中随机分布，低浓度时，可影响膜下 TJ 纤维丝的形成；高浓度时，具有细胞毒性，增加细胞的死亡并改变 ZO-1 的量。而 IFN-β 可逆转 H_2O_2 介导的反应，可中和炎症诱导的对上皮细胞紧密连接分子的作用，因此保护了上皮的屏障功能。

IFN-γ：IFN-γ 影响 TJ 蛋白的机制主要有以下几种。①可通过 TJ 蛋白胞吞作用诱导上皮屏障的破坏。在 IFN-γ 介导的肠上皮细胞 TJ 断裂中，用内化通路的选择性抑制剂和标记分析了三种主要内化通路的作用，发现用吞噬行为抑制剂（巨噬细胞抑制剂）可阻断 TJ 蛋白的内化，同时也阻断了吞噬标记、右旋糖苷和磷脂酰肌醇 3，4，5 三甲氨基甲烷磷酸盐共区域的连接蛋白内化。在早期和再循环的内含体中可发现内化的 TJ 蛋白，而在晚期的内含体中没有。这些结果提示 IFN-γ 通过 TJ 蛋白胞吞样作用诱导了上皮屏障的破坏。②通过减少 ZO-1 水平、裂解顶侧和 TJ 区域肌动蛋白诱导上皮屏障的破坏。用免疫印迹和激光共聚焦显微镜分析发现：IFN-γ 处理 T84 细胞后 ZO-1 几乎完全丢失，而 ZO-2 和 occludin 水平与未处理组比较有相对适量的减少。且 ZO-1 蛋白的转换增加，蛋白合成减少，mRNA 水平也减少。此外，在顶侧和 TJ 区域肌动蛋白被破坏，而中间和基侧区域没有改变。

6.1.3 NE 在损伤气道上皮中的作用

1. 组织结构蛋白溶解作用

NE 是丝氨酸蛋白酶家族的重要成员，是一种杂食性酶，可降解细胞外基质的几乎所有成分如弹性蛋白、胶原蛋白、蛋白多糖、纤维连接蛋白、层粘连蛋白、血小板Ⅱb/Ⅲa 受体和钙黏蛋白；也能降解可溶性蛋白如凝血因子、补体、免疫球蛋白、细胞因子和蛋白酶抑制剂。故可以说 NE 在机体炎症级联反应的系列环节中扮演着直接造成组织损伤的终效应角色，是炎性损伤的主要完成者，相应地也是脏器组织结构重建和器官功能障碍的始作俑者。

2．扩大炎症反应

NE 可诱导细胞因子（如 IL-8、粒细胞刺激因子、血小板活化因子、转化生长因子 β 和内皮素）基因的表达与蛋白质的分泌，从而引起和激活 PMN 释放更多的 NE。IL-8 对 PMN 有很强的趋化作用，可诱导其理化特性改变、趋化性增强及黏附蛋白上调，细胞内游离 Ca^{2+} 浓度一过性升高，颗粒内含物释放，生物活性脂质形成呼吸爆发，释放超氧化物和溶酶体酶，从而促进炎症反应。许多研究显示 NE 可诱导支气管上皮细胞 IL-8 的基因表达并使 IL-8 增加。CF 的肺上皮衬液（LEF）中 IL-8 含量及 NE 活性水平均很高，而雾化吸入 NE 的抑制剂分泌性白细胞蛋白酶抑制物（SLPI）或 $α_1$-抗胰蛋白酶在使 NE 活性降低的同时，伴有 IL-8 的水平下降，说明 NE 是诱导 IL-8 产生的重要因子。

3．影响组织的修复

慢性气道炎症性疾病进展形成肺气肿与肺组织弹性蛋白的断裂和无效修复有关。NE 可刺激肺成纤维细胞释放可溶的、活化的 EGF，进而下调原肌球蛋白的产生，由于后者是肺损伤修复中的重要因子，故干扰了肺损伤修复过程。NE 还可诱导释放成 TGF-β，它可延迟鼠的伤口愈合。NE 和许多细胞因子如 TNF、IL-1 和干扰素对胶原的降解有协同作用。此外，NE 还可引起气道平滑肌细胞的增生，使气道更加狭窄，加重了气道阻塞并增加了细菌感染的概率。

6.1.4 抗蛋白酶在维持气道完整性中的作用

1．抗蛋白酶活性

作为蛋白酶抑制剂，首先它们能抑制因靶蛋白水解酶过度释放而产生的不利影响，从而调节蛋白酶活性来维持蛋白酶抑制剂与蛋白酶之间的局部平衡。

α_1-AT 是人血浆中最主要的蛋白酶抑制因子，α_1-AT 与 NE 及其他丝氨酸蛋白酶以 1∶1 结合形成复合物的方式来抑制 NE 的活性。在炎症、组织坏死或损伤时，随着 NE 分泌增加，NE 抑制物 α_1-AT 的水平也相应增加，用以清除过多的由各类细胞和细菌所释放的蛋白溶解酶，保护正常细胞不受此类蛋白溶解酶的损害。正常人及慢性阻塞性肺病缓解期患者 BALF 中 α_1-AT 与 NE 复合物水平较低，而 ARDS、肺炎、支气管扩张及慢性支气管炎急性发作的患者此复合物水平较高，同时 ARDS 和肺炎患者 BALF 中 NE 的活性也较高。

Elafin 与 SLPI 具有 40% 的同源性，两分子的活性部位相似。在抗蛋白酶活性方面，Elafin 比 SLPI 的抑制范围更特殊和专一，它抑制人 NE、蛋白酶 3 及猪胰腺弹性蛋白酶。此外，SLPI 在气道分泌物中分布丰度较高，其作用更集中于气管—支气管腔内；而 Elafin 由于其与组织结构蛋白结合样式的分布特点，其作用则更倾向于对肺间质的保护。

2. 抗炎活性

大量研究证实，一方面蛋白酶抑制剂受白细胞产物及相关炎症细胞因子诱导表达产生，致炎因子 IL-1β 和 TNF-α 可增加 Elafin mRNA 水平达 4.6 倍。另一方面蛋白酶抑制剂又可通过抑制炎症细胞递质的释放而有效抑制炎症细胞因子级联反应进程，主要表现为下调 LPS 引起的单核细胞 TNF-α 和 IL-1β 的表达。α_1-AT 能抑制 LPS、TNF-α 导致的小鼠致死性，表明它有阻止 TNF-α 的作用。用 LPS 刺激 SLPI 重组表达载体转染的人单核细胞或 Elafin 转染的巨噬细胞，均能发现炎症介质 TNF-α、基质金属蛋白酶释放的抑制状态，显示了 SLPI 有减弱炎症过度反应的作用。用腺病毒传送 SLPI 和 Elafin 基因来转染血管内皮细胞，观察到鼠 Elafin 的过度表达可保护内皮细胞免受 NE 导致的细胞毒性，同时 Elafin 和 SLPI 也减少了血管内皮细胞 IL-8、TNF-α 的产生和释放，并减少了 LPS 导致巨噬细胞的 TNF-α 产生。Pre-elafin 可呈剂量依赖性地减少肺组织中中性粒细胞的浸润，并明显降低支气管肺泡灌洗液中的弹性蛋白酶水平，同时 Pre-elafin 也显著减少了炎症因子如 IL-1 家族的转录水平。因此，Pre-elafin 被认为是强有力的抗炎症因子。

6.2 气道内病原体长期定植与气道微环境

6.2.1 呼吸道的防御机制

呼吸道是与体外环境接触最多、最频繁的内在器官。尽管自然环境的空气中除了物理因素外，还混有许多尘埃、微生物、臭氧等有害物质，但由于呼吸道的生物学屏障以及局部免疫防护机制，可使气管、支气管和终末呼吸单位受到有效的保护，使人体免受致病微生物的侵害或使所受损害得以减轻。

呼吸道的生物学屏障和天然抗病能力，首先表现在呼吸道可调节吸入气体温度、湿度，并有吸附和过滤空气的作用。空气进入鼻腔呈湍流，到达鼻咽后部须经过拐弯方能进入气管，外界空气中的绝大多数微粒不断碰壁于鼻黏膜表面，直径大于 1 μm 的微粒得到过滤、黏附或沉积，然后沿鼻黏膜层向后移动到达咽后部最终被吞咽或吐出。与此同时空气接触到温暖湿润的黏膜而被加温、湿化。黏膜上皮层的杯状细胞和黏膜下层的腺体可分泌一些黏液，这些黏液铺衬在气道表面形成一物理屏障，可以防止上皮脱水并缓和各种外来物理刺激对黏膜的损伤。黏液可以吸附异物颗粒，防止其侵袭小气道和终末呼吸单位。黏液纤毛运输系统还是呼吸道的"清道夫"，在纤毛有节奏地从里向外的运动中，沉积在呼吸道黏膜的细菌和其他颗粒物质随着黏液一起被排出到喉部，再

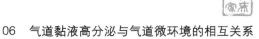

经喉部的咳嗽反射，咳出体外。而且这些黏液还具有许多抗微生物成分，如溶菌酶、转铁蛋白、干扰素、α_1-抗胰蛋白酶、补体以及免疫球蛋白（如 IgA 和 IgG）等，使一些微生物在被黏液吸附的同时又在这些免疫物质的作用下失去活性。故呼吸道黏膜的黏液层及黏液纤毛运输系统对吸入空气的净化作用最大，有了这些天然的屏障，空气中的微生物、粉尘等要通过呼吸道侵入健康人的机体是比较困难的。

6.2.2　气道内定植的常见病原体

健康人上呼吸道有多种需氧、微需氧和厌氧菌定植，以厌氧菌浓度最高。上呼吸道定植菌在出生后不久就开始出现，亦称为固有菌或共生菌。这些菌在类型和浓度上随着季节和环境的不同可以稍有变化，但维持相对稳定，构成了上呼吸道的正常菌群。在鼻咽部有葡萄球菌、链球菌、卡他莫拉菌、奈瑟菌，而流感嗜血杆菌尤为常见。健康人上呼吸道革兰阴性杆菌携带率甚低，为 2%～11.5%，下呼吸道（指隆凸以下的气管、支气管和肺实质）基本是无菌的。

呼吸系统感染的发生是病原体与宿主相互作用的结果。在宿主防疫机制严重削弱或生理状况发生某种改变乃至病理情况下，某些微生物过量繁殖、呼吸道的屏障受到破坏或者气道黏液过度分泌，使一些在通常情况下不引起健康宿主致病的微生物也引起疾病，这类细菌称为条件或机会致病菌。此时，上呼吸道的革兰阴性杆菌定植增加，疾病以及治疗干预特别是呼吸机治疗和应用 H_2-受体阻滞剂亦可使下呼吸道革兰阴性杆菌定植率升高达 45%～100%，其中以假单胞菌属中的铜绿假单胞菌最常见。气道定植菌群及其定植部位的改变在肺炎尤其是医院内获得性肺炎的发病上具有关键性作用。医院内获得性肺炎的最主要病原菌是铜绿假单胞菌、肺炎克雷伯杆菌、肺炎链球菌和不动杆菌，其他的如金黄色葡萄球菌、表皮葡萄球菌、流感嗜血杆菌、卡他莫拉菌、芽孢杆菌、肠球菌、大肠埃希菌、变形杆菌、阴沟肠杆菌、嗜麦芽黄单胞菌等在医院内获得性肺炎中也不少见。

下面简单介绍几种常见的易定植于气道的病原微生物：

1. 铜绿假单胞菌 铜绿假单胞菌（P. aeruginosa）又称为绿脓杆菌，属假单胞菌属（Pseudomonas），广泛分布于自然界及健康人皮肤、肠道和呼吸道，是临床上较常见的条件致病菌之一。其菌体一端一般有一根鞭毛，运动活泼，无芽孢，黏液型菌株有多糖荚膜或糖萼，具有抗吞噬作用。铜绿假单胞菌有菌体 O 抗原和鞭毛 H 抗原。菌体 O 抗原有两种成分，一种为内毒素蛋白，是一种高分子、低毒性、免疫原性强、良好的交叉保护性抗原。另一种为内毒素脂多糖，具有特异性。铜绿假单胞菌能产生多种与毒力有关的物质，如内毒素（在发病上无主要意义）、外毒素 A（PEA）、各种蛋白酶（如弹性蛋白酶、胞外酶 S、胶原酶、胰肽酶）、色素、溶血素等，其中以外毒素 A 最为重要。铜绿假单胞菌外毒素 A 为一种对热不稳定的单链多肽，分子量约 66 000 kD，经甲醛或戊二醛处理可脱毒为类毒素，并可被特异性抗毒素中和，其毒性强，致病机制是最终使核糖体上延长因子 2（EF-2）失活，抑制宿主细胞的蛋白质合成从而导致局部组织坏死。有外毒素 A 及弹性蛋白酶同时存在时则毒力最大。胞外酶 S 是铜绿假单胞菌所产生的一种不同于外毒素 A 的 ADP-核糖转移酶，可促进铜绿假单胞菌的侵袭扩散。弹性蛋白酶和碱性蛋白酶亦可损伤肺组织，并可抑制中性粒细胞聚集，灭活 IgG 和补体作用。溶血素可对肺泡产生一定毒性。

铜绿假单胞菌为条件致病菌，完整的皮肤是天然屏障，即便是活力较高的毒素亦不能引起病变，健康人血清中含有调理素及补体，可协助中性粒细胞和单核—巨噬细胞吞噬杀灭铜绿假单胞菌，故亦不易致病；若宿主正常防御机制受到削弱或损害，如皮肤黏膜破损、留置导尿管、

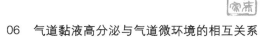

气管切开插管，或免疫机制缺损、低下，如粒细胞缺乏，低蛋白血症，各种肿瘤患者，长期应用激素、免疫抑制剂或抗生素的患者，在医院环境中常可从带菌发展为感染，成为医院内感染的重要病原菌之一。

2. 金黄色葡萄球菌（凝固酶阳性）　葡萄球菌根据生化反应和产生色素的不同，可分为金黄色葡萄球菌（staph. aureus）、表皮葡萄球菌（staph. epidermidis）和腐生葡萄球菌（staph. saparophytics）三种。其中金黄色葡萄球菌是人和动物的重要致病菌，从患乳腺炎的奶牛乳汁中分离到的致病菌近一半是金葡菌，这些分离菌株中94%～100%含有荚膜多糖。表皮葡萄球菌偶尔致病，腐生葡萄球菌一般不致病。60%～70%的金黄色葡萄球菌可被相应噬菌体裂解，表皮葡萄球菌则不敏感。金黄色葡萄球菌可产生多种毒素与酶（如血浆凝固酶、葡萄球菌溶血素、杀白细胞素、肠毒素、表皮溶解毒素、中毒性休克综合征毒素1、葡激酶、耐热核酸酶、透明质酸酶、脂酶等）。一般认为凝固酶和细菌毒性有一定关系，如凝固酶为阴性（如表皮葡萄球菌），则多为条件致病菌，很少引起严重疾病，但为医院内感染的常见细菌之一。80年代开始，国内外报道耐甲氧西林金葡菌（methicillin resistant staphylococcus aureus，MRSA）已成为院内感染的主要病原体之一。

3. 肺炎克雷伯杆菌　肺炎克雷伯菌是1882年Friedlander首先从大叶性肺炎患者痰液中分离出的，故也称为Friedlander杆菌，简称肺炎杆菌。该病菌存在于人体肠道、呼吸道，对人致病性较强，是重要的条件致病菌和医源性感染菌之一。该菌产生胞外毒性复合物（extracellular toxic complex，ETC），主要成分为荚膜多糖（63%）、脂多糖（30%）和少量蛋白质（7%），有些菌株还可产生LT和ST肠毒素。

4. 肺炎链球菌　肺炎链球菌为革兰染色阳性球菌，多成双或短链排列，有荚膜，其毒力大小与荚膜中的多糖结构及含量有关。机体免疫功能正常时，肺炎链球菌是寄居在口腔及鼻咽部的一种正常菌群，其带菌率常随年龄、季节及免疫状态的变化而有差异。机体免疫功能受损时，有毒力的肺炎链球菌入侵人体呼吸道而致病。

5. 大肠埃希菌　大肠埃希菌（escherichia coli）为革兰阴性短杆菌，大肠埃希菌 O 抗原目前已知有 160 余种。大肠埃希菌是人类和动物肠道中的正常菌群，新生儿出生后数小时肠道即有该菌存在，并终生存在。大肠埃希菌经常随粪便排出体外，污染周围环境、水源及食物。大肠埃希菌在医院内则可通过患者之间、工作人员与患者间接触，呼吸道气溶胶吸入或各种医疗操作等，使患者获得感染，大肠埃希菌是医院获得性感染的最重要病原菌之一。

6. 流感嗜血杆菌　流感嗜血杆菌较广泛地寄居于健康人上呼吸道。通常以冬季带菌率较高，发病也增多，对人类可引起原发性化脓性感染，也可引起继发性感染。

7. 不动杆菌　广泛分布于自然界和医院环境，健康人皮肤和上呼吸道中可检测出，其检出率仅次于铜绿假单胞菌。

6.2.3　气道内细菌黏附和定植的影响因素

1. 上皮细胞因素　细菌的黏附具有高度的选择性，上皮细胞的来源及其类型决定了特定细菌的亲和力。实验发现气管上皮细胞较颊部上皮细胞更易与铜绿假单胞菌黏附，此可以解释气管—支气管树中铜绿假单胞菌定植十分常见而持久，并且可以不与上呼吸道寄生相关的现象。该现象的可能机制是气道上皮的纤毛更容易与铜绿假单胞菌结合。有研究发现，颊部上皮细胞表面的甘露糖作为受体类似物可直接结合大肠埃希菌而减少其他细菌与上皮的结合，而对于铜绿假单胞菌的结合抑制状态，其机制有所不同，它是作为黏附素类似物竞争性与上皮细胞结合的，因而使铜绿假单胞菌黏附减少。上皮表面的纤维连接蛋白作为革兰阳性细菌受体，促进黏附，而对革兰阴性细菌则显示阻止黏附的作用。此外，呼吸道上皮细胞受胃酸、气管插管、病毒等损伤后也可使基底膜暴露而致细菌黏附增加。

2. 细菌因素　由于细菌黏附具有选择性，不同细菌在气道的黏附和定植有显著差别。细菌也分泌一些可能对黏膜功能有影响和（或）引起细胞死亡和上皮破坏的外分泌产物。这些细菌产物可以促进黏附，其作用途径有多种，包括纤毛毒性作用、刺激气道黏液分泌、降解纤维连接蛋白、暴露隐蔽部位受体等。不与正常纤毛细胞结合的呼吸道病原体可以很容易地黏附到受损的上皮细胞或暴露的细胞外基质。呼吸道上皮细胞在迁移过程中，为了修复损伤部位可能在细菌黏附的地方出现受体。细菌黏附素是黏附的必要物质基础，凡抑制黏附素的物质如抗生素、特异性抗体均会抑制细菌的黏附。

3. 微环境因素　气道分泌物的化学成分对黏附与定植有重要影响。气道黏液由上皮杯状细胞、黏膜下腺体分泌物及组织漏出液组成，含有水、蛋白质、糖蛋白、脂质及无机盐。人类气道黏液分泌细胞可以产生中性、酸性及复合性的糖蛋白，其酸性归结于其结构的涎酸和硫酸化。气道表面通常为硫酸化的酸性黏液。硫酸和唾液酸决定分子电荷，不同黏蛋白（MUC）电荷有很大的异质性。

气道黏液的黏性和弹性主要来自黏液糖蛋白，即 MUC。正常情况下每天由杯状细胞和浆液分泌腺一起分泌的黏液为 10～100 mL，形成黏液毯。纤毛在黏液毯中运动。纤毛运动的频率、振幅及协调性受多种因素的影响，如溶胶层变薄，纤毛浸在凝胶层部分增多，其摆动幅度及频率下降；反之，溶胶层增厚，纤毛顶端不能触及凝胶层，导致无效运动。温度、湿度、渗透压、pH、ATP 浓度均有影响。纤毛损伤，摆动功能下降，降低了对黏液的运输能力。最适合黏液纤毛系统发挥作用的微环境为：温度 36 ~ 40 ℃、pH 6.5 ~ 7.5。

此外，黏液的黏稠度与弹性（即黏蛋白的含量）均能影响纤毛的运动。黏液毯通过一定的频率被黏膜纤毛清除系统转运和清除，因此不利于病原菌的生长与定植。气道黏液中所含的 MUC 为分泌型，它是由多肽单体通过二硫键连接，形成黏液的凝胶部分，作为黏液纤毛清除功能的载体。因此凡促进分泌型黏蛋白分泌的因素均利于细菌的黏附与定植。正常 MUC 中多糖和硫酸基团占总重量的比例分别为 70% ~ 80% 和 1.7%。慢性气道炎症患者除气道黏液量的增加外，尚有理化性质和流变特性的改变，如 MUC 糖基化和硫酸化程度的大幅度增加。气道黏液中黏蛋白的糖基含量可达 MUC 重量的 90%，高度糖基化的 MUC 更适于作为细菌胞壁选择素家族的配体，易致细菌于气道内定植，造成下呼吸道感染的发生。此外，高度硫酸化的黏液造成气道微环境酸化，使常用抗生素尤其是氨基苷类抗生素的杀菌效能明显降低，有报道这种降低可使一些抗生素的 MIC 上升数十倍，导致下呼吸道感染的致病菌难以清除。黏附是电荷依赖性反应，随着气道 pH 酸碱度的降低，细菌黏附也明显增加。此外，气道炎性分泌物中的中性粒细胞弹性蛋白酶可以降解 IgA 和纤维连接蛋白，进一步促进革兰阴性细菌的黏附。

气道黏蛋白分为分泌型和膜结合型两种。气道黏液中所含的 MUC 为分泌型，作为黏液纤毛清除功能的载体，它的多寡影响着纤毛运动，因而可调节气道内病原体的黏附；而膜结合型黏蛋白 MUC1 是铜绿假单胞菌的黏附位点，是铜绿假单胞菌位于上皮细胞表面的一种受体，细胞表面 MUC1 蛋白的表达可导致铜绿假单胞菌黏附的显著增加。MUC1 可诱导表达的主要刺激物为 NE，用 NE 处理的人肺癌细胞 A549 表现出明显增高的 MUC1 蛋白水平，但 NE 没有改变 MUC1 mRNA 的稳定性，表明其通过增加转录水平而诱导蛋白表达增加。由 NE 增加的 *MUC1* 基因转录可通过增加 Sp1 与 *MUC1* 启动子-99/-90 片段的结合而调节。但气道上皮细胞表达增加的 MUC1 又可被中性粒细胞的崩解片段清除，或者被激活中性粒细胞的细胞外区域删除，此外脱落到细胞调节介质的 MUC1 蛋白可快速而完全地被 NE 降解，故细菌与已得到 MUC1 诱导表达的气道上皮细胞之间的结合可通过 NE 对上皮细胞的预处理而减弱。上述黏附于上皮细胞的铜绿假单胞菌可部分发生内在化，而这种内在化需依赖细胞极性和连接复合体的完整性。铜绿假单胞菌与 MUC1 的黏附也激活纤毛系统，导致黏蛋白 MUC1 细胞质尾部的酪氨酸磷酸化和 MAP 激酶的活化，借此启动气道上皮的细胞信号转导过程，进而产生包括气道黏液高分泌在内的系列病理改变。

4. 宿主防疫机制和全身状态　老年、一般情况差、营养不良、合并危重病、肿瘤、肾衰竭及糖尿病等慢性疾病、长期吸烟及合并慢性支气管疾病、严重创伤及大手术、意识障碍、气管插管或切开、抗生素和抗酸剂的应用等，均可削弱全身和呼吸道局部的防御机制，增加细菌在呼吸道的黏附和定植。这些因素的作用机制尚不完全清楚，已知的作用环节包括呼吸道 IgA 产生减少、上皮细胞完整性破坏、黏附受体增加、蛋白酶或其他促使隐蔽受体暴露物质的释放、气道 pH 酸碱度的改变等。当然，每种因素的作用环节不尽一致，也有可能在几个环节上起作用。

6.2.4　病原体的长期定植与细菌生物膜

细菌生物膜（bacterial biofilm，BF）是指细菌吸附于生物体材料或机体腔道表面，形成微菌落，并分泌多糖基质、纤维蛋白、脂蛋白等将其自身包裹其中形成的膜状物。BF 中水分含量可高达 97%。除了水和细菌外，BF 还含有细菌分泌的大分子多聚物、吸附的营养物质和代谢产物以及细菌裂解产物等。因此，BF 中几乎存在所有重要的生物大分子上，如蛋白质、多糖、DNA、RNA、肽聚糖及脂类等物质。铜绿假单胞菌等病原体之所以能长期定植于肺部，感染患者的气道而不易被抗生素清除，除了与其产生的多种抗生素灭活酶或修饰酶、抗菌药物作用靶位的改变、膜屏障及对药物的主动外排之外，还与其在体内极易形成生物膜密切有关。

临床上容易形成生物膜的致病菌主要有铜绿假单胞菌、金黄色葡萄球菌、表皮葡萄球菌、大肠埃希菌等。铜绿假单胞菌容易吸附在体内黏膜表面形成生物膜，这在弥漫性泛细支气管炎、囊性肺纤维化、支气管扩张及慢性阻塞性肺疾病中较为常见，虽然抗生素有一定的临床疗效，但是铜绿假单胞菌总是难以彻底清除，电镜观察可见病变部位有细菌生物膜形成。金黄色葡萄球菌和表皮葡萄球菌则更容易在各种生物医学材料如导尿管、大静脉导管、气管插管等的表面形成生物被膜，导致所谓的生物医学材料相关感染。

1. BF 结构的形成

BF 多细胞结构的形成是一个动态过程，包括细菌起始黏附、BF 发展和成熟等阶段，BF 细菌在各阶段具有不同的生理生化特性。

细菌黏附：细菌对宿主表面的黏附现象是细菌在宿主体内形成 BF 的初始阶段，藻酸盐是黏附活动所必需的物质。研究显示，细菌黏附时，$AlgC$、$AlgD$ 基因被激活而大量表达，使藻酸盐合成所必需的磷酸甘露糖变位酶等合成增加；而当大量藻酸盐包裹细菌后，$AlgC$、$AlgD$ 基因的表达常停止。细菌的这种黏附作用主要是细菌表面特定的黏附素蛋白识别宿主表面受体的结果，因此具有选择性和特异性。宿主组织表面的蛋白、糖蛋白和糖脂常可作为受体，而选择性地吸附特定种类的细菌。细菌黏附于表面可免于被流体带到不利于其生长的环境，例如生长在尿道中的大肠埃希菌具有高度进化的表面结构，牢固地附着在尿道内，免于被尿液冲出体外。细菌一旦接触到宿主的表面可很快发生黏附，在细菌黏附阶段，由于缺乏成熟的 BF 结构保护，细菌的抗性不强，此时抗菌药物的疗效相对较好。

BF 的发展：细菌黏附到宿主表面后，其基因表达尤其是一些酶的表达随即有所调整，在生长繁殖的同时分泌大量胞外多糖（exopolysaccharide，EPS）。EPS 分子的产生对 BF 结构的发展十分重要。EPS 基质包裹细菌形成细菌团块，即微菌落，大量微菌落使 BF 加厚，形成特定的微环境。在此阶段，除可观察到 EPS 合成的增加外，因生物膜中的细菌被厚厚的 EPS 包绕，周围还易堆积大量代谢产物，因此不易获得养料和氧气，代谢率也很低，处于休眠状态，不能进行频繁的细胞分裂，体积较小，故此阶段可观察到细菌对抗生素的抗性提高。另外，还伴有诸如对紫外线抗性的增加、降解大分子物质的能力和遗传交换效率的增加，以及二级代谢产物产率的增加等特性改变。变化是细菌为适应自然环境而采取的生存策略，但也正是 BF 细菌的这些特性使细菌不易被清除，导致了严重临床问题。

BF 的成熟：成熟的 BF 形成高度有组织的复杂结构，即由 EPS 基质、嵌在 EPS 的菌群（微定植）及水通道组成的立体结构，称为胞外多糖复合物，藻酸盐为其主要成分。利用激光共聚焦显微镜（confocal scanning laser microscope，CSLM）观察到成熟 BF 结构具有不均质性，由类似蘑菇形状的微菌落组成。它富含阴离子，高度亲水，游离端结构由 73%~98% 的细菌外物质和水通道组成，水通道是由可运送大量物质的相互吻合网络组成，与外界的组织液可相通，能运送直径大至 0.3 μm 的物体通过 BF。细菌表面粗糙的外观很可能是块状物体通过水通道运输时引起的 BF 结构变动所致。当大量液体流动时，水通道内的液体常维持同一方向，故有学者将成熟 BF 内部结构的水通道类比为高级生物的循环系统，用于与外界交换营养物质及排泄代谢产物。细菌在增生时可因菌种、营养、附着的表面和环境条件的不同，形成疏松或致密及厚薄不等的 BF 结构。

如上所述，成熟的 BF 是由 EPS 基质、微定植及水通道组成的立体结构。在 BF 成熟过程中，除了与上述 EPS 的产生有关外，细菌的密度感应系统（quorum sensing system）也起着重要作用。微定植是构成细菌 BF 的基本单位，每一个微定植菌群的基因表达规模均通过密度感应系统反馈规定微定植菌群的复制来限制，使微定植菌群落在生理上达到最适大小，形成成熟的细菌 BF。细菌密度感应系统是细菌通过监测其群体的细胞密度来调节其特定的基因表达，以保证 BF 中营养物质运输和废物顺利排出，避免细菌过度生长而造成空间和营养物质缺乏。革兰阴性细菌的密度感应系统包含两个调节成分（图 7）：转录活化蛋白（R 蛋白）和自动诱导合成酶 N-酰基高丝氨酸内酯（N-acyl homoserine lactones，AHL）。它们大多是利用 N-酰基高丝氨酸内酯（N-acyl homo-serine lactones，AHL）作为信号分子，AHL 浓度随细菌密度的增加而上升，当 AHL 浓度达到阈值时，可与一种转录激活蛋白（R 蛋白）结合而激活，AHL 和 R 蛋白复合物进一步诱导相关靶基因的表达。R 蛋白包括两个区域，N 端与 AHL 相互作用，C 端与 DNA 结合。

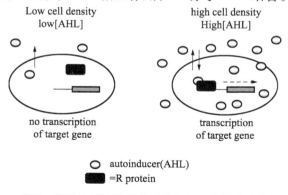

图 7　革兰阴性菌的群体感应包括两个调节成分

（Taken from Bacterial Quorum Sensing in Pathogenic Relationships by de Kievit TR and Iglewski BH. Infect Immun 2000）。

　　铜绿假单胞菌有两个级联的密度感知信号系统，即 LasR-LasI- 3-oxa-C12-AHL 和 RhlR-RhlI-C4-AHL（图 8），前者对后者有调控作用。与 LuxR-LuxI 系统一样，当细菌进入对数生长期，细菌的密度增高，3-oxa-C12-AHL 浓度升高，与 LasR 蛋白结合后可以激活一系列致病因子如弹性蛋白、外毒素 A、碱性蛋白酶、中性蛋白酶、磷脂酶 C 的表达。另一方面，3-oxa-C12-AHL 又可激活 RhlR-RhlI 系统，促使后者释放 C4-AHL，与 RhlR 蛋白结合后也可调控下游一系列致病基因的表达；同时，由于这两种小分子物质也可穿透细胞膜，作用于机体的免疫细胞，其结果可能导致机体对细菌的抵抗作用下降，有利于细菌的增生从而导致感染。成熟的 BF 由于内在的调节机制或在外部冲刷力等作用下可部分脱落，脱落的细菌又转变成浮游生长状态，可再黏附到合适的表面形成新的 BF。

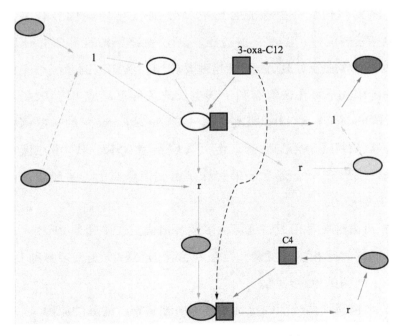

图 8　群体感应的生化反应（彩图见彩插 1）

由于 BF 的形成是一个动态过程，且结构上存在不均质性，因此，BF 中的细菌是在不同时间和空间发展的，其基因表达和生理活性也具有不均质性。BF 垂直方向上不同层面的细菌 RNA 含量、呼吸活性和蛋白质合成均不同。同时由于细菌所处微环境的 pH 和氧化还原电位等的不同，可使遗传学上一致的细菌个体表现不同的特性，如产生毒素不同可使 BF 中一些细菌个体对宿主无危害，而另一些细菌则可能对宿主有致命威胁。因此，不均质性是细菌 BF 的另一重要特性，也与细菌的抗性有关。

从理论上讲，BF 是细菌在表面生存时采取的生长方式，这是细菌的一种本能，任何细菌均可形成 BF。但是，当细菌发生遗传改变时，可影响其形成 BF 的能力，也就有可能影响其致病性。有些细菌的毒力因子（如菌毛等）与形成 BF 的能力有关，其毒力强弱可影响其 BF 的形成，而具体到某一菌株能否形成 BF，则又与环境信号有关。环境信号包括营养成分、温度、渗透压、pH、铁离子浓度和氧化还原电位等，其中营养成分对 BF 的形成起重要作用。例如，铜绿假单胞菌和荧光假单胞菌几乎可在任何有利于其生长的条件下形成 BF，大肠埃希菌（Escherichia coli）K-12 和霍乱弧菌（Vibrio cholerae）的一些菌株在基础培养基条件下不能形成 BF，但大肠埃希菌 O517：H7 可在低营养培养基条件下形成 BF。通常如果菌株是由表面分离的，一般该菌株具有形成 BF 的能力。

BF 可由纯菌种形成，也可由多菌种组成。在多菌种 BF 中，不同菌种在不同的时间和空间发展，存在着菌种的交替演变，多菌种 BF 进一步扩大了细菌的生存环境。

2. 生物膜细菌致病的机制及气道内细菌难以清除的原因

气道黏液高分泌时，气道分泌细胞增生肥大，黏液分泌亢进。大量的气道黏液加重了气道的堵塞，从而加重了喘息及咳嗽症状。细菌被包裹于黏液中容易在局部定植造成感染，而感染又加重了黏液的高分泌，从而形成恶性循环。目前认为细菌生物膜具有极强的耐药性和集体抵抗免疫系统的作用，是导致某些致病菌长期定植于气道、慢性感染反复发作难以治愈的重要原因，其机制包括：①阻滞抗生素的渗透；②吸附抗生素灭活酶，促进抗生素水解；③被膜下细菌代谢低下，呈"亚冬眠状态"，对抗生素的敏感性降低；④阻止机体免疫系统对细菌的清除，产生免疫逃逸现象，减弱机体免疫力与抗生素的协同杀菌作用。

　　抗生素抗性：与浮游细菌相比，BF 细菌对抗生素的抗性可提高 10～1000 倍。BF 细菌抗药性主要取决于其胞外多糖复合物结构：①BF 中的 EPS 的主要成分藻酸盐起屏障作用，可阻碍抗生素分子向细菌细胞的渗透和穿入，如带正电荷的氨基糖苷类抗生素可以被带负电荷的藻酸盐结合，从而限制其弥散。多糖蛋白复合物还可与一些药物起中和反应，削弱了药物的活性。②BF 中有些细菌向胞外基质中分泌破坏抗菌药物的酶，如 β-内酰胺酶，使抗生素被降解。③BF 中微环境的不同可影响抗生素的活性，如局部酸性代谢产物的积累对许多抗生素的活性有拮抗作用。厌氧微环境、大分子物质、二价阳离子、pH 值下降以及黏多糖等可严重影响氨基糖苷类抗生素的活性。此外，营养的消耗或抑制性代谢产物的积累可使一些细菌生长缓慢或停止分裂，这类细菌一般对抗生素敏感性差。BF 结构的不均质和 BF 细菌生理上的不均质性导致渗入的药物只能杀死一部分细菌，而另一部分细菌则存活下来。④细菌附着于黏膜或异物表面生长，可诱导细菌表达与浮游细菌不同的基因，产生 BF 特异性表型。铜绿假单胞菌的多种变异表型与其耐药性有关。*MUCA* 基因的失活突变使细菌从非黏液型表型转为黏液表型，过量表达的藻酸盐使后者形成的生物膜结构更加牢固，对抗生素的敏感性下降。BF 中的一部分细菌还可进入一种类似芽孢的分化状态，对抗生素有高度抗性。⑤多菌种 BF 中各菌种具有协同作用，例如产生 β-内酰胺酶的菌种可保护不产生此酶的菌种免受青霉素类和头孢菌素的作用。

对抗机体免疫防御：BF 细菌可利用多种方式对抗机体免疫防御机制。①减少细胞因子的产生或酶解细胞因子；②BF 产生的黏多糖可抑制中性粒细胞的趋化作用；③抵抗单核巨噬细胞的吞噬作用；④BF 细菌可刺激机体产生抗体，但这些抗体常常不仅不能灭杀 BF 内部的细菌，反而可在 BF 表面形成免疫复合物，损伤周围的组织；⑤BF 诱导的补体活化和中性粒细胞呼吸爆发明显下降。

水通道蛋白防护作用下降：哺乳动物黏膜下腺分泌一种水、离子和大分子混合物，均匀分布在呼吸道表面，称为气道表面液体（airway surface liquid，ASL）。ASL 含有多种蛋白，包括乳铁蛋白、溶菌酶和其他抗菌多肽等，对呼吸道的防护具有重要作用。黏膜下腺在抵御病原菌侵袭和调节 ASL 的体积和组成中起重要作用。部分患者如肺囊性纤维化时黏液腺分泌异常可促进细菌的黏附，同时纤毛运动的减弱也抑制了细菌的清除。由此可见，ASL 体积和组分的改变，直接影响着黏液的清除和黏液抗菌物质的活性。

气道炎症反应增加了细菌清除的难度：气道黏液高分泌时多伴有气道内轻重不等的急性或慢性炎症反应。尤其在慢性支气管炎时，中性粒细胞、肺泡巨噬细胞等产生大量的炎症介质和效应产物，引起气道黏液高分泌、纤毛活动减弱、血管通透性增加以及平滑肌收缩等反应，这些病理反应对细菌清除又产生下述影响：①炎症导致的气道上皮损伤，使黏膜屏障功能下降；②炎症使气道黏膜黏液纤毛清除功能下降，利于细菌的沉积和 BF 形成。③炎症细胞激活后释放芳基硫酸酶、透明质酸酶、溶酶体酶等长期激动气道平滑肌受体，使平滑肌应激功能降低，不利于细菌 BF 的脱落外排。

每种 BF 的抗药或抵抗机体免疫防御的机制不是单一的，往往有多种机制共同起作用。另外，不同菌种的抗性机制也不尽相同。

3. 生物膜相关感染性疾病的治疗

细菌生物膜相关性感染疾病的治疗十分棘手，目前主要有两种策略：①抑制生物膜的形成；②在治疗过程中尽量选用能渗透生物被膜的杀菌剂。在临床常用的抗生素中，氟罗沙星、加替沙星等喹诺酮类药物对细菌生物膜有较好的渗透性，对生物膜下生长缓慢的细菌也有一定杀菌作用；克拉霉素、阿奇霉素、罗红霉素等 14、15 环大环内酯类药物可抑制细菌生物膜的形成，与氟喹诺酮类药物联用时，可提高后者对细菌生物膜的渗透性和对被膜下细菌的杀菌活性。此外，人们还尝试采用抗藻酸盐血清或藻酸盐单克隆抗体、蛋白水解酶等来抑制细菌生物膜的形成；发展抗细菌黏附的生物材料，预防 BF 污染各种临床应用的导管、插管和医用合成材料也是一个方向；研究人体健康微生物 BF 的组成及其与宿主和睦相处的分子机制，发展新型抗感染微生态制剂也具有良好的前景。目前已有报道认为人类天然抗生素肽 Elafin 一方面作为 NE 抑制剂可有效抑制气道黏蛋白的分泌，改善因气道黏液高分泌造成的气道微环境，从而减少病原体的黏附与定植；另一方面作为防御素样物质的代表具有抵御病原微生物攻击的有益效应，且作为一种天然生态抗生素，Elafin 克服了由于传统抗生素使用所引起的菌群失调、真菌二次感染和抗生素抗性等问题。另外，其分子量小、穿透性好的特点使其成为极具潜质的抗生素候选靶物质。

（吕传柱　颜时姣　整理）

参考文献

1. GüNZEL D, FROMM M. Claudins and other tight junction proteins. Compr Physiol, 2012, 2(3): 1819-1852.

2. BETANZOS A, JAVIER-REYNA R, GARCíA-RIVERA G, et al. The EhCPADH112 complex of Entamoeba histolytica interacts with tight junction proteins occludin and claudin-1 to produce epithelial damage. PLoS One, 2013, 8(6): e65100.

3. AMOOZADEH Y, ANWER S, DAN Q, et al. Cell confluence regulates claudin-2 expression: possible role for ZO-1 and Rac. Am J Physiol Cell Physiol, 2018, 314(3): C366-C378.

4. YAMADA T, KURAMITSU K, RIKITSU E, et al. Nectin and junctional adhesion molecule are critical cell adhesion molecules for the apico-basal alignment of adherens and tight junctions in epithelial cells. Genes Cells, 2013, 18(11): 985-998.

5. TATSUTA M, KAN-O K, ISHII Y, et al. Effects of cigarette smoke on barrier function and tight junction proteins in the bronchial epithelium: protective role of cathelicidin LL-37. Respir Res, 2019, 20(1): 251.

6. KONG D, WANG Z, TIAN J, et al. Glycyrrhizin inactivates toll-like receptor (TLR) signaling pathway to reduce lipopolysaccharide-induced acute lung injury by inhibiting TLR2. J Cell Physiol, 2019, 234(4): 4597-4607.

7. BRUSCIA E M, ZHANG P X, SATOH A, et al. Abnormal trafficking and degradation of TLR4 underlie the elevated inflammatory response in cystic fibrosis. J Immunol, 2011, 186(12): 6990-6998.

8. CORAUX C, KILEZTKY C, POLETTE M, et al. Airway epithelial integrity is protected by a long-acting ß2-adrenergic receptor agonist. Am J Respir Cell Mol Biol, 2004(30): 605-612.

9. BARNES P J. Inflammatory mechanisms in patients with chronic obstructive pulmonary disease. J Allergy Clin Immunol, 2016, 138(1): 16-27.

10. IASELLA C J, HOJI A, POPESCU I, et al. Type-1 immunity and endogenous immune regulators predominate in the airway transcriptome during chronic lung allograft dysfunction. Am J Transplant, 2021, 21(6): 2145-2160.

11. AHN D, PRINCE A. Participation of the IL-10RB Related Cytokines, IL-22 and IFN-

λ in Defense of the Airway Mucosal Barrier. Front Cell Infect Microbiol, 2020, 10：300.

12. NISHIYAMA R, SAKAGUCHI T, KINUGASA T, et al. Interleukin-2 receptor beta subunit-dependent and -independent regulation of intestinal epithelial tight junctions. J Biol Chem, 2001, 276(38)：35571 –35580.

13. FERREIRA V H, NAZLI A, DIZZELL S E, et al. The anti-inflammatory activity of curcumin protects the genital mucosal epithelial barrier from disruption and blocks replication of HIV-1 and HSV-2. PLoS One, 2015, 10(4)：e0124903.

14. 宋红丽, 吕飒, 马力. TNF-α影响肠黏膜上皮细胞间紧密连接蛋白的表达. 世界华人消化杂志, 2004, 12(6)：1303 –1306.

15. GAO P, SHIVERS R R. Correlation of the presence of blood-brain barrier tight junctions and expression of zonula occludens protein ZO-1 in vitro：a freeze-fracture and immunofluorescence study. J Submicrosc Cytol Pathol, 2004, 36(1)：7 –15.

16. BRUEWER M, UTECHM M, IVANOV A I, et al. Interferon-gamma induces internalization of epithelial tight junction proteins via a macropinocytosis-like process. FASEB J, 2005, 19(8)：923 –933.

17. CHEN Y, ZHANG H, CHENG Y, et al. Dietary l-threonine supplementation attenuates lipopolysaccharide-induced inflammatory responses and intestinal barrier damage of broiler chickens at an early age. Br J Nutr, 2018, 119(11)：1254 –1262.

18. INOUE Y, TANAKA H, OGURA H, et al. A neutrophil elastase inhibitor, sivelestat, improves leukocyte deformability in patients with acute lung injury. J Trauma, 2006, 60 (5)：936 –943, discussion 943.

19. FREDRIKSSON K, LIU X D, LUNDAHL J. Red blood cells increase secretion of matrix metalloproteinases from human lung fibroblasts in vitro. Am J Physiol Lung Cell Mol Physiol, 2006, 290(2)：L326 –L333.

20. KARWASIK-KAJSZCZAREK K, KONDRACKA A, DYMANOWSKA-DYJAK I, et al. Elafin and its influence on the patomechanism of preterm labor. Pol Merkur Lekarski, 2013, 35(207)：163 –165.

21. XIE Y C, DONG X W, WU X M, et al. Inhibitory effects of flavonoids extracted from licorice on lipopolysaccharide-induced acute pulmonary inflammation in mice. Int Immunopharmacol, 2009, 9(2)：194 –200.

22. 陈红. 肺部感染性疾病的诊治进展. 天津：天津科学技术出版社, 2011.

23. KATO K, LILLEHOJ E P, KAI H, et al. MUC1 expression by human airway epithelial cells mediates Pseudomonas aeruginosa adhesion. Front Biosci (Elite Ed), 2010, 2: 68 – 77.

24. LILLEHOJ E P, KIM H R, CHUN E Y, et al. Pseudomonas aeruginosa stimulates phosphorylation of the airway epithelial membrane glycoprotein Muc1 and activates MAP kinase. Am J Physiol, 2004, 287(4): L809 – L815.

25. OTTO M. Physical stress and bacterial colonization. FEMS Microbiol Rev, 2014, 38 (6): 1250 – 1270.

26. LILLEHOJ E P, HYUN S W, LIU A, et al. NEU1 sialidase regulates membrane-tethered Mucin (MUC1) ectodomain adhesiveness for pseudomonas aeruginosa and decoy receptor release. J Biol Chem, 2015, 290(30): 18316 – 18331.

27. 李彤, 庄辉. 细菌生物膜的研究进展. 中华微生物学和免疫学杂志, 2002, 22 (3): 343 – 344.

28. JAKOBSEN T H, TOLKER-NIELSEN T, GIVSKOV M. Bacterial biofilm control by perturbation of bacterial signaling processes. Int J Mol Sci, 2017, 18(9): 1970.

29. GLONTI T, CHANISHVILI N, TAYLOR P W. Bacteriophage-derived enzyme that depolymerizes the alginic acid capsule associated with cystic fibrosis isolates of Pseudomonas aeruginosa. J Appl Microbiol, 2010, 108(2): 695 – 702.

30. LIM J, CUI Y, OH Y J, et al. Studying the effect of alginate overproduction on Pseudomonas aeruginosa biofilm by atomic force microscopy. J Nanosci Nanotechnol, 2011, 11 (7): 5676 – 5681.

31. BAZZI W, SABRA A, ZAHREDDINE L, et al. The inhibitory effect of micafungin on biofilm formation by Pseudomonas aeruginosa. Biofouling, 2013, 29(8): 909 – 915.

32. HAMMOND J H, DOLBEN E F, SMITH T J, et al. Links between Anr and Quorum Sensing in Pseudomonas aeruginosa Biofilms. J Bacteriol, 2015, 197(17): 2810 – 2820.

33. KARATUNA O, YAGCI A. Analysis of quorum sensing-dependent virulence factor production and its relationship with antimicrobial susceptibility in Pseudomonas aeruginosa respiratory isolates. Clin Microbiol Infect, 2010, 16(12): 1770 – 1775.

34. ALAYANDE A B, AUNG M M, KIM I S. Correlation between quorum sensing signal molecules and pseudomonas aeruginosa's biofilm development and virulency. Curr Microbiol, 2018, 75(7): 787 – 793.

35. 李昱龙, 陆一鸣, 韩正敏, 等. 细菌菌膜的成分、调控及其与植物的关系. 微生物学通报, 2017, 44(6): 1491 – 1499.

36. PATTNAIK S S, RANGANATHAN S, AMPASALA D R, et al. Attenuation of quorum sensing regulated virulence and biofilm development in Pseudomonas aeruginosa PAO1 by Diaporthe phaseolorum SSP12. Microb Pathog, 2018, 118: 177 – 189.

07 空气可吸入颗粒物与气道
黏液纤毛清除功能

　　空气污染对健康的影响早已引起世界各国的广泛关注，而大气颗粒污染物是空气污染中极其重要的部分。目前世界大多数国家都制定了空气中大气可吸入颗粒物（particles with an aerodynamic diameter of less than 10 μm，PM_{10}）的质量标准。流行病学研究证明颗粒物与呼吸道症状增加、肺功能下降、肺癌死亡率及心血管疾病发病率的增高有密切联系。PM_{10} 的浓度平均上升 10 μg/m³，每日总死亡率上升 0.6%，呼吸系统疾病发病率上升 1.5%，心血管疾病发病率上升 1.1%，哮喘发病率上升 3%，肺功能下降者占 0.1%。颗粒物在被人体吸入过程中，呼吸道的黏液纤毛清除机制起着主要的阻碍、清除作用。本章介绍 PM_{10} 的理化特性、毒理作用、侵入途径及气道的相关清除防御功能。

7.1　PM_{10} 的理化特性

　　大气颗粒物是指空气中分散的固态或液态物质，为大气的不定组成之一，其粒度为 0.0002（分子级）~500 μm。按生成机制分为三种粒子群：小粒子群（nuclei mode）、中粒子群（accumulation mode）、大粒子群（mechanical mode）。小粒子群占比较高，由于发生源排放的高温气体冷却、凝缩，并在大气中气态污染物发生气相反应生成了低蒸气压的物质，经凝缩粒子化后生成了小粒子群。这类小粒子再与其他气体分子凝缩，或小粒子之间凝缩形成中粒子群。大粒子群则是由机械分散后产生。

PM_{10} 是指空气动力学直径小于 10 μm 的颗粒物。PM_{10} 的物理特性表现在形状、大小、比重、硬度、分散度等方面。形状越接近球形，颗粒物沉降的速度则越快。形状越不规则，硬度越大，越容易引起气道黏膜的损伤。PM_{10} 主要的物理性质取决于直径，直径越小、分散度越高的颗粒物在空气中悬浮的时间就越长，沉降的速度就越慢，稳定性就越高，在肺内存留时间就越长。有资料显示，10 μm 的颗粒在标准状态下，其沉降速度达 2.4 cm/s；直径 6 μm 的颗粒，沉降速度要小一个数量级，为 0.216 cm/s；直径为 0.2 μm 的颗粒，沉降速度仅为 2.4 μm/s。另有研究表明暴露于颗粒物中 24 小时后，8.2 μm 的颗粒物在肺内仅存留 15%，2.5 μm 以内的颗粒物在肺内存留达 77%。颗粒物越小，总表面积越大，其吸附能力越强，1 μm 颗粒的质量和 1000 个 0.1 μm 的颗粒质量相同，而同样质量的 0.1 μm 颗粒的表面积是 1 μm 颗粒的 10 倍。现已明确 PM_{10} 的直径分布近似对数分布，微分质量图呈现的是多峰型多模结构，一般有 3 个峰和 3 个模态：直径大于 2 μm 为粗粒子，直径小于 0.1 μm 为爱根核模，直径在 0.1~0.2 μm 为积聚态模，爱根核模和积聚态模合起来为细粒子，积分质量图呈现的是几段直线，表明有几个不同的来源。

PM_{10} 化学特性表现在成分、所附带的有毒性物质、毒物的溶解度、颗粒物的酸碱度、浓度及病原微生物等方面（图 9）。随着工业化的发展，大量的汽车尾气、天然能源的燃烧利用、工业粉尘及相关事故的发生等造成空气中大量有害颗粒物的生成，其化学成分复杂，常有无机离子、有机化合物、碳黑等，碳元素是颗粒物中含量最高的元素，可占颗粒物总重量的10%，甚至20%。此外，颗粒物所附带的毒性物质可含有大量有毒金属和已知有致癌作用的多环芳烃及其衍生物，甚至还吸附有病原微生物。毒物的溶解度越大，被人体吸入后产生的毒性作用越强。颗粒物的浓度越高，毒性物质的蓄积量也就越大，毒性也越强。有机成分多的颗粒物，虽然溶解度小，但吸入量越大，气道中的浓度就越高，对人体的危害性也越大。颗粒物酸碱度不同，一方面影响气道的pH，减弱防御功能，另一方面对气道黏膜有较大的刺激。

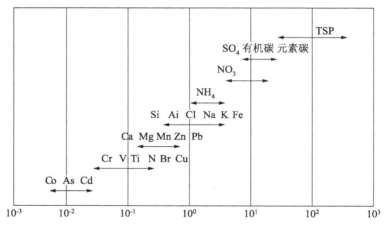

图9 大气颗粒物化学成分的浓度水平（μg/m³）

7.2 PM$_{10}$的毒理作用

1. PM$_{10}$对呼吸系统的影响　研究表明颗粒物被吸入后，作为气道炎症反应的刺激诱导因素，引起炎症参与细胞释放系列炎症介质如IL-8等启动气道局部炎症反应，并最终造成气道上皮受损。在此过程中，肺巨噬细胞被激活而分泌前炎症因子如TNF-α和IL-1，进而刺激巨噬细胞、上皮细胞、成纤维细胞和中性粒细胞等释放其他炎症增强因子和效应因子来推动炎症反应的进展。颗粒物可以导致气道组织 ICAM-1 的表达增加，并促进炎症细胞由血管向肺部聚集。颗粒物还能增加多形核白细胞向肺组织的浸润，加强气道的局部炎症反应。

吸入颗粒物动物模型接受抗氧化剂干预后，其肺组织中的 SOD 活性明显升高，炎症反应受到抑制，肺功能明显改善。活性氧介导的颗粒物对肺的损伤与颗粒物具有自由基活性有关。另外，颗粒物催化活性氧的产生，激活氧化还原敏感的核转录因子-κB，促成了炎症反应的发生。

在研究颗粒物诱发大鼠哮喘的实验中，病理切片显示肺泡间隔及细支气管中炎症细胞浸润，有大量嗜酸性粒细胞，这表明颗粒物对诱发大鼠支气管哮喘可能有一定作用。有研究人员观察颗粒物对 SD 大鼠的肺部毒性，发现染毒后大鼠支气管—肺灌洗液中嗜酸细胞阳离子蛋白活性增高，表明可能是颗粒物导致气道上皮肺细胞损伤，引起气道高反应性。

另有研究颗粒物与气传真菌致肺损伤的相关实验，认为真菌有呼吸道毒性作用，肺巨噬细胞、呼吸道上皮细胞等是颗粒物和真菌作用的共同靶细胞。

有更多的研究表明细颗粒物对人体的危害比粗颗粒物更大，因其直径小，可以深入人体肺泡，并沉降在肺间质。微细颗粒物的清除速度慢，增加了肺泡巨噬细胞的清除负担，而且可能导致不能被清除的颗粒物增多，刺激肺上皮细胞释放更多的炎症介质，加重炎症损伤。通过不同直径的大气颗粒物对大鼠肺的毒性研究表明，接受最小直径颗粒物的大鼠受到了最大的伤害，该群大鼠的肺损伤最严重。

2. PM_{10} 对机体的其他影响 PM_{10} 可影响免疫系统，降低巨噬细胞的数量和功能，使机体对病原体的抵抗力下降，诱发感染性疾病。有实验通过淋巴细胞微核率和 ^{3}H-TDR 掺入率测定 T 淋巴细胞的增生反应，研究 PM_{10} 对人体外周血淋巴细胞的毒性反应，结果表明 PM_{10} 对 T 淋巴细胞转化功能增生反应有抑制作用。有报道颗粒物中 Pb、Zn、Mn 等无机元素抑制小鼠的免疫功能，能明显增加染色体的畸变风险。

PM_{10} 所吸附的多环芳烃化合物是对人体危害最大的致癌、致突变、致残物质，其中苯并芘能诱发皮肤癌、肺癌和胃癌。近年有研究发现细胞间隙连接通讯和癌变有一定关系，通过观察 PM_{10} 悬浮液处理人肺成纤维细胞后细胞间隙连接通讯的改变情况，显示 PM_{10} 对其有抑制作用，提示可能在癌症的促进过程中发挥作用。而通过提取不同大小直径颗粒物的有机成分进行突变性研究，结果提示 $0.3 \sim 1.0\ \mu m$ 颗粒物的致突变能力最大。

PM_{10} 影响神经系统是通过吸附含铅的小颗粒物经肺沉着后进入血液系统，大部分与红细胞结合，小部分形成铅的磷酸盐和甘油磷酸盐，然后进入脑、肝、肾、骨等器官，导致神经系统紊乱及器官功能失调。

此外，PM_{10} 影响胎儿的体重增长并影响儿童的生长发育和免疫功能。

在上述诸多的不良影响中，多个实验研究反映其中存在明显的剂量—反应关系，随着颗粒物浓度的增加，对肺部炎性损伤作用加重；所诱发的淋巴细胞的微核率显著上升，而 ^{3}H-TDR 掺入率下降更明显。

3. PM_{10} 的毒理学假说　PM_{10} 对人体的毒性作用主要由颗粒物自身的理化特性和机体的气道防御机制决定，也涉及了环境的湿度、温度等因素。因此有学者提出了以颗粒物物理特性为基础的损伤假说；也有以颗粒物上有害物质的毒性效应为基础的损伤假说；以及炎症细胞和细胞因子假说等。但目前尚没有一个假说可以全面解释 PM_{10} 对人体的毒害作用，较适当的解释应该是上述多种效应的综合。

有权威学者认为，所有的颗粒物在其被吸入呼吸系统各级组织后，它们不会静止地沉着，首先是物理性刺激和化学作用的发生，理化作用立即引起接触组织的细胞刺激反应，激起呼吸道上皮和肺泡上皮的活性，总称为细胞反应和吞噬作用。当接触时间短而量少时，颗粒物所引起的组织反应是可逆的，但在高浓度里，在长期接触情况下，其反应是反复的、持久的，炎症反应也从急性转为慢性弥漫性，引起组织修复增生，结构损坏，进而导致纤维化，并造成慢性阻塞性肺疾病的发生。

7.3 PM$_{10}$的吸入途径及气道黏液纤毛清除机制

PM$_{10}$在空气中要受到重力、浮力和拖曳力的作用，在经呼吸道吸入体内的过程中，诸多因素有影响如气道的解剖结构、呼吸流速的改变、气道的湿度及颗粒物的电荷因素等，其中以影响其悬浮时间和沉降速度的空气动力学直径大小对吸入效率影响最大（图10）。

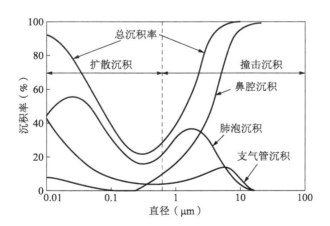

图10 不同直径颗粒在人呼吸系统中的分布示意图

当颗粒物被人体吸入时，会以撞击方式或扩散方式在呼吸系统沉积。首先通过呼吸道的鼻咽区，即鼻、口腔、咽、喉部。空气动力学直径大于 10 μm 的颗粒物，即非吸入性颗粒物，能被鼻毛和鼻腔结构沿途阻留。在鼻咽部，由于呼吸流速的改变，气流折转变向，颗粒物的惯性效应使其从气流中分离，以冲击作用沉降在鼻咽区，同时鼻腔黏膜和气道黏液将其黏住，以鼻涕、痰液的形式排出体外。有资料显示鼻腔能有效地滤过吸入的颗粒物量的 30%～50%。

部分颗粒物通过鼻咽部往下至气管、支气管树区，即气管、支气管、细支气管及呼吸性细支气管。美国环保局的研究报道认为，空气动力学直径大于 4 μm 的颗粒物大部分通过下呼吸道上皮纤毛一定频率的摆送，伴随黏液外送，以咳嗽反射排出体外。

到达肺泡区（无纤毛呼吸性细支气管、肺泡管、肺泡囊和肺泡）空气动力学直径小于 5 μm 的颗粒物，以沉降作用、弥散作用沉积在肺泡表面，少部分小颗粒物也可随呼气排出体外。沉积的颗粒物可通过肺泡表面液体流动向外排送，再经支气管纤毛上皮的黏液毯排出体外。在下呼吸道，随着支气管的逐级分支、气流速度减慢及方向改变，颗粒物沉积黏着于各级气管壁上，这部分颗粒物大小直径为 2～10 μm。直径 2 μm 以下的颗粒物可沉积在呼吸性细支气管壁和肺泡壁上。颗粒物进入肺泡后，除一部分随呼气排出外，另一部分黏着在肺泡表面的液体上被肺巨噬细胞吞噬，并通过巨噬细胞阿米巴样运动移送到具有纤毛上皮的细支气管黏膜表面，混于黏液通过纤毛运动外排。还有一部分颗粒物被巨噬细胞吞噬后，通过肺泡间隙进入淋巴管，随淋巴液的循环移送至肺门淋巴结进一步被清除。直径小于 2 μm 的颗粒物 80% 是通过巨噬细胞作用而被清除的。巨噬细胞吞噬颗粒物后称尘细胞，此时细胞内的初级溶酶体与吞噬体融合形成次级溶酶体，次级溶酶体内各种水解酶（主要包括溶菌酶、磷酸酶、核糖核酸酶等）可将吞噬体内的异物消化并排出体外；有些未消化完全的物质成为残余体而暂时保留于细胞内或排出细胞。但如果进入的颗粒物含游离二氧化硅，则尘细胞在其毒性作用下常崩解死亡。

颗粒物进入肺泡后随呼气气流排出体外的是空气动力学直径在 0.1 ~ 1 μm 的颗粒物，对扩散方式而言，颗粒太大，对撞击方式而言，颗粒太小，因此在呼吸道沉积的概率较小。

空气动力学直径小于 0.1 μm 的颗粒物，以扩散方式渗透肺泡壁，进入血液，使其沉积率再度升高。

机体的气道清除防御功能能将绝大部分（97% ~ 98%）进入肺部的颗粒物有效清除掉，但若长期长时间吸入大量颗粒物，远远超过气道的清除功能的负载，对人体的不良影响将会显现，尤其是尘肺。

7.4 PM$_{10}$ 吸入性病理损害的防治

1. 加强污染源的控制和监理　目前世界各国十分重视对大气可吸入颗粒物的研究和防治工作。我国的大气颗粒物污染问题日益严重，对人体健康的损害效应日益显现。目前我国各大城市均根据所处区域的特点制定了有针对性的控制措施，主要包括加快城市能源煤改油、油改气进程，强制性执行燃油、燃煤排气处理措施，扬尘富集场所的湿化作业，易产生扬尘物资的密封化运输，城市的绿化及防护林带建设。

2. 阻断颗粒物吸入途经　目前，可吸入颗粒物来源的控制尚难以达到理想程度，应提倡在扬尘富集场所如采石场、水泥厂、建筑工地及微粉产业的从业人员使用口罩，此措施可在很大程度上减少肺部严重损害病症的发生。

3. 适当的药物防治　对于被可吸入颗粒物损害的高危人群，可规律性服用黏液促动剂，如兼具纤毛促动和支气管解痉作用的氨茶碱、可有效促进气道内黏液外排的溴环己胺醇、既有促黏液外排作用又有抗氧化损伤作用的乙酰半胱氨酸等。此类药物可一定程度提高气道的黏液纤毛清除系统对吸入微粒的清除效率。

4. 理疗器械的长期使用　近些年对黏液促动器具的研究有了一定进展，气道内振荡式清除装置已被证实可明显增大气道壁的振荡幅度，加强外冲气流，从而有效促进气道内分泌物的外排；同时由于其气道内增压作用，又可防止外周小气道的陷闭。基于上述机制及已有的观察，长期规律性的使用该类装置对减少可吸入颗粒物的继发损害应该是有益的。

（吕传柱　颜时姣　整理）

参考文献

1. BAGDONAS E, RAUDONIUTE J, BRUZAUSKAITE I, et al. Novel aspects of pathogenesis and regeneration mechanisms in COPD. Int J Chron Obstruct Pulmon Dis, 2015, 10: 995 – 1013.

2. DOIRON D, DE HOOGH K, PROBST-HENSCH N, et al. Air pollution, lung function and COPD: results from the population-based UK Biobank study. Eur Respir J, 2019, 54(1): 1802140.

3. BEREND N. Contribution of air pollution to COPD and small airway dysfunction. Respirology, 2016, 21(2): 237 – 244.

4. 何强，井文涌，王翊亭. 环境学导论. 3 版. 北京：清华大学出版社，2004.

5. 王娟，郭观林，秦宁，等. 某工业城市大气颗粒物中 PAHs 的粒径分布及人体呼吸系统暴露评估. 环境科学，2019，40(10): 4345 – 4354.

6. SURRATT J D, LIN Y H, ARASHIRO M, et al. Understanding the early biological effects of isoprene-derived particulate matter enhanced by anthropogenic pollutants. Res Rep Health Eff Inst, 2019(198): 1 – 54.

7. MUKAE H, VINCENT R, QUINLAN K, et al. The effect of repeated exposure to par-

ticulate air pollution (PM10) on the bone marrow. Am J Respir Crit Care Med, 2001, 163 (1): 201 – 209.

8. BHARGAVA A, SHUKLA A, BUNKAR N, et al. Exposure to ultrafine particulate matter induces NF-κβ mediated epigenetic modifications. Environ Pollut, 2019, 252(Pt A): 39 – 50.

9. LIU C, CHEN R, SERA F, et al. Ambient particulate air pollution and daily mortality in 652 cities. N Engl J Med, 2019, 381(8): 705 – 715.

10. 高露, 姜晶, 谭淼, 等. 天然高本底辐射对人群外周血淋巴细胞染色体畸变率影响的 Meta 分析. 中华放射医学与防护杂志, 2014(34): 894.

11. 王菲菲, 郑灿军, 郭新彪. 沙尘与非沙尘 PM2.5 对人肺成纤维细胞缝隙连接通讯的影响. 毒理学杂志, 2005, 19(3): 308.

12. 原福胜, 马亚萍, 赵五红, 等. 大气颗粒物对人双核淋巴细胞微核率的影响. 环境与健康杂志, 2005, 22(4): 277 – 278.

13. CROMAR K R, GLADSON L A, EWART G. Trends in excess morbidity and mortality associated with air pollution above american thoracic society-recommended standards, 2008 – 2017. Ann Am Thorac Soc, 2019, 16(7): 836 – 845.

14. THOMPSON J E. Airborne particulate matter: human exposure and health effects. J Occup Environ Med, 2018, 60(5): 392 – 423.

15. 周向东, 李升锦, 杜先智. 呼吸道振荡技术对气道滞留物清除的影响. 中华物理医学与康复杂志, 2002, 24(7): 396 – 398.

08 黏液纤毛的清除功能及其测定

8.1 黏液纤毛的生理及结构基础

气道黏液纤毛清除功能（mucociliary clearance，MCC）是呼吸道重要的防御机制，它包括柱状上皮细胞、纤毛、黏液层、浆液层、杯状细胞和浆液细胞。黏膜表面由柱状上皮细胞与杯状细胞等紧密结合而成，附着于由纤丝交织形成的基础上，柱状上皮细胞与杯状细胞之比约为5：1，在黏膜上皮层下有不规则排列的基细胞和中间细胞组成的假复层上皮细胞。

清除功能中位移作用的实现主要依赖柱状纤毛细胞顶端向气道腔面伸出的纤毛。而媒介作用的实现主要依赖气道上皮表面覆盖的黏液毯。黏液毯由凝胶层和溶胶层组成。前者主要由杯状细胞和黏液腺细胞分泌，后者由浆液腺细胞分泌。纤毛只在溶胶层中摆动，凝胶层是一种有黏弹性的凝胶性半固体，具有一定的黏度，可吸附颗粒、病原菌、微生物等。纤毛通过一定频率的摆动将黏液毯及其所吸附的异物转运、清除，防止感染的发生。

8.2 黏液纤毛的病理及其后果

纤毛结构和功能异常或黏液流变学特征发生改变，均可使纤毛清除系统出现故障，从而导致相关呼吸系统疾病的发生。反之，某些呼吸系统疾病也可以使纤毛结构和功能、黏液的性状发生改变，从而使清除功能下降，此又加重了疾病的进展，形成恶性循环。常见的由于黏液纤毛系统故障引起的病理表现有黏液聚集、黏液排出受阻、通气不良等。

黏液纤毛清除系统损伤主要包括黏液变性、纤毛活性下降、纤毛与黏液毯之间的有效互动关系改变。黏液变性是黏液黏度和弹性的改变，与黏液的成分如 MUC 和水分有关，也与黏液的分泌量有关，如吸烟致支气管炎时，气道的杯状细胞数量增多，黏膜下的分泌腺体积增加，杯状细胞向更小的气道增生、蔓延，从而导致黏液分泌量的明显增多。纤毛活性下降则与纤毛受损密切相关，实验发现在受到长期吸烟、空气污染等因素刺激及哮喘等疾病影响时，纤毛超微结构均受损，此异常是后天获得性的多形性改变。这些改变造成纤毛黏附能力及摆动能力降低，导致清除功能障碍。多种原因所致的气道病变引发黏液纤毛清除功能受损均可使气道易感染性增加。例如在慢性阻塞性肺疾病中，异常纤毛的百分率明显增加，纤毛细胞空泡变性、细胞膜突出及形状改变等，使纤毛摆动缺乏协调，同时杯状细胞增生使纤毛数量减少，这些改变均可使黏液清除功能下降致气道内分泌物排出不畅，导致呼吸道和肺部反复感染，此外细菌本身及代谢产物又可抑制纤毛活动，如此形成恶性循环。因此，黏液纤毛清除功能损害是 COPD 患者反复发生肺部感染的重要因素。研究表明，支气管哮喘患者病情越重，清除率越低，炎症介质和黏液改变均能影响黏液纤毛清除功能，支气管哮喘的主要效应细胞嗜酸性粒细胞活化产物对纤毛运动的抑制作用以及促黏液分泌的作用尤为明显，此亦成为支气管哮喘患者病情进展的重要机制。

8.3 黏液纤毛清除功能的测定

目前对黏液纤毛清除系统的评价主要有两方面的目的：第一是评价黏液纤毛清除系统的结构与功能是否正常；第二是了解药物对黏液纤毛清除系统的作用。评价方法主要有三种：黏液流变学的评估、纤毛活性的评估以及黏液纤毛清除功能的评估。

黏液流变学的评估方法是从患者身上取黏液样本，然后在体外测量黏液的黏稠度和弹性；纤毛活性评估的方法是从患者的气道黏膜上取样，然后在体外的培养液中测量纤毛的摆动频率，这多被用于研究药物对纤毛的直接影响；黏液纤毛清除功能的评估是将一些特殊物质放入患者体内的不同位置，然后追踪和观测这些物质在体内的移动和清除情况，最后计算出不同气道部位的黏液清除速率。

目前普遍认为能够真实客观地反映黏液纤毛清除系统的方法只有黏液纤毛清除功能的评估，黏液流变学评估和纤毛活性的评估都存在局限的地方。

黏液流变学评估是一种体外方法，而在真实的患者身上，黏液纤毛清除功能不单与黏液有关，同时也取决于纤毛的输送能力，所以对黏液流变学评估的结果只能反映黏液的性状，而忽略了纤毛的因素。因此该评估方法不能全面反映黏液纤毛清除功能。

纤毛活性评估可测量纤毛在体外的摆动频率，但忽略了在病理情况下，纤毛是浸浴在黏液毯的溶胶层中的，因此在真实的情况下纤毛的摆动自然会受到黏液毯的影响。况且，我们也不能简单地从纤毛的摆动快慢来判断纤毛对黏液的输送能力，因为如果纤毛的顶端不能碰到黏液毯的凝胶层，那么无论纤毛摆动得有多快，它也不能发挥输送黏液的功能。因此，对纤毛活性的评估只能反映药物对纤毛在体外的直接影响，而不能真实地反映黏液纤毛清除功能。

测量黏液清除速率的实验是所有评估方法中唯一的体内方法。因为黏液清除速率是黏液纤毛清除系统各个器官发挥功能的综合结果，包括黏液、纤毛、黏液毯与纤毛之间互动协作这几方面的因素，所以黏液清除速率的测量是验证 MCC 的最佳方法。

测量纤毛清除功能的主要方法如下。

1. 放射性的气溶胶吸入肺扫描 作为测定 MCC 的方法，它首先由 Yeate 提出，并在临床得到了广泛应用，用 ^{99m}Tc 标记的人人血白蛋白或 DTPA 制成放射性气溶胶，让患者吸入，在获得足够的放射性活性后（约 5000 CPM），漱口清除口咽部气溶胶，用 γ-照相机或 ECT 连续 90 分钟监测，根据放射性活性与时间的关系，得到全肺（T）、中央（C）、外周（P）3 个感兴趣区的滞留曲线，从滞留曲线上可计算出肺内不同部位放射性气溶胶被清除一般需要的时间（T1/2），然后将其作为 MCC 指标。

2. 扫描电子显微镜结合高速照相技术测纤毛摆动频率 1992 年 Rautianen 首先介绍了这种方法。具体步骤：用一种带有高速照相装置的相差电子显微镜，对体外培养的人纤毛细胞进行照相处理，然后通过信息输入终端连接的计算机进行处理。通过这种方法测得人鼻和支气管纤毛 37 ℃时纤毛摆动频率（ciliary beat frequency，CBF）约为 13 Hz，人鼻和支气管纤毛的 CBF 呈正相关，健康人鼻纤毛的 CBF 可代表支气管的 CBF；但在下气道段以下的支气管的 CBF 和气管间 CBF 有梯度，越到中央气道 CBF 越大。

3. 糖精试验 这是一种简单的测定鼻部 MCC 的方法，具体步骤是将直径 1~2 mm 的糖精颗粒放在下鼻甲前缘后 1 cm 处，由于鼻咽部纤毛的运动，糖精颗粒由鼻咽移向口咽，从而可感到甜味，从放入糖精到感到甜味之间的时间，就是鼻部黏液—纤毛转运时间，健康人不超过30 分钟。对于 10 岁以下的儿童，此方法不适用，因为他们说不清楚，主观影响较大。糖精试验的优点是非侵入性、无危险、检查费用低，并且具有可重复性，是一种较好评价鼻部 MCC 的方法。

4. 纤支镜结合 γ-照相机技术　具体步骤是先用99mTc 标记人血白蛋白，使其直径为 10～40 μm，通过纤支镜将其放在支气管的某个部位，立即用 γ-照相机进行监测，放射性团块在气道内的移动距离就是支气管黏液转运速度，它是一种比较精确的测量 MCC 的方法。

MCC 作为呼吸系统重要的防御机制之一，其功能状态极大地影响着呼吸系统疾病的发生和发展，对其功能的评估也应引起足够重视。目前 MCC 的测定方法有多种，其中核素气溶胶吸入肺扫描是当今唯一能从人体直观肺内黏液纤毛清除功能的检测方法，并可对 MCC 进行定量分析，其他几种方法也能较好地完成测定，因此，将 MCC 测定用于临床具有重要的实用价值。

（周向东　颜时姣　整理）

参考文献

1. TILLEY A E, WALTERS M S, SHAYKHIEV R, et al. Cilia dysfunction in lung disease. Annu Rev Physiol, 2015, 77: 379-406.

2. YAGHI A, DOLOVICH M B. Airway epithelial cell cilia and obstructive lung disease. Cells, 2016, 5(4): 40.

3. LEGENDRE M, ZARAGOSI L E, MITCHISON H M. Motile cilia and airway disease. Semin Cell Dev Biol, 2021, 110: 19-33.

4. NAWROTH J C, VAN DER DOES A M, RYAN FIRTH A, et al. Multiscale mechanics of mucociliary clearance in the lung. Philos Trans R Soc Lond B Biol Sci, 2020, 375

（1792）：20190160.

5. VOLSKO T A. Airway clearance therapy：finding the evidence. Respir Care, 2013, 58（10）：1669 – 1678.

6. M VANAKI S, HOLMES D, SAHA S C, et al. Muco-ciliary clearance：a review of modelling techniques. J Biomech, 2020, 99：109578.

7. LOBO L J, ZARIWALA M A, NOONE P G. Primary ciliary dyskinesia. QJM, 2014, 107（9）：691 –699.

8. LIN V Y, KAZA N, BIRKET S E, et al. Excess mucus viscosity and airway dehydration impact COPD airway clearance. Eur Respir J, 2020, 55（1）：1900419.

9. BONSER L R, ZLOCK L, FINKBEINER W, et al. Epithelial tethering of MUC5AC-rich mucus impairs mucociliary transport in asthma. J Clin Invest, 2016, 126（6）：2367 – 2371.

09 痰液分析的常用指标及其指导意义

气道黏液可吸附吸入的尘粒和微生物等，进而通过纤毛转运系统清除，是呼吸系统的重要防御机制之一。生理条件下气道表面分泌的黏液数量较少，维持着正常黏液的黏弹性和黏液纤毛清除功能。气道黏液的过量（高）分泌，是气道疾病的常见病理表现，通过痰液分析对了解气道疾病的发生、发展、转归有重要意义。

9.1 痰液检查的目的

（1）辅助诊断某些呼吸系统疾病，如支气管哮喘、支气管扩张等。

（2）确诊某些呼吸系统疾病，如肺结核、肺癌等。

（3）观察疗效、发展、预后和转归，如痰量和性状变化等。

9.2 痰液标本的采集方法

1. 上呼吸道感染　多数情况下，可采用咽拭子送细菌、支原体和病毒的培养。咽喉部采样可借助压舌板在直视下进行，避免棉拭子被舌面污染。用棉拭子轻度加压擦拭咽后壁、扁桃体和溃疡区的分泌物送培

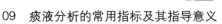

养或做免疫荧光染色检查。在儿童呼吸道合胞病毒感染中，从鼻灌洗液中分离的阳性率比鼻咽拭子高得多。

2. 下呼吸道感染　根据临床表现、体征、实验室和 X 线检查、职业史、旅游史、年龄、基础疾病和治疗情况，决定选择何种下呼吸道标本，如自然咳痰、湿化痰、支气管镜检标本、气管切开吸出液和经气管穿刺液进行检验。经皮下肺穿刺在婴儿和儿童中常用来确诊下呼吸道感染。

9.3　痰液标本的获取途径

1. 运用祛痰剂

恶心类祛痰剂：碘化钾、愈创甘油醚等。

黏液溶解剂：溴己新、N-乙酰半胱氨酸、α-糜蛋白酶等。

传统支气管解痉药物：氨茶碱、β_2 肾上腺素能受体激动剂等。

支气管扩张剂：抗胆碱能药、溴化异丙托品等。

2. 导痰法

通过雾化器吸入或消毒导管导入灭菌生理盐水于气管、支气管内，使痰液稀化，易于咳出，此法多用于咳痰困难、少痰或无痰者。雾化吸入 45 ℃、10% 高渗氯化钠溶液，α-糜蛋白酶或沐舒坦等均可使痰湿化易于咳出。另外通过呼吸道组织振荡技术，使用可产生气道振荡的小型装置，增加气道壁的振荡，改善气流特点，也可促进气道滞留物的排出。

3. 环甲膜穿刺吸痰

经皮气管穿刺液标本可避免口、咽部病原体污染，适用于严重院内肺部感染和疑诊肺、胸膜厌氧菌感染等患者。尽管这是一种侵袭性措施，但因能较准确地反映下呼吸道及肺部感染的病原菌，具有确诊病原菌类型的价值，故仍值得采用。这种吸出液经特殊荧光抗体直接染色，可快速诊断军团菌病。只要严格消毒，谨慎操作，并发症并不多见。

4. 经纤维支气管镜采痰

如采用常规方法，痰液仍易被口咽部寄生菌污染，但若经双套导管使用防污染保护刷采集细支气管分泌物，则能有效避免。

5. 支气管肺泡灌洗术采集痰液

通过支气管镜可采集支气管冲洗液、洗刷液或活检组织，采用远端封闭长套管可避免口咽部菌群的污染，是一种诊断下呼吸道机会性细菌感染的敏感方法。洗刷液尤其适用于免疫缺陷患者如肺部卡氏肺孢子虫感染者，亦可做细菌培养，真菌和病毒等病原体的检查。

6. 经皮肺穿刺活检

高度怀疑感染的患者，经上述方法仍不能明确病原学诊断时采用此法能获得正确的致病菌。对心、肺功能不全或有出血倾向者不能采用。

7. 经气管切口吸取采痰

经该法取得的标本污染机会多，培养结果常难以判断。

9.4 痰液标本的注意事项

痰标本最易采集，清晨的痰含菌量较多，是采集的最佳时间。在应用抗菌药物之前采集，一般以晨起第一口痰为宜，但咳出的痰常受上呼吸道菌群的污染，采集时应先用无菌生理盐水漱口，然后用力咳出气管深处痰液，盛于清洁容器内送检。如标本感观或镜检似唾液，应当摒弃。如果镜检有多量上皮细胞存在，但脓细胞缺如则应重新采集。早晨首次咳痰可送分枝杆菌和真菌培养。各种标本及早送培养可减少正常菌群的过盛生长。要行细菌培养，需用无菌容器留取送检。做 24 小时痰量和分层检查时，应嘱患者将痰咳在无色广口瓶内，需要时可加入少许石碳酸以防腐；做浓集结核杆菌检查时，需留 12~24 小时痰液送检。

9.5 痰液的理化性质及临床意义

1. 痰液检查的常规项目

一般性状检查：量、颜色、气味、性状。

显微镜检查：分不染色和染色涂片下镜检。

细菌培养：根据检查目的可进行细菌、真菌培养，如结核杆菌、需氧菌、厌氧菌等均有特殊培养基。

2. 黏液的物理特征

黏弹性（viscoelastisity）：气道黏液是一种黏弹性的或非牛顿液体，既有液体样的黏性，又有固体样的弹性。黏性是流动的阻力，是一种物质吸收所加能量的能力；弹性是一种物质贮藏所加能量的能力。一种理想的固体对应力的反应是有限变形，在应力去除后能完全复原，而真正的液体对应力的反应是变形或流动，应力去除后流动停止，无能量恢复。故黏液的分泌和输送需要黏液表现为非牛顿行为，才易从腺体排出，通过纤毛摆动的能量有效转移。

弹性（elaticity）：指物质贮存能量的能力，此能量将用于其移动和变形。典型的固体受外力作用时发生变形，外力撤出后完全恢复原状；液体则在外力作用下变形或流动，外力撤出则流动停止，变形持续存在。具有黏弹性的胶样黏液，对外力的反应表现为非固体也非液体样，而是两者兼而有之。

黏液的黏弹性与其纤毛清除、咳嗽清除率密切相关。纤毛清除率与弹性、黏滞度/弹性之比呈负相关，而弹性过低则纤毛清除率也会下降。黏滞度是影响咳嗽效率的重要变量，过高或过低均不利于清除，实验表明，在切变率为 $0.1\ s^{-1}$ 的条件下，黏度值为 $15\ Pa\cdot s$ 的黏液表现出最佳的黏液运输功能。

黏性（adhensivity）：为黏液附于固体表面的能力，用使两种物体分开的最小力表示。黏液具有良好的黏附性才能起到保护细胞的作用，且可通过气流或纤毛摆动清除异物。黏附性和可黏性（wettability，以黏液与玻璃的接触角度表示）反映黏液的表面性质。有学者认为，对咳嗽清除率而言，表面性质较黏滞性更重要。肺囊性纤维化患者痰液的黏弹性改变很小，而咳嗽清除率显著下降，如降低黏液黏附性，则咳嗽清除率明显上升。

3. 痰液黏度测定

标本收集：通常取患者清晨最初几口痰，咳痰之前先将口腔内唾液吐尽，收集的痰标本在 1 小时内测定，如待测需于 −20 ℃保存。

方法：由于痰液的不均质性和非牛顿液体性，不宜采用毛细管黏度计测定其黏度。

目前广泛认可的方法是锥板黏度计测定法。在条件控制方面，现逐步从以往的固定切变率测定趋于选择几个呈梯度上升的切变率进行测定，从而使结果更为全面可靠。同时痰液标本用生理盐水稀释已成为常规做法，在控制好稀释倍数的前提下，所测黏度的相对值之间具有可比性。此外同份标本所测数据重复性差异的控制采用 5 次测定去头尾 2 次值的方法。

具体条件控制：标本量≥2 mL，切变率取 0.5、1.0、2.0 r/min 3 个转速测定点，标本稀释倍数根据痰液浓稠度分别可取：原液、2∶1、1∶1、1∶2 稀释后标本，操作温度 25 ℃，同一切变率下连续测定 5 次，取中间 3 次均值，单位 Pa·s。

注意事项：痰液的黏度值随切变率上升和稀释倍数上升而下降，直至趋于恒值，故测定时在可测黏度最大值范围内尽可能采用低切变率和低稀释度,以保证测定值的有效性。此外应注意同一研究项下测定条件的统一,如个体间确实无法做到统一,可采用施加研究条件前后黏度比值作为统计指标,这样可减少误差,提高可比性。

4. 黏液的生化特征

正常的气道黏液含有 95% 水分、2%～3% 黏液蛋白、1.1%～1.5% 蛋白质、1.3%～1.5% 脂质以及 1% 的无机盐。通过超微量分析技术发现,正常人气道表面液体是低渗的,该状态由上皮组织通过对多余水分中钠离子的重吸收来维持,同时也对分泌物含水量及浆液、黏液层比例进行调节。由上皮杯状细胞、黏膜黏液分泌的黏液糖蛋白代表了气道黏液的主要生化成分,这是一类高分子量、多分支糖蛋白,占其含量 80% 的碳水化合物通过侧链上涎酸或硫酸链与多肽主干连接。越来越多证据显示,这些侧链的多样化有利于识别并黏附细胞,从而保持气道无菌。

呼吸道黏液分泌异常时,它包含的糖化及酸化程度异常的黏蛋白、异物、病原菌、微生物、各种炎症细胞、坏死脱落的黏膜上皮细胞、中性粒细胞衍生的 DNA 和肌动蛋白聚合物等成分造成了外排困难,常致气道阻塞。

单位痰液硫酸含量:收集的痰液采用倒置显微镜观察去除唾液,经振荡混匀后取 100 μL 经 1 mol/L NaOH 提取后,离心取上清液,经 Sevag 法去蛋白后采用硫酸—苯酚比色法测多糖相对含量(OD 值),再取 100 μL 经 2% Na_2CO_3 水溶液抽取后,与 Patassium rhedizonate 试剂反应,比色法测硫酸基相对含量(OD 值)。

单位痰液 MUC 含量测定:BALF 室温复融,100 μL/孔包被酶标板,40 ℃过夜,稀释液室温孵育 1 h,100 μL 1∶500 稀释的抗 MUC 保守重复串联片段的单抗 37 ℃孵育 1 h,100 μL 1∶1000 稀释的 HRP 标记羊抗小鼠 IgG 室温密封孵育 3 h，100 μL 底物溶液 37 ℃ 避光显色 15 min，加入终止液 50 μL 终止反应，用底物溶液校正零点，于 492 nm 处测吸光度作为 MUC 相对含量，取 2 孔相同待测品的均值。

据报道 CF 患者痰液中的 MUC 硫酸含量，比慢性支气管炎患者高，而严重的感染者唾液酸（N-acetylneuraminic acid，NANA）的含量明显比非感染者要高。气道 MUC 的硫酸含量增加有利于抵抗病原菌对 MUC 的分解和利用，限制了病原菌的营养来源，从而对宿主产生保护作用。

5. 痰液炎症反应水平的检测

中性粒细胞弹力酶（neutrophil elastase，NE）表达水平：COPD 炎症期间，气道上皮细胞表达的化学趋化因子将中性粒细胞募集到气道腔内。体内外研究均表明中性粒细胞能刺激杯状细胞脱颗粒，使用中性粒细胞抑制剂如白细胞转移抑制剂 NPC15669，能抑制杯状细胞脱颗粒。这一现象说明 COPD 气道内渗出的中性粒细胞具有促进杯状细胞脱颗粒的作用，引起黏液高分泌及其他病理改变。NE 已经被证明在体外是杯状细胞强有力的促分泌剂。NE 的主要来源是中性粒细胞，其次是成纤维细胞、血小板以及平滑肌细胞等。

炎症细胞因子：包括 TNF-α 及 IL-1、IL-8，是气道炎症级联效应的关键因子，并有明显增强人支气管黏膜糖基转移酶（glycosyltransferases）和磺基转移酶（sulfo-transferase）活性的作用，这与某些严重的气道疾病（如 CF）MUC 糖基硫酸化增高是一致的。

上述炎症因子水平的检测通常采用 ELISA 法。

6. 痰液的理化性质及临床意义

痰量与疾病的关系（表3）：正常人一般不咳痰或仅有少量泡沫样痰或黏液样痰。痰量增加（＞50 mL）常提示呼吸道有病变。

表3　痰量与疾病的关系

痰量	临床意义
痰量多	表示支气管或肺部炎症较重，肺内有慢性炎症或化脓性病变，多见于支气管扩张、肺脓肿、肺水肿、肺泡细胞癌、脓胸或肝脓肿溃入胸腔并发支气管胸膜瘘者。病程中痰量增加，提示病情有所发展。
痰量少	表示支气管或肺部炎症较轻，但应注意有无支气管阻塞使痰液不能顺利排出的情况。病程中痰量减少，提示病情好转。

痰色及其临床意义见表4。

表4　痰色及其临床意义

痰色	临床意义
无色透明或灰白色黏液	健康人可咳少量或有支气管黏膜轻度炎症者
黄痰	提示化脓性炎症
绿痰	因含胆汁、变性血红蛋白或绿脓素所致，多见于黄疸、吸收缓慢的大叶性肺炎或肺部的绿脓杆菌感染
黄绿痰	提示脓性痰在肺内潴留过长时间，常见于绿脓杆菌感染或干酪样肺炎时
鲜红色血丝痰	常见于肺结核早期或病灶播散时
红色或红棕色痰	由痰内含有血液或血红蛋白所致，多见于肺癌、肺结核、支气管扩张和肺梗死
粉红色或血性泡沫痰	提示急性肺水肿
砖红色胶冻样痰	多见于肺炎克雷伯杆菌性肺炎
铁锈色痰	因血红蛋白变性，含有含铁血黄素所致，多见于大叶性肺炎、肺梗死等
巧克力色痰或红褐色痰	多见于阿米巴肝脓肿溃入肺部，痰内血和脓均匀混合，含有坏死的肝组织和阿米巴滋养体
烂桃样灰黄色或果酱样痰	肺组织坏死分解而成，多见于卫氏并殖吸虫病（肺吸虫病）
棕色痰	因肺部慢性淤血或出血后，红细胞被肺泡巨噬细胞吞噬，溶解产生游离的血红蛋白形成含铁血黄素所致，多见于慢性心功能不全者
灰色或黑色痰	见于肺尘埃沉着病（尘肺）、煤矿工人、大量吸烟者

痰气味与疾病的关系（表5）：正常人痰液无特殊气味。

表5 痰气味与疾病的关系

痰的气味	临床意义
血腥味	血性痰，见于肺结核、肺癌等
恶臭	多提示厌氧菌或变形杆菌感染，见于肺脓肿、支气管扩张、晚期肺癌等

痰液的性状与疾病的关系如下（表6）。

表6 痰液的性状与疾病的关系

痰液的性状	特点	常见疾病
浆液性或泡沫性痰	稀薄而多泡沫，以浆液为主	肺水肿等
黏液性痰	质黏稠，无色透明或稍白、浅灰	支气管炎、支气管哮喘、大叶性肺炎初期
黏液脓性痰	介于黏液性痰和脓性痰之间，痰内除黏液外还有部分脓，呈黄白色，富黏性	支气管炎、肺结核等
脓性痰	呈黄色或绿色，视不同致病菌而异，由大量脓细胞构成。大量脓痰静置可分为三层：上层为泡沫黏液，中层为浆液，下层为脓液及坏死组织	多种化脓性细菌感染、真菌感染，见于支气管扩张、肺脓肿等
血性痰	痰中混有血丝或大量鲜红色带泡沫血痰	肺结核、肺癌、支气管扩张等
混合性痰	黏液脓性、浆液黏液性痰等	支气管炎、肺结核等
支气管管型痰		见于慢性支气管炎、肺炎等

不染色痰涂片显微镜下检查的内容、特点及临床意义（表7）。正常痰内可含有少量白细胞和上皮细胞，无临床意义。

表 7　不染色痰涂片显微镜下检查的内容、特点及临床意义

检查内容	特点	临床意义
弹力纤维	细长弯曲、直径均匀、高度折光、有双层外廓线的纤维组织，可交叉单独存在或聚集存在	见于肺组织破坏性病变，如肺脓肿、肺结核空洞等
Curschmann 螺旋体	黏液丝扭转形成，明亮的中央丝上缠绕着大量的细丝状纤维，其表面可附有白细胞或 Charcot-Leyden 晶体	见于过敏性支气管—肺疾病，如哮喘和变应性支气管肺曲菌病等
Charcot-Leyden 晶体	无色透明双尖、八面形结晶体，大小不一，大者为红细胞的 3～4 倍，小者需高倍镜观察	提示支气管腔内嗜酸粒细胞增多，见于支气管哮喘和卫氏并殖吸虫病等肺部寄生虫病
脓细胞	由变性的白细胞而来，呈圆形或不规则形，胞浆中有变性颗粒，胞核形态不清	呼吸道的化脓性炎症。慢性支气管炎患者痰中常混有大量来自气管与支气管的柱状与杯状细胞；哮喘、过敏性支气管炎、嗜酸粒细胞增多症患者痰中可见大量嗜酸粒细胞
红细胞		呼吸道有出血
色素细胞	肺泡巨噬细胞吞噬色素颗粒形成。吞噬含铁血黄素者称"心衰细胞"，吞噬炭末者为"载炭细胞"	心衰细胞多见于心功能不全肺淤血患者，也可见于肺泡出血者；而载炭细胞则多见于炭末沉着症或吸入较多烟尘者
放线菌丝	将痰中的硫磺颗粒压碎后镜检，可见其中心部分呈反射状排列的菌丝	可见于肺放线菌病
寄生虫及虫卵		见于卫氏并殖吸虫病（肺吸虫病）、肺棘球蚴病、肺囊尾蚴病（肺包囊虫病）、阿米巴肺脓肿等肺部寄生虫病

　　染色痰涂片显微镜下检查的类别和临床意义如下（表8）。

表 8　染色痰涂片显微镜下检查的类别和临床意义

染色类别	临床意义
Wright 染色	除见到各种血细胞、上皮细胞外，还应注意有无癌细胞，有利于诊断肺癌
Gram 染色	对致病菌如葡萄球菌、肺炎双球菌、白喉杆菌、绿脓杆菌、肺炎杆菌等，应做细菌培养并鉴定，对肺部感染找致病菌，并做药敏试验，对合理用药有指导价值
抗酸染色	主要检查结核杆菌
Papanicolaou 染色	常用于癌细胞的检查
HE 染色	常用于癌细胞的检查

（周向东　李琪　整理）

参考文献

1. MA J, RUBIN B K, VOYNOW J A. Mucins, mucus, and goblet cells. Chest, 2018, 154(1): 169 – 176.

2. 周向东. 慢性气道炎症黏液高分泌药物治疗的现状及研究进展. 国外医学(内科学分册), 2005, 32(3): 115 – 118/138.

3. 杨捷, 周向东. 慢性炎症气道黏液高分泌治疗药物研究进展. 中国药业, 2004, 13(4): 31 – 33.

4. 王可, 冯玉麟, 文富强, 等. 慢性阻塞性肺疾病患者气道上皮水通道 5 的表达与黏液高分泌. 中国呼吸与危重监护杂志, 2006(5): 357 – 361/401.

5. 孙宜田, 于娜, 康健. 慢性阻塞性肺疾病气道黏液纤毛清除功能受损的研究进展. 国际呼吸杂志, 2013, 33(21): 1672 – 1676.

6. 何晓烨, 蔡映云. 黏液调节剂的分子生物学研究进展. 国际内科学杂志, 2006, 33(1): 29 – 31.

7. XU R, ZHOU J, ZHOU X D, et al. Munc134 mediates human neutrophil elastaseinduced airway mucin5AC hypersecretion by interacting with syntaxin2. Mol Med Rep, 2018, 18(1): 1015 – 1024.

8. EICKMEIER O, BOOM L V, SCHREINER F, et al. Transforming growth factor β1 genotypes in relation to TGFβ1, interleukin-8, and tumor necrosis factor alpha in induced sputum and blood in cystic fibrosis. Mediators Inflamm, 2013: 913135.

9. REIDEL B, RADICIONI G, CLAPP P W, et al. E-cigarette use causes a unique innate immune response in the lung, involving increased neutrophilic activation and altered mucin secretion. Am J Respir Crit Care Med, 2018, 197(4): 492 – 501.

10. RUBIN B K. Secretion properties, clearance, and therapy in airway disease. Transl Respir Med, 2014, 2: 6.

11. 邬海桥, 周向东. 气道黏液纤毛清除功能与黏液高分泌. 重庆医学, 2002, 31 (9): 873 – 874.

12. 赵恒光. 气道黏液—纤毛清除功能障碍与治疗进展. 实用临床医学, 2004, 5 (3): 132 – 133.

13. 陈玉梅, 童瑾. 气道黏液高分泌机制的研究进展. 基础医学与临床, 2016, 36 (11): 1573 – 1577.

14. BACHERT C, MASPERO J. Efficacy of second-generation antihistamines in patients with allergic rhinitis and comorbid asthma. J Asthma, 2011, 48(9): 965 – 973.

15. 钟云青, 王秀峰, 刘春光. COPD 气道黏液高分泌分子机制研究进展. 临床肺科杂志, 2014, 19(6): 1094 – 1095.

16. WILKINSON M, SUGUMAR K, MILAN S J, et al. Mucolytics for bronchiectasis. Cochrane Database Syst Rev, 2014, 2014(5): CD001289.

17. HILL D B, LONG R F, KISSNER W J, et al. Pathological mucus and impaired mucus clearance in cystic fibrosis patients result from increased concentration, not altered pH. Eur Respir J, 2018, 52(6): 1801297.

18. QUINN R A, PHELAN V V, WHITESON K L, et al. Microbial, host and xenobiotic diversity in the cystic fibrosis sputum metabolome. ISME J, 2016, 10(6): 1483 – 1498.

19. DESCHAMPS E, SCHAUMANN A, SCHMITZ-AFONSO I, et al. Membrane phospholipid composition of Pseudomonas aeruginosa grown in a cystic fibrosis mucus-mimicking medium. Biochim Biophys Acta Biomembr, 2021, 1863(1): 183482.

20. 黄建民, 何韶衡, 赵卫华. 气道黏液、MUC 及其分泌调节. 中国病理生理杂志, 2003, 19(9): 1267 – 1271.

21. VENKATESAN N, SIDDIQUI S, JO T, et al. Allergen-induced airway remodeling in

brown norway rats: structural and metabolic changes in glycosaminoglycans. Am J Respir Cell Mol Biol, 2012, 46(1): 96 - 105.

22. 肖永营. 呼吸道黏膜纤毛清除率与慢性支气管炎的关系. 医学研究生学报, 2001 (6): 530 - 531, 534.

23. 周向东, 李升锦, 张桂蓉. 痰液分析对慢性阻塞性肺疾病病情进展的评估价值. 中国呼吸与危重监护杂志, 2002, 1(3): 160 - 162.

24. DUNICAN E M, ELICKER B M, GIERADA D S, et al. Mucus plugs in patients with asthma linked to eosinophilia and airflow obstruction. J Clin Invest, 2018, 128 (3): 997 - 1009.

25. PEDERSEN F, HOLZ O, LAUER G, et al. Multi-analyte profiling of inflammatory mediators in COPD sputum—the effects of processing. Cytokine, 2015, 71(2): 401 - 404.

10 气道黏液高分泌的药物治疗现状

10.1 常用祛痰药的分类与作用机制

从气道黏液高分泌发生、发展的机制考虑，祛痰药物常从下述诸方面发挥其促痰液外排作用。

（1）改善痰液理化特性，降低黏滞度，利于痰液外排。

（2）恢复气道上皮黏液层正常结构及黏液纤毛清除功能，促进纤毛运动，加快黏液转运。

（3）抑制 MUC 产生及分泌，减少高黏度黏液的生成。

以往多根据药物作用的主要方面而将祛痰药分为恶心类祛痰药、黏液溶解剂及黏液促动剂。近些年的研究显示许多品种具有多方面的综合作用，故目前多数专业工作者倾向于统一使用概括性最好的名称——黏液促动剂。

10.2 代表品种及其特性

1. 氯化铵

本品为无色结晶或白色结晶性粉末。由胃肠道吸收，为刺激性祛痰药，口服后刺激迷走神经末梢，引起轻度恶心，反射性地引起气管、支气管腺体分泌增加，使痰液稀释，有利于痰液的清除。目前已只限于与其他止咳祛痰药制成复方制剂应用。如伤风止咳糖浆：内含氯化铵、异丙嗪、愈创甘油醚。敌咳糖浆：内含氯化铵、麻黄碱、愈创木酚碘酸钾、吐根酊等。

本药对胃黏膜有刺激，可引起胃痛、恶心、呕吐，用量不宜太大。患有溃疡病、肝肾功能不良者慎用。

2. 碘化钾

口服后可反射性地引起支气管腺体分泌，使痰液稀释。用于慢性支气管炎痰液黏稠不易咳出者，现限于作为复方制剂中的一个组成成分。

对碘过敏者禁用；活动性肺结核者慎用；具有甲状腺疾病者需依病情而定。

3. 复方甘草合剂

本品为棕色或棕黑色液体，有香气，味甜。含甘草流浸膏 12 mL、甘油 12 mL、酒石酸锑钾 0.024 g、浓氨溶液适量、复方樟脑酊 12 mL、乙醇 3 mL。其中酒石酸锑钾发挥恶心性祛痰功效。

国家药监局要求自 2003 年 7 月 1 日起执行新的质量标准及说明书，"复方甘草合剂"必须更名为"复方甘草口服溶液"，其配方中对人体有害的成分"酒石酸锑钾"不允许再使用，代之以愈创甘油醚。

4. 复方甘草片

主要成分为氯化铵、甘草流浸膏、浙贝母流浸膏、远志流浸膏、八角茴香油等。作用和注意事项基本同复方甘草合剂。

5. 愈创甘油醚

本品为白色结晶或结晶性团块，无臭，味苦。从胃肠道吸收，口服后刺激胃黏膜，反射性地引起支气管分泌增加，使痰液稀释。现多与镇咳、收缩鼻黏膜血管及抗过敏药物制成复方制剂使用。如可愈糖浆：含愈创甘油醚和磷酸可待因；愈咳糖浆：含愈创甘油醚、喷托维林、氯苯那敏、薄荷脑；美愈伪麻口服液：含愈创甘油醚、盐酸伪麻黄碱、氢溴酸右美沙芬。不良反应有恶心、胃肠道不适等。

6. 盐酸溴己新

本品为印度民间祛痰止咳药鸭嘴花中有效成分鸭嘴花碱的衍生物，国内已合成生产。其盐酸盐为白色或类白色结晶性粉末，无臭，无味。本品口服后 1 小时见效，3~5 小时作用最强，可维持 6~8 小时。本品能使痰液中酸性糖蛋白的多糖纤维裂解，使呼吸道的黏液腺和杯状细胞中合成的酸性糖蛋白减少，痰液稠度降低，易于咳出。此外，本品还能刺激黏膜，反射性地引起支气管腺体分泌增加，使痰液稀释。本品对胃黏膜有刺激性，可引起恶心、胃部不适等，溃疡病患者慎用。偶可引起血清转氨酶短暂升高。现临床多用其片剂，针剂已基本被氨溴索取代，代表药物为溴己新片（8 mg/片）。

7. 糜蛋白酶

本品能迅速分解蛋白质，使黏稠的痰液液化、稀释，易于咳出。用于黏稠痰、脓性痰的患者，适用于呼吸道化脓性炎症时的祛痰治疗。不良反应及注意事项：可产生过敏反应。严重肝脏疾病及凝血功能异常者忌用。曾有多家生化制药厂生产其粉针剂，但因曾出现严重过敏反应，现已较少生产和使用。

8. 盐酸氨溴索（溴环己胺醇）

本品是目前临床上疗效肯定且应用最广泛的祛痰药物。80 年代初在德国上市，以后在日本、欧洲等许多国家上市并于 1993 年开始在我国上市。本品有较广泛的作用，包括：①刺激支气管黏液分泌，使痰液稀释，黏稠性降低；②增加肺表面活性物质的生成和分泌，降低黏液与纤毛的黏附力；③激活黏液纤毛功能；④由于痰液的黏稠度降低，使抗菌药物易于渗入，可以提高抗菌效果。本品半衰期为 7.5 小时。主要与两种葡萄糖苷酸结合成代谢产物，从尿液排出。不良反应主要为常见消化道症状，此外由于注射液中含防腐剂氯苄烷铵，有导致气道痉挛的可能，气道反应性高的患者雾化吸入应慎重。

9. 乙酰半胱氨酸

本品为 L-型，呈白色结晶性粉末，具蒜臭味，味酸。分子中含巯基（-SH），可使痰液中糖蛋白多肽链的二硫键（-S-S-）断裂，使糖蛋白分解，黏痰液化；同时对脱氧核糖核酸纤维也有裂解作用。所以对白色黏痰或脓痰均能起溶解效应，使黏度下降，易于咳出。目前认为其药理机制还涉及有效的抗炎及抗炎性损伤作用，以及抗脂质过氧化作用。适用于大量黏痰阻塞气道不易咳出的情况，现应用范围有所泛化，常用于慢性肺间质疾病。本品直接滴入呼吸道可产生大量痰液，需用吸痰器吸收排痰。本品临用前配制，用剩的溶液应封贮于冰箱中，48 小时内用完。与 β_2 肾上腺能激动剂合用或交替使用可提高药效，减少不良反应。支气管哮喘者慎用。此药有特殊气味并对呼吸道有刺激性，可引起恶心、呕吐和呛咳等，有时导致支气管痉挛。如遇恶心、呕吐可暂停给药。支气管痉挛可用 β_2 肾上腺能激动剂缓解。不宜与金属、橡皮、氧化剂、氧气接触，容器必须用玻璃或塑料制品。有散剂、颗粒剂、泡腾片、喷雾剂可选用。

10. 羧甲司坦（羧甲基半胱氨酸）

白色结晶性粉末，无臭，呈酸性。本品在胃肠道吸收速度快而完全，可渗入肺和呼吸道组织中，起效快，口服后 4 小时即可见明显疗效。作用与乙酰半胱氨酸相似，但不良反应少见。用于慢性支气管炎，支气管哮喘等疾病引起的痰液黏稠、咳痰困难等。有片剂、颗粒剂、口服液供选用。如羧甲司坦片（250 mg/片）、羟甲司坦口服液（200 mg/10 mL）。

11．疏乙磺酸钠（美司钠）

本品作用同乙酰半胱氨酸相似，但药效更强且刺激性较小。多用于雾化吸入和气道滴入。

12．强力稀化黏素

本品为桃金娘科树叶标准提取物，故又称桃金娘油。此植物药有较好的综合作用：①调节气道分泌，增加浆液比例，恢复黏液清除功能；②碱化黏液，降低其黏度；③刺激纤毛运动，加快黏液运送；④有一定抗感染和杀菌作用；⑤不良反应甚少，有极少数消化道反应报道。

13．舍雷肽酶

本品系沙雷菌属产生的蛋白水解酶，为新一代祛痰药。其作用特点有：①本品酶活性很高，通过降解异常渗出物和蛋白质以促进分解产物的吸收，达消炎消肿的目的；②通过降解和液化黏膜分泌物及纤维凝块，加速痰、脓和血肿的液化与排出；③促进抗生素的组织穿透能力，增加在感染病灶和血中的浓度；④对纤维蛋白、纤维蛋白原有很强的溶解力，但对白蛋白、球蛋白等活性蛋白无影响。用于支气管炎、支气管哮喘和麻醉后的祛痰。

服用本品后，有时可引起胃部不适、恶心、呕吐、腹泻；偶见鼻出血和血痰；少数患者有时出现皮疹、皮肤潮红等过敏反应。凝血功能异常，严重肝、肾功能不全者禁用。

14．锯齿酶

来源、作用及注意事项均同舍雷肽酶。

15．双噻哌啶

本品能促进支气管分泌及气管纤毛的运动而使黏痰液变稀并易咳出，同时本品还具有较强的镇咳作用。用于喉炎、咽炎、支气管扩张、各种支气管炎及感冒等咳嗽多痰症。不良反应为服用后偶有胃部不适、头晕及瘙痒等。

16. 替美斯丁

本品为黏液活化剂，可降低痰的黏性，增强黏液的旋转能力。适用于各种急慢性阻塞性呼吸道疾病引起的黏痰多、不易排出。粉剂：300 mg/包；糖浆剂：浓度3%，100 mL/瓶。口服：300 mg/次，3次/日，可溶于少量水中服用。不良反应为服用后偶有一过性胃部不适、恶心、呕吐等。

17. 呱西替柳

本品能延缓激肽的支气管痉挛作用，抑制前列腺素的合成，稳定溶酶体膜。本品尚具有化痰作用，口服吸收后，受酯酶作用形成水杨酸愈创木酚酯，然后在肝脏分解成水杨酸和愈创木酚。用于急慢性呼吸道炎症，流行性感冒时肺、支气管并发症的对症治疗。胶囊剂、混悬剂、栓剂的单位剂量均为0.5 g。口服：成人0.5 g/次，3次/日。不良反应：①可出现胃肠道反应或皮疹；②对水杨酸制剂及对本品过敏者禁用；③胃及十二指肠溃疡、出血、肝硬化者慎用；④与抗凝剂合用应慎重。

18. 其他

其他包括桔梗、远志、紫菀、川贝、瓜蒌、橘红、皂荚、吐根等，以及一些中药提取成分如松节油提取物、安息香酊、石蒜碱、牡荆油、杜鹃素（farrerol）、槲皮素（quercetin）等，此类药物大多通过反射性地引起支气管腺体分泌，使痰液稀释而起作用。

19. 新开发品种

厄多司坦：是一种新型祛痰药，结构中含封闭的巯基，在体内被代谢为活性游离巯基衍生物而发挥作用。具有黏液调节、黏液溶解、黏液动力的作用，能明显提高抗菌药物在痰液中的浓度，从而增加抗菌活性及局部作用。1995 年在法国首次上市，以后相继在各欧洲国家上市。由意大利 Edmond pharma 和瑞士 Refarmecl 公司共同开发，胶囊剂（300 mg/粒）可用于急慢性支气管炎、支气管扩张、肺结核、肺炎、手术等情况下的祛痰，对于慢性支气管炎的急性加重具有很好的作用。可清除自由基活性，对吸烟引起的自由基损伤具有抑制作用。

福多司坦：是一种新型祛痰药，属于具有司坦（Steine）基本骨架的化合物。其基本作用是杯状细胞增生抑制作用及对呼吸道的黏液、黏膜状态的调理作用。预计它将是乙酰半胱氨酸、羧甲基半胱氨酸等同类药的更新换代产品。

10.3 其他具黏液促动作用的非祛痰类药物

1. 胆碱能 M 受体阻断剂

异丙托溴铵：目前常用于 COPD 的局部治疗，在发挥舒张支气管的同时，有减少黏液产生和分泌的作用，且这种作用不影响黏液基本特性，不会导致黏液难以外排。

噻托溴铵：相对于异丙托溴铵，此为对 M_1 和 M_3 受体特异性更强的新一代阻断剂，作用更强，维持时间更长，不良反应更小。为气雾剂和干粉吸入剂，也由德国勃林格殷格翰公司生产。近期正大天晴公司的国产品种也将面世。

格隆溴铵：格隆溴铵注射剂和片剂已在临床使用多年，用以减少手术前腺体分泌并阻断心脏迷走神经反射，但现在已新开发作为吸入性的长效支气管扩张剂。

乌美溴铵：乌美溴铵是长效毒蕈碱受体拮抗剂，主要通过竞争性抑制乙酰胆碱与呼吸道平滑肌上 M_3 型毒蕈碱受体的结合而发挥支气管扩张作用。目前乌美溴铵均与 LAMA 和（或）ICS 制成复合制剂使用。

2. 肾上腺素能 β₂ 受体激动剂

肾上腺素能 β₂ 受体激动剂在发挥支气管解痉的同时，也有促进纤毛运动从而加强支气管内分泌物廓清的作用。目前临床较常用的品种如下。

（1）短效 β₂ 受体激动剂

沙丁胺醇：有片剂、胶囊、气雾剂、雾化溶液及针剂，因不同厂家而致商品名较多，如全特宁片、爱纳灵胶囊、万托林气雾剂和雾化溶液、苏顺针等。

特布他林：喘康速气雾剂、博利康尼片。

妥洛特罗：息克平片。

丙卡特罗：美普清片。

（2）经典长效 β₂ 受体激动剂

班布特罗：为长效的特布他林前体药，口服制剂。

沙美特罗、福莫特罗：为长效肾上腺素能 β₂ 受体激动剂。

（3）新型超长效 β₂ 受体激动剂

近年来新开发出的超长效 β₂ 受体激动剂（ultra-LABA），相比于经典的 LABA，起效较快，更安全、高效，且耐受性好，药效维持时间可达 24 小时，只需每日吸入给药 1 次，能够持续缓解 COPD 患者症状。其代表性药物有茚达特罗、维兰特罗、奥达特罗、妥洛特罗、卡莫特罗等。

随着新型支气管扩张药物如以茚达特罗、噻托溴铵为代表的长效支气管扩张剂的应用，LABA + LAMA 双长效支气管扩张组合制剂新品种也应运而生，如格隆溴铵福莫特罗气雾剂、乌美溴铵维兰特罗吸入粉雾剂、茚达特罗格隆溴铵吸入粉雾剂、噻托溴铵奥达特罗吸入喷雾剂。

3. 大环内酯类抗生素

大环内酯抗生素尤其是红霉素、克拉霉素有明确的抑制气道黏液高分泌作用，其在泛细支气管炎等疾病的使用中已显示出良好疗效，有证据显示这种作用是其抗炎作用的继发效应。通常的疗法为小剂量长期口服使用。

4. 糖皮质激素

对于在 COPD 患者使用吸入激素仍有不同看法，但近些年大规模的临床研究结果使人们对其应用的态度更加积极，由于可抑制气道的非特异性炎症并减缓肾上腺素能 β_2 受体下调失敏的速度，从而继发性抑制气道黏液高分泌状态。目前临床应用的吸入激素主要包括倍氯米松、丁地去炎松和氟替卡松，剂型有气雾剂、雾化溶液及干粉吸入剂。具体品种主要有倍氯米松——必可酮50、250 气雾剂（葛兰素），丁地去炎松——普米克都保气雾剂、普米克令舒雾化溶液（阿斯利康），氟替卡松——辅舒酮气雾剂、舒利迭干粉吸入剂（葛兰素）。新近还有糖皮质激素联合两种支气管扩张剂的三联吸入剂，如布地格福吸入气雾剂（阿斯利康，含布地奈德/格隆溴铵/福莫特罗）、氟替美维吸入粉雾剂（葛兰素，含氟替卡松/乌美溴铵/维兰特罗）。

5. 茶碱类药物

茶碱类药物除其支气管解痉及一定的强心、利尿作用外，还可促进纤毛运动和抗炎作用，这无疑对气道黏液高分泌的控制是有益的。目前临床应用的主要成分为氨茶碱和多索茶碱，剂型有普通片剂、缓释片及针剂。

6. 白三烯受体阻断剂

有研究证实花生四烯酸代谢产物白三烯系列氧化产物能刺激慢性支气管炎气道的黏液分泌，白三烯受体阻断剂可抑制气道炎症部位的此刺激效应，在一个侧面阻遏黏液高分泌的发展进程，从而可能对气道黏液高分泌的控制发挥积极作用。目前临床应用的品种有安可来片、顺尔宁片及国产维畅片等。

7. 调节雾化液基础特性的药物

高渗氯化钠溶液（2%~3%）和高渗碳酸氢钠溶液（2%~7%）雾化吸入也可稀化痰液、降低黏滞度，促进痰液外排。而在雾化液中加入上述药物使雾化溶液呈现偏碱、高渗的特性，亦有利于雾化液中抗菌、祛痰药物作用的发挥，加强了局部治疗作用的有效性。此外，近些年俄罗斯医务工作者采用岩盐干粉气溶胶雾化吸入的方法治疗小儿哮喘，促进黏痰外排，也取得了明显疗效。

8. 抗 LgE 药物

IgE 是过敏性疾病炎症反应的核心，它能迅速识别过敏原，触发细胞释放炎症因子，导致气道平滑肌收缩/分泌黏液等。奥马珠单抗（Omalizumab）是一种单克隆抗体，可以与游离的 IgE 结合，阻止肥大细胞、嗜碱性粒细胞和树突状细胞等细胞的活化，下调 IgE 的 Fc 区域（FcεRI）的高亲和力受体。它几乎可以专门针对过敏哮喘患者，即满足 IgE 水平≥30 IU/mL，至少一项吸入物过敏原皮肤试验阳性或特定吸入物 IgE 水平升高。奥马珠单抗 2003 年在美国批准用于临床，于 2017 年获批在中国上市。

10.4 各种祛痰药市场销售概况

从近些年祛痰药物看，销售排名相对比较稳定，销售金额进入前 20 位的药品几乎没有变化，只是个别药品的相对排名有所不同。目前氨溴索呈现一枝独秀的局面，且沐舒坦独占了该品种医院市场近 70% 的市场份额，成为领导品牌。由于以后复方甘草合剂中的祛痰成分也将采用愈创甘油醚，故含愈创甘油醚口服液的排名将提升。

目前各品种所占市场份额排名如下：①氨溴索；②强力稀化黏素；③复方甘草合剂；④乙酰半胱氨酸；⑤含愈创甘油醚口服液；⑥复方甘草片；⑦美司钠；⑧舍雷肽酶。

（周向东　李琪　整理）

参考文献

1. ROGERS D F. Mucoactive agents for airway mucus hypersecretory diseases. Respir Care, 2007, 52(9): 1176 - 1197.

2. OHAR J A, DONOHUE J F, SPANGENTHAL S. The role of guaifenesin in the management of chronic mucus hypersecretion associated with stable chronic bronchitis: a comprehensive review. Chronic Obstr Pulm Dis, 2019, 6(4): 341 - 349.

3. MALERBA M, RAGNOLI B. Ambroxol in the 21st century: pharmacological and clinical update. Expert Opin Drug Metab Toxicol, 2008, 4(8): 1119 - 1129.

4. BANERJEE S, MCCORMACK S. Acetylcysteine for patients requiring secretion clearance: a review of guidelines. Ottawa (ON): Canadian Agency for Drugs and Technologies in Health, 2019.

5. ZHENG J P, KANG J, HUANG S G, et al. Effect of carbocisteine on acute exacerbation of chronic obstructive pulmonary disease (PEACE Study): a randomised placebo-controlled study. Lancet, 2008, 371(9629): 2013 - 2018.

6. 李靖. 奥马珠单抗治疗过敏性哮喘的中国专家共识. 中华结核和呼吸杂志, 2018, 41(3): 179 - 185.

7. CAZZOLA M, PAGE C, ROGLIANI P, et al. Multifaceted beneficial effects of erdosteine: more than a mucolytic agent. Drugs, 2020, 80(17): 1799 - 1809.

8. VANFLETEREN L, FABBRI L M, PAPI A, et al. Triple therapy (ICS/LABA/LAMA) in COPD: time for a reappraisal. Int J Chron Obstruct Pulmon Dis, 2018, 13: 3971 - 3981.

9. COLICE G L. Pragmatic research and outcomes in asthma and COPD. Pragmat Obs Res, 2012, 3: 11 – 25.

10. CALZETTA L, RITONDO B L, DE MARCO P, et al. Evaluating triple ICS/LABA/ LAMA therapies for COPD patients: a network meta-analysis of ETHOS, KRONOS, IMPACT, and TRILOGY studies. Expert Rev Respir Med, 2021, 15(1): 143 – 152.

11. HEUSER W, MENAIK R, GUPTA S, et al. Corticosteroid faceoff: which is best for treating asthma and COPD exacerbations? JEMS, 2017, 42(5): 19 – 21.

12. American Lung Association Asthma Clinical Research Centers. Clinical trial of low-dose theophylline and montelukast in patients with poorly controlled asthma. Am J Respir Crit Care Med, 2007, 175(3): 235 – 242.

13. ROGERS D F, BARNES P J. Treatment of airway mucus hypersecretion. Ann Med, 2006, 38(2): 116 – 125.

11 气道黏液高分泌治疗药物的研究进展

近年来，针对黏液高分泌形成过程各环节，已研究开发了多种具有良好应用前景的药物，具体集中于下述诸类。

1. 司坦类化合物　是一类新型祛痰药，结构中含封闭的巯基，在体内被代谢为活性游离巯基衍生物而发挥作用。具有黏液调节、黏液溶解、黏液动力作用，并能明显提高抗菌药物在痰液中的浓度，从而增加抗菌药物的局部活性。目前厄多司坦、福多司坦、立氟司坦均已在国外先后上市。其中厄多司坦已在国内开发上市。预计它将是乙酰半胱氨酸、羧甲基半胱氨酸等同类药的更新换代产品。

2. 速激肽受体拮抗剂　神经调节的黏液分泌主要是通过毒蕈碱乙酰胆碱能受体，但仍有部分是由另一类神经递质速激肽通过缓激肽受体引发的。缓激肽受体可介导抗原诱导的气道高反应性及炎细胞浸润，并具有介导黏液分泌的活性。速激肽均为小分子肽，包括 P 物质、神经激肽 A 和 B。有研究发现，哮喘患者血浆、痰液中 P 物质水平增高，且气道上皮的缓激肽受体表达上调；在 COPD 患者痰液中也发现 P 物质含量增高。动物实验发现，缓激肽受体拮抗剂明显抑制了吸烟刺激感觉神经释放速激肽所诱导的气道黏液分泌。第一个缓激肽受体拮抗剂

CP-963445 已处于待上市阶段，其他几种非肽类缓激肽受体拮抗剂如 CP-99994 正处于临床开发阶段。

3. 蛋白酶抑制剂　中性粒细胞弹力酶是目前已知的促 MUC 生成和分泌的最强刺激因子，它呈时间依赖性地增加气道 MUC5AC mRNA 的表达。哮喘气道黏液高分泌的研究显示，中性粒细胞弹力酶抑制剂 ONO-5046 和 ICI 2000355 可分别抑制臭氧和滴注卵蛋白致敏诱导的豚鼠杯状细胞高分泌反应和中性粒细胞的聚集。现有几种抑制剂如 Midesteine（MR-899）、ONO-6818、AE-3763 已分别进入 Ⅱ 、Ⅲ期临床研究中。最新上市的 Sivelestat 已先期用于急性肺损伤的治疗，进一步的使用将是慢性气道炎症性疾病。

4. 感觉神经肽释放抑制剂　内源性突触前抑制受体的激动及离子通道的开放能调节神经源性黏液分泌反应。μ-类阿片受体是这些受体中最有效的，目前认为 μ-类阿片受体激动剂系通过开放高电导的钙依赖性钾通道来抑制黏液分泌的。体外实验表明 μ-类阿片受体激动剂吗啡可明显抑制气道黏液分泌，但由于吗啡本身的成瘾性，使其不能作为一种常规治疗黏液高分泌的药物，而最近国外开发的 BW443，可不通过血—脑屏障在外周发挥其类阿片激动剂作用，故已有了实际使用的可能。

5. 磷酸二酯酶 4 抑制剂　磷酸二酯酶 4 对气道的非肾上腺素能—非胆碱能神经递质的合成与释放具有重要调节作用，也是环磷酸腺苷在炎症细胞、气道平滑肌细胞以及免疫细胞内的主要代谢酶。抑制磷酸二酯酶 4 可舒张平滑肌，减少炎症介质释放，下调炎症反应。口服用新型选择性磷酸二酯酶 4 制剂 Cilomilast 在大量体外及动物实验中均被证实可抑制哮喘和 COPD 相关的多种炎症细胞和免疫细胞活化，发挥扩张支气管和抗炎作用。Cilomilast 及另一种同类药物 Roflumilast 正处于 Ⅲ 期临床试验中，其他还有 SCH-351591、AWD12-28 等，相关动物实验结果均提示它们对慢性气道炎症性疾病如 COPD、哮喘等具有治疗价值。

6. 嘌呤能激动剂 近年发现，嘌呤能激动剂与位于气道上皮细胞上的靶受体 P_2Y_2 受体结合后，有促进气道内黏液水化、增强黏液纤毛清除功能的作用。P_2Y_2 受体是与 G 蛋白偶联的促代谢受体，它通过内源性激动剂 5'-三磷酸尿苷活化引起磷脂酶 C 活化，形成三磷酸肌醇，提高细胞内 Ca^{2+} 浓度。P_2Y_2 受体的活化与黏膜纤毛清除率升高有关，其机制可能是由于穿过肺表面的氯化物和水的转运增加，导致纤毛搏动频率增加。P_2Y_2 受体激动剂有三磷酸嘌呤核苷和嘧啶核苷、INS365 等，其末端硫代磷酸酯化合物是 P_2Y_2 受体强效激动剂。Sabater 等报道，雾化吸入嘧啶核苷及 INS365 可加快气管黏液流动速率，增强黏液纤毛清除功能。目前已处于临床试验阶段的 INS365 作用与嘧啶核苷类似，但维持时间较长，可能成为首先亮相的新型药物。

7. 表皮生长因子受体（EGFR）酪氨酸激酶抑制剂 选择性酪氨酸激酶抑制剂 BIBX522 预处理哮喘模型可中止转化生长因子-α 刺激引起的杯状细胞化生。形态学研究已证实，气道上皮细胞中 EGFR 的免疫活性反应与 MUC5AC 阳性染色区呈正相关。另有研究发现，将 NCI-H292 细胞暴露于香烟提取物中，则 EGFR 表达上调，导致 MUC5AC mRNA 表达上调，蛋白合成增加。选择性 EGFR 酪氨酸激酶抑制剂如 BIBX1522、AG-1478 能够抑制此作用。氧化应激、吸烟、过敏原、细胞因子等均可刺激 EGFR 活化，引起气道上皮细胞 MUC 合成增加，故其拮抗剂是一类具有广泛应用前景的黏液高分泌治疗药物。目前已有较多临床工作者注意到在对肺癌患者行 EGFR 抑制剂治疗时，发现患者的黏液高分泌现象较肿块的生长受到更早和更明显的抑制。本课题组也发现植物成分姜黄素可明显抑制 EGFR 的活化，进而对气道上皮细胞黏液分泌产生抑制作用。

8. 豆蔻酰化丙氨酸 C 激酶底物（MARCKS）蛋白 MARCKS 蛋白是调节呼吸道上皮分泌 MUC 的关键信号转导分子，主要介导 MUC 颗粒胞内游走和出胞。研究发现人支气管上皮分泌细胞内 *MARCKS* 基因表达下调或功能受抑可阻遏促分泌物诱导的 MUC 分泌反应。MARCKS mRNA 的反义寡核苷酸可下调其表达而减少 MUC 合成和分泌，此阻遏途经为开发相关抗黏液高分泌药物又提供了一个可供努力的研究方向。

9. 细胞因子拮抗剂 许多炎症细胞因子如 IL-1β、IL-8、TNF-α、IL-4、IL-13 等均可刺激气道上皮细胞合成 MUC。IL-1β 呈剂量和时间依赖性地增加气道上皮 NCI-H292 细胞株的 *MUC2* 和 *MUC5AC* 基因表达，其机制可能主要是通过环氧化酶及前列腺素 5 来促进 MUC 的合成分泌。IL-4 可促进黏液高分泌反应的胞内信号激活，有研究显示 IL-4 受体阻断剂能够阻断 IL-4 介导的胞内信号级联反应，可有效缓解哮喘患者通气功能的下降，其减轻黏液高分泌反应的潜能亦被看好。其他细胞因子拮抗剂的使用也在期待之中。

10. *MUC* 基因抑制剂 *MUC2*、*MUC5AC*、*MUC5B* 等编码基因已被克隆，因此开发维持患者气道正常黏液分泌而抑制病理性分泌的基因抑制剂也成为治疗黏液高分泌的一个新方向。如采用反义技术反向诱导 RNA 酶降解 MUC 的 mRNA 或与 mRNA 形成杂交体干扰 mRNA 的加工和翻译。研究表明，18-多聚 MUC 的反义寡聚物能抑制 *MUC* 基因的表达。还有研究发现，反义硫代磷酸寡核苷酸可抑制人气管—支气管上皮细胞 MUC 的基础表达和诱导表达。当然相关药物的实际应用仍依赖于基因治疗整体技术水平的进步。

11. 植物黄酮类化合物 黄酮类化合物是从植物中提取出来的一类具有黄酮生物学活性的小分子天然植物成分，有多个苯环和酚羟基结构，属脂溶性化合物。目前通过大量体外及动物实验证实，黄酮类化合物的广泛生物学活性对肺部疾病的预防和治疗有积极的影响。其药理作用如下：第一，抑制炎性化合物（花生四烯酸代谢产物）的合成，阻断各种信号通路，减少炎症介质产生，下调炎症反应，抑制黏液高分泌形成，降低气道高反应性；第二，清除自由基，抑制产生自由基的酶的活性，降低氧化应激引起的肺组织损伤，保护上皮细胞功能；第三，对抗多种致病菌（如大肠埃希菌、铜绿假单胞菌、奇异变形杆菌、肺炎克雷伯杆菌、不动杆菌属、金黄色葡萄球菌、枯草芽孢杆菌、粪肠球菌及白色念珠菌）、细菌分泌的毒性蛋白、烈性噬菌体和致病的病毒，与抗生素联用，增强抗生素的杀菌作用；第四，诱导细胞凋亡、阻断细胞周期，干预肿瘤细胞的信号转导，促进抑癌基因和抑制癌基因表达。现已运用于临床的黄酮类化合物有化橘红、银翘散、松节油提取物、杜鹃素、槲皮素等。黄酮类化合物的亲脂性可能是影响药理活性的主要因素，故目前通过物理作用，将其羟基糖化，使其水溶性增加，方便临床应用。黄酮类化合物广泛分布于自然界，成本低廉，对治疗慢性气道炎症性疾病的药物开发具有广阔的前景。

（周向东　李琪　整理）

参考文献

1. FISCHER B M, CUELLAR J G, DIEHL M L, et al. Neutrophil elastase increases MUC4 expression in normal human bronchial epithelial cells. Am J Respir Cell Mol Physiol, 2003, 284(4)：L671 - L679.

2. LEE I J, HYUN S W, NANDI A, et al. Expression of MUC1 mucin gene by hamster tracheal surface epithelial cells in primary culture. Am J Physiol Lung Cell Mol Physiol, 2003,

284（1）：L160 – L168.

3. 周向东，童瑾，兰箭. 慢性阻塞性肺疾病患者气道粘蛋白分子表型的研究. 中华结核和呼吸杂志，2002，25（7）：437.

4. SHEN Y, HUANG S, KANG J, et al. Management of airway mucus hypersecretion in chronic airway inflammatory disease：Chinese expert consensus (English edition). Int J Chron Obstruct Pulmon Dis, 2018, 13：399 – 407.

5. 周向东，李升锦，蒋幼凡. 大环内酯抗生素抑制气道黏液高分泌的分子机制. 中国抗生素杂志，2002，27（6）：345 – 356.

6. JACKSON A D. Airway goblet-cell mucus secretion. Trends Pharmacol Sci, 2001, 22 (1)：39 – 45.

7. LI J, YE Z. The potential role and regulatory mechanisms of MUC5AC in chronic obstructive pulmonary disease. Molecules, 2020, 25(19)：4437.

8. NAGAOKA K, YANAGIHARA K, HARADA Y, et al. Macrolides inhibit Fusobacterium nucleatum-induced MUC5AC production in human airway epithelial cells. Antimicrob Agents Chemother, 2013, 57(4)：1844 – 1849.

9. DEMIZU S, ASAKA N, KAWAHARA H, et al. TAS-203, an oral phosphodiesterase 4 inhibitor, exerts anti- inflammatory activities in a rat airway inflammation model. Eur J Pharmacol, 2019, 849：22 – 29.

10. URBANEK K, DE ANGELIS A, SPAZIANO G, et al. Intratracheal administration of mesenchymal stem cells modulates tachykinin system, suppresses airway remodeling and reduces airway hyperresponsiveness in an animal model. PLoS One, 2016, 11(7)：e0158746.

11. ZHEN G, JING W, JING J, et al. Effects of modified zhisou powder on airway mucus production in chronic obstructive pulmonary disease model rats with cold-dryness syndrome. Evid Based Complement Alternat Med, 2018：7297141.

12. XU L, LI J, ZHANG Y, et al. Regulatory effect of baicalin on the imbalance of Th17/Treg responses in mice with allergic asthma. J Ethnopharmacol, 2017, 208：199 – 206.

13. HU M, LIU Y, WANG L, et al. Purification, characterization of two polysa-ccharides from pinelliae rhizoma praeparatum cum alumine and their anti-inflammatory effects on mucus secretion of airway epithelium. Int J Mol Sci, 2019, 20(14)：3553.

14. HA E V, ROGERS D F. Novel therapies to inhibit mucus synthesis and secretion in airway hypersecretory diseases. Pharmacology, 2016, 97(1 – 2)：84 – 100.

15. ROGER D F. Pharmacological regulation of the neuronal control of airway mucus secretion. Cur Opin Pharmacol, 2002, 2(3): 249 –255.

16. ROCHE N, MARTHAN R, BERGER P, et al. Beyond corticosteroids: future prospects in the management of inflammation in COPD. Eur Respir Rev, 2011, 20 (121): 175 –182.

17. LIANG Z, NIE H, XU Y, et al. Therapeutic effects of rosmarinic acid on airway responses in a murine model of asthma. Int Immunopharmacol, 2016, 41: 90 –97.

18. NUNES I K, DE SOUZA E T, CARDOZO S V, et al. Synthesis, pharmacological profile and docking studies of new sulfonamides designed as phosphodiesterase-4 inhibitors. PLoS One, 2016, 11(10): e0162895.

19. SHEN M L, WANG C H, LIN C H, et al. Luteolin attenuates airway mucus overproduction via inhibition of the GABAergic system. Sci Rep, 2016, 6: 32756.

20. TAKEZAWA K, OGAWA T, SHIMIZU S, et al. Epidermal growth factor receptor inhibitor AG1478 inhibits mucus hypersecretion in airway epithelium. Am J Rhinol Allergy, 2016, 30(1): 1 –6.

21. ZHANG T, ZHOU X. Clinical application of expectorant therapy in chronic inflammatory airway diseases (Review). Exp Ther Med, 2014, 7(4): 763 –767.

22. SUNDARAM M, COOK H W, BYERS D M. The MARCKS family of phospholipid binding proteins: regulation of phospholipase D and other cellular components. Biochem Cell Biol, 2004, 82(1): 191 –200.

23. KOO J S, KIM Y D, JETTEN A M, et al. Overexpression of mucin genes induced by interleukin-1 beta, tumor necrosis factor-alpha, lipopolysaccharide, and neutrophil elastase is inhibited by a retinoic acid receptor alpha antagonist. Exp Lung Res, 2002, 28 (4): 315 –332.

24. XU T, GE X, LU C, et al. Baicalein attenuates OVA-induced allergic airway inflammation through the inhibition of the NF-κB signaling pathway. Aging (Albany NY), 2019, 11 (21): 9310 –9327.

25. ZHU J, DONG J, JI L, et al. Anti-allergic inflammatory activity of interleukin-37 is mediated by novel signaling cascades in human eosinophils. Front Immunol, 2018, 9: 1445.

26. DUAN W, KUO I C, SELVARAI S, et al. Antiinflammatory effects of genistein, a tyrosine kinase inhibitor, on a guinea pig model of asthma. Am J Respire Crit Care Med, 2003,

167(2): 185 –192.

27. AGARWAL R, AGARWAL C, ICHIKAWA H, et al. Anticancer potential of silymarin: from bench to bed side. AnticaIIcer Res, 2006, 26(6B): 4457 –4498.

28. BAIII D, GIANNINI L, CIAMPA A, et al. Epigallocatechin-3-gallate reduces allergen induced asthma like reaction in sensitized guinea pigs. J Pharmacol Exp Ther, 2006, 317 (3): 1002 –1011.

29. BALAKRISHNAN A, MENON V P. Protective effect of hesperidin on nicotine induced toxicity in rats. Indian J Exp Biol, 2007, 45(2): 192 –202.

30. NAILUA S, ZICK S M, ANDRADE J E, et al. Quercetin blocks airway epithelial cell chemokine expression. Am J Respire Cell Mol Biol, 2006, 35(5): 602 –610.

31. KUMAR P, KHANA M, SRIVASTAVA V, et al. Effect of quercetin supplementation on lung antioxidants after experimental influenza virus ineffection. Exp Lung Res, 2005, 31 (5): 449 –459.

32. OZCELIK B, OFHAN I, TOKER G. Antiviral and antimicrobial assessment of some selected navonoids. Z Naturforsch, C J Biosic, 2006, 61(9 –10): 632 –638.

33. YANG J, LI Q, ZHOU X D, et al. Naringenin attenuates mucous hypersecretion by modulating reactive oxygen species production and inhibiting NF-κB activity via EGFR-PI3K-Akt/ERK MAPKinase signaling in human airway epithelial cells. Mol Cell Biochem, 2011, 351 (1 –2): 29 –40.

34. HSIAO Y C, HSIEH Y S, KUO W H, et al. The tumor growth inhibitory acitivity of flavanone and 2′-OH flavanone in vitro and in vivo through Induction of cell cycle arrest and suppression of cyclins and CDKs. J Biomed Sci, 2007, 14(1): 107 –119.

12 中医药对气道黏液高分泌的治疗作用

12.1 辨证谈痰饮

中医药理论中与气道黏液关联性密切的概念为痰饮，痰和饮都是由于水液代谢障碍而形成的病理性产物，然而痰和饮一旦形成，又可导致其他疾病产生，因此痰和饮既是病理性产物，又是致病因素。

12.1.1 痰饮的形成

痰饮的形成，有六淫、情志伤、饮食失宜、劳逸过度等多种因素，这些因素导致肺、脾、肾三脏及三焦功能失常，影响水液正常生成、输布、排泄，使其聚而声痰，为饮。肺主宣肃，通调水道，敷布津液，为水之上源；脾主运化水谷，为转输水液之枢纽；肾司开阖，为水脏，肾阳主蒸化水液；三焦总司人体的气化，为水谷精微化生和水液代谢的通路。水谷精微物质主要通过肺、脾、肾三脏的正常生理活动及三焦气化效应，或蒸为气，或变为血，或化为津，以温煦濡养全身。若病邪导致肺、脾、肾功能失常，或三焦气化不利，水谷之精不能化气、变血和转化为津液，水液就聚而为饮，加之寒热之邪参与，使饮凝为痰。

12.1.2 痰饮的致病特点

1. 阻滞气机　痰饮形成后，流注经脉，影响气血运行，可见四肢麻木伸屈不利，或半身不遂；停留于脏腑，可影响脏腑气机的升降出入。如痰饮犯肺，肺失宣肃，则见胸闷、咳喘、咳痰。痰浊犯胃，胃失和降，可见恶心呕吐、中脘痞满等。

2. 病位广泛　痰饮致病，病位广泛，病证多端，故有"百病多由痰作祟"之说。痰随气机升降流行，内至脏腑，外至筋骨皮肉，而饮多积于胸肋、胃肠、肌肤。由于痰饮停留部位不同，临床表现亦不一样。如痰浊上扰于头，则见头晕；痰迷心窍，可见神昏、癫狂、痴呆；痰阻心脉，可见胸闷、心痛、心悸；痰凝结于咽喉，咽喉似有异物感，吞吐不爽，俗称"梅核气"；痰在颈项，可生痰核瘰疬；在经络筋骨，则半身不遂；在四肢，可见四肢麻木疼痛。饮溢肌肤，则见浮肿、无汗、身体沉重；饮留胸胁胀痛、咳唾引痛；饮在膈上，咳喘气逆，则不得平卧、面目浮肿等。

3. 病证缠绵　痰饮由水湿停滞积聚而成，同样具有湿邪重浊黏滞的特性，故其所致疾病缠绵不休，病程较长，如临床上所见咳喘、眩晕、中风、瘿瘤等病证，多反复发作，缠绵难愈，舌苔厚腻。

4. 常见病证的治疗原则　化痰利湿。就呼吸系统病证而言，中医将它分为虚、实两大类。实证病位在肺，多由寒邪外束或邪热乘肺、痰浊水湿内聚引起；虚证病位在肺、肾，在肺者多由津液消耗、肺失濡养或久病亏耗，被他脏之病所累引起；在肾者多由劳伤肾气或久病气虚，下元亏损，肾失摄纳之权引起。此外，以肺虚或肾虚为基础，夹杂他邪者亦复不少。如兼有脾虚则易生痰饮，兼有心痹则易生瘀血，致疾病缠绵难愈。

综上所述，呼吸系统疾病的治疗，当明辨疾病之病位，分清虚实寒热而施。就化痰而言，可分为以下几种。若为寒痰，证见痰涎清稀、色白、苔白腻、脉弦迟，宜温肺化痰，即温肺，选用干姜、细辛、半夏、白芥子、紫菀、款冬花等；若为热痰，痰黄稠难咳、烦热、面赤、苔黄腻、脉数，宜清肺化痰，即清肺，选用黄芩、知母、瓜蒌皮、贝母、海蛤粉、桑白皮等；若为湿痰，痰多，色白而黏，胸脘作闷，苔白腻，脉缓，宜燥肺化痰，即降肺，选用半夏、陈皮、苍术、厚朴、杏仁、苡仁等。可见中医对此症状有其独特的治疗方法，若能在必要时配合现代医学疗法，收效常更迅捷。

第二节　主要化痰中药

一、宣肺止咳化痰药物

1. 杏仁　苦温有小毒，归肺、大肠二经。功能：止咳定喘，祛痰润燥。主治外感风寒之咳逆上气，以及大便秘结等症。现代研究表明，本品含苦杏仁苷、杏仁油等。口服小剂量苦杏仁，经消化道时，苦杏仁苷被胃酸或苦杏仁酶分解，生成微量氢氰酸。吸收后，抑制细胞色素氧化酶。低浓度时能减少组织耗氧量，抑制颈动脉窦和主动脉体的氧化代谢，造成反射性呼吸加深，使痰液易于排出。微量氢氰酸还具有镇静呼吸中枢的作用，因此能使呼吸运动趋于安静而奏镇咳平喘之效。

用量：入汤剂每日 5 ~ 10 g。

2. 桔梗　苦辛平，归肺、胃二经。功能：宣肺利咽，祛痰排脓。主治外感咳嗽、咽喉肿痛、肺痈吐脓等症。现代研究表明，本品含桔梗皂苷、桔梗聚糖、菊糖、α-菠菜甾醇等。其中桔梗皂苷具有祛痰作用。小剂量时，它能刺激胃黏膜，引起轻度恶心，反射性地增加支气管黏液的分泌而排痰。但也有人认为桔梗排痰强度可与氯化铵相媲美，强于远志而次于美远志。桔梗根还具有"消炎"作用，在试管内抑制絮状表皮癣菌的生长。

用量：每日 3 ~ 10 g，煎汤或入丸散。

3. 前胡 苦辛微寒，归肺、脾、肝、膀胱四经。功能：宣散风热，降气消痰。主治痰热咳喘、风热头痛、胸膈满闷、呕逆等症。现代研究表明，紫花前胡根含呋喃香豆精类之前胡苷，以及甘露醇、海绵甾醇、挥发油等。白花前胡根含呋喃香豆精类之白花前胡甲素、乙素、丙素、丁素。用麻醉猫收集气管黏液分泌的方法证明，口服紫花前胡煎剂 1 g/kg，能显著增加呼吸道黏液的分泌，提示有祛痰作用。实验观察到，紫花和白花前胡的祛痰作用均较为持久，其强度与桔梗相仿，但止咳作用不明显。前胡能降低肺动脉压。前胡苷元有抗细菌和真菌的作用。

用量：煎汤内服，每次 5～10 g，或入丸散。

4. 紫菀 辛苦温，归肺经。功能：温肺下气、消痰止咳。主治风寒咳嗽气喘、肺痈咳吐脓血等症。现代研究表明，本品含紫菀酮、紫菀皂苷、表木栓醇、木栓酮、挥发油等。

药理作用：①镇咳祛痰作用：以紫菀水煎剂按 1 g/kg 给家兔灌胃，有明显的祛痰作用。粗提取给大鼠灌胃，器官分泌物明显增加。对用氨水喷雾引起的小鼠咳嗽也有显著效果。采用二氧化硫刺激法引起咳嗽，再以紫菀乙醇提取物按 15 g/kg 给小鼠灌胃，镇咳率为 53%；②抑菌作用：在试管内，紫菀煎剂对大肠埃希菌、痢疾杆菌、伤寒杆菌、副伤寒杆菌、变形杆菌等肠道致病菌均有抑制作用。用量：入煎剂 3～10 g。

5. 款冬花 苦辛微温，归心、肺二经。功能：润肺下气，止咳消痰。主治咳嗽气喘、肺痈、肺痿、咳吐脓血等症。现代研究表明，本品含甾醇类（如款冬花二醇）、苷类（如款冬花苷、芸香苷）、鞣酸、蒲公英黄质、蜡、挥发油等。灰分中含锌量达 3.26%。

药理作用：①呼吸系统：表现为止咳、祛痰并略有平喘功效。用 1% 碘液注入猫右胸膜腔引咳法，口服款冬花煎剂有显著镇咳作用，但不持久。麻醉猫口服煎剂后，可使呼吸道分泌增加，但作用强度不及桔梗。离体家兔、豚鼠及猫的气管—肺灌流实验表明，款冬花醚提出液量小时可使支气管略有舒张，大剂量反而收缩；对于组织胺引起的支气管痉挛，其解痉效力不如氨茶碱明确。②消化系统：款冬花醚提取物对胃肠平滑肌显示一般抑制作用；在豚鼠离体肠管，可对抗氯化钡引起的收缩。③心血管系统：款冬花醚提取物静脉注射，可使动物血压急剧上升，并见心跳加快、呼吸兴奋、瞳孔散大、泪腺器官分泌增加、四肢肌肉紧张、颈肌震颤等现象。血管灌流肾容积测定证明其具有收缩血管作用。④中枢神经系统：款冬花醚提取物大剂量应用时，可作用于动物间脑以下脑干部分，引起中枢神经系统过度兴奋，导致惊厥而死亡。

用量：内服 1.5～10 g。

6. 白前　辛苦甘平，归肺、肝二经。功能：泻肺降气，下痰止嗽，利水消肿。治肺实喘满、咳嗽多痰、水肿尿少。现代研究表明，本品含三萜皂苷。

用量：内服煎汤 3～10 g。

7. 满山红　苦寒，归肺经。功能：止咳祛痰。主治慢性支气管炎、支气管哮喘。现代研究表明，本品挥发油中含杜鹃酮，水溶性部分含杜鹃素、去甲杜鹃素、莨菪碱、梫木毒素等。

药理作用：①镇咳作用。杜鹃酮为镇咳的有效成分，有较强的中枢止咳作用，其作用部位很可能在中枢的脑干，镇咳剂量对动物的呼吸中枢有一定抑制作用。②祛痰作用。杜鹃素、去甲杜鹃素为祛痰的主要成分，它可使动物器官纤毛运送黏液量增加，酚红排除速度增加。③平喘作用。莨菪亭为平喘的主要成分，有对抗乙酰胆碱所致支气管痉挛的作用。④强心降压作用。适当剂量的满山红可使动物心脏收缩力增强，心率减慢，血压下降。此外，本品还有抗炎作用。

用量：鲜者煎汤内服 15～30 g，或用其提取物杜鹃素，口服 50～

100 mg，一日 3 次。

此类药物还有紫苏、荆芥、百部等。一般轻者常用杏仁、桔梗、前胡、紫苏、荆芥，重者常用紫菀、款冬花、百部、白前、满山红。

12.1.3　清肺止咳化痰药物

1. 贝母　辛苦平，归肺、心、肝三经，功能：止咳化痰，开郁散结，润心肺，除烦热。主治咳嗽痰黄、肺痈、肺萎、胸胁逆气等。现代研究表明，川贝母、浙贝母均含多种生物碱及皂苷，如川贝母碱、浙贝母碱、西贝母碱、去氢贝母碱、浙贝母碱葡萄糖苷等。浙贝母尚含甾体化合物贝母醇。

药理作用：①镇咳祛痰作用。灌服贝母—皂苷Ⅱ号，能使小鼠咳嗽潜伏期延长；浙贝母生物碱在小鼠腹腔注射，有较明显的镇咳作用。贝母生物碱及皂苷还有不同程度的祛痰作用。②平喘作用。猫和家兔离体肺灌洗试验证实，浙贝母碱低浓度时使支气管平滑肌舒张，高浓度时则使之收缩。西贝母碱对豚鼠离体回肠、兔十二指肠及在体犬小肠均有明显的松弛作用，此作用不被新斯的明和氯化钡对抗，其解痉作用类似罂粟碱。③抑菌作用。川贝母水浸液（1∶25 浓度）在试管内对星形奴卡菌有抑制作用。④血管活性作用。川贝母碱、浙贝母碱静脉注射，可使动物血压下降。浙贝母碱葡萄糖苷不影响血压，使开胸犬心率及冠脉血流量增加。

用量：内服煎 5 ~ 10 g。

2. 枇杷叶　苦平偏凉，归肺、心、胃三经，功能：止咳化痰，清肺降火，和胃下气。主治肺热痰嗽、胃热呕哕、咯血鼻血。现代研究表明，本品含皂苷、苦杏仁苷、齐墩果酸、丁香素等物质。

药理作用：①止咳平喘祛痰作用。苦杏仁苷能分离出氢氰酸，有一定的镇咳作用，枇杷叶水煎液及其乙酸乙酯提取部分有平喘、祛痰作用。②抑菌作用。枇杷叶及其乙酸乙酯提取部分对白色葡萄球菌、肺炎双球菌及痢疾杆菌均有较明显的抑制作用。

用量：内服煎汤 5～10 g。

3. 马兜铃　苦微辛寒，归肺经。功能：清肺降气，止咳平喘化痰。主治肺热咳喘、失音咯血、百日咳等。现代研究表明，本品果实含水溶性季胺类生物碱、马兜铃酸等。种子含马兜铃碱、马兜铃酸、马兜铃次酸、木兰碱。

药理作用：①平喘作用。用马兜铃酸给豚鼠做灌流，有明显的扩张支气管作用，并能消除硝酸毛果芸香碱、氯乙酰胆碱、组胺所致的支气管痉挛。②祛痰作用。用测定麻醉兔呼吸道黏液分泌的方法证明，口服马兜铃煎剂（1 g/kg）有微弱的祛痰作用，效果不如紫菀及天南星。③抑菌作用。马兜铃煎剂对金黄色葡萄球菌、肺炎双球菌、痢疾杆菌、常见皮肤致病真菌有不同程度的抑菌作用。果实的作用比叶强，除去鞣酸后依然有效。④免疫增强作用。马兜铃酸能显著增强吞噬细胞的吞噬功能，提高机体的抗菌能力，提高细胞免疫功能，同时还有升高白细胞作用，能对抗环磷酰胺或^{60}Co引起的白细胞降低。⑤降压作用。已被临床研究证实其具有温和而持久的降压作用，适用于较早期的高血压病。

用量：内服煎汤 3～10 g。

4. 瓜蒌　甘寒，归肺、胃、大肠三经。功能：润肺化痰止咳。治肺萎咯血、黄疸便秘等症。现代研究表明，本品果实含三萜皂苷、有机酸、树脂、糖类和色素，种子含脂肪油。

药理作用：①抗菌作用。瓜蒌在体外对大肠埃希菌、宋内痢疾杆菌、变形杆菌及某些皮肤真菌有抑制效果。②肿瘤抑制作用。在体外实验中，全瓜蒌20%煎剂对腹水癌细胞有致死作用，以瓜蒌皮效果最佳。此外，临床观察到本品对冠心病心绞痛、改善心电图缺血性 ST 段下降有较好效果。

用量：内服煎汤 10 ~ 12 g，或入丸散。

5. 梨　甘微酸凉，归肺、心、肝、胃四经。功能：润肺止咳，清热化痰，降火解毒。主治热咳、热病津伤烦渴、便秘等症。现代研究表明，本品含苹果酸、柠檬酸、果酸、葡萄糖、蔗糖等。药理研究尚缺乏相关报道。

用量：生食、捣汁或熬膏服，不拘量。

6. 矮地茶　苦平，归肺经。功能：止咳化痰，活血解毒，利尿。主治肺萎久嗽、吐血、血痢、咳嗽气痛等。现代研究表明，本品含矮茶素、三萜类、杨梅树皮苷、2-羟基-5-甲氧基-3-十五烯基苯醌、冬青萜醇、挥发油、鞣酸等。

药理作用：①止咳作用。为咳嗽中枢的选择性抑制剂。矮茶素Ⅰ号按 20 mg/kg 体重灌胃或腹腔注射有明显而持久的止咳作用，一般持续 4 小时，其作用强度相当于可待因止咳作用的 1/7 ~ 1/4。②平喘作用。采用离体器官进行实验，发现矮地茶中所含挥发油与黄酮苷具有对抗组胺引起器官痉挛的作用，但需要较高的浓度。矮地茶所含黄酮对豚鼠以 400 mg/kg 腹腔内注射具有明显平喘作用，给药后动物发生轻度惊厥，但可自行恢复，灌胃则无效。同时，本品还有降低动物器官—肺组织耗氧量的作用。③祛痰作用。矮地茶煎剂 2.5 g/kg 灌胃与腹腔注射，对小鼠有明显的祛痰作用（酚红器官排泄法），作用强度与等剂量桔梗相似；矮地茶煎剂腹腔给药比灌胃时的祛痰作用明显增高（$P < 0.01$）。对于用 SO_2 气体熏大鼠导致的慢性支气管炎模型，矮茶素Ⅰ号可减少实验性气管炎杯状细胞的增生程度，使扩大的支气管较快地恢复正常，加快炎症细胞浸润的恢复，促进肺气肿的恢复，减少肺萎陷程度，但这些作用都不及灭活卡介苗作用强。④抑菌抗病毒作用。矮茶素煎剂和浸膏

对金黄色葡萄球菌、肺炎球菌等 10 种细菌有抑制作用，但在体内难以达到有效浓度。矮地茶挥发油对金黄色葡萄球菌和大肠埃希菌有杀菌作用。本品的水煎剂对接种于鸡胚的流感病毒有一定抑制作用。⑤驱虫作用。矮地茶提取物密花醌有驱绦虫效果。

用量：水煎内服，15～30 g。

12.1.4　敛肺止咳药物

1. 五味子

酸温，归肺、肾二经。功能：敛肺止咳，生津化痰，止汗涩精，滋肾明目。现代研究表明，本品种子含五味子素、五味子醇、去羟五味子素；果实含挥发油、有机酸、维生素、糖类及树脂等。

药理作用：①镇咳祛痰兴奋呼吸作用。通过氨水气雾法和酚红试验，发现五味子挥发油及五味子素有镇咳祛痰作用；从醚提取物中制得的两种结晶，对小鼠有明显镇咳作用；其酸性提取物有明显祛痰作用。本品还能直接兴奋呼吸中枢，使呼吸频率和幅度显著增加，并能对抗吗啡对动物呼吸的抑制作用。②适应原样作用。能增强机体对非特异刺激的防御能力。③中枢神经系统兴奋作用。提高智力活动及工作效率。④抑菌作用。低 pH 值（2～3）的五味子乙醇浸液对炭疽杆菌、金黄色葡萄球菌、白色葡萄球菌、副伤寒杆菌 A 和 B、肺炎杆菌、伤寒杆菌、痢疾杆菌等，均有抑制作用；pH 值升高，抗菌作用减弱，说明其抗菌作用与其所含的有机酸相关。此外，本品还具有增强心脏收缩力和降低血清谷丙转氨酶作用。

用量：内服煎汤，2～10 g，或入丸散。

此类药物中，还有乌梅、五倍子、罂粟壳等，它们在止咳、解除平滑肌痉挛、抗病毒及抗菌方面均有较显著的作用，但就化痰而言不如五味子明显。

12.1.5 除湿化痰药物

1. 远志 苦辛温，入心、肝、脾、肾四经。功能：化痰解郁，安神益智，利九窍，定惊痫。主治咳嗽多痰、惊悸健忘、少寐、惊搐等症。现代研究表明，本品含远志皂苷元 A、B，远志碱、远志糖醇，N-乙酰-D-氨基葡萄糖，脂肪油，淀粉等。

药理作用：①祛痰作用。远志皂苷刺激黏膜，引起轻度恶心，因而反射地增加了支气管分泌而产生祛痰效应。远志提取物给狗口服，可促进器官分泌，作用强度为：美远志＞桔梗＞远志。如用酚红排泄法则为：美远志＞远志＞桔梗。远志的祛痰在皮内，木质部无祛痰作用。②降压、催眠、抗惊厥作用。远志注射液静脉注射能使麻醉犬产生降压作用，经 1～2 分钟可恢复原水平，重复给药未见耐受现象。全远志、皮、木质部均有催眠作用。全远志有较强的抗惊厥作用。

用量：内服煎汤，3～10 g。

2. 南星 苦辛温有毒，入肺、肝、脾、心四经。功能：燥湿化痰，消肿散结，祛风定惊。主治中风痰壅、口眼斜、风痰眩晕、痈肿等症。现代研究表明，本品含三萜皂苷、D-甘露醇、苯甲酸、淀粉、氨基酸等。

药理作用：①祛痰作用。麻醉兔气管导痰法表明，日本天南星煎剂 1 g/kg 灌胃，有明显的祛痰作用。由于本品含有皂苷，对胃黏膜有刺激性，因而在口服时有轻微的恶心反应，从而反射地增加支气管的分泌液，使痰液变稀，易于咳出。②抗惊厥作用。日本天南星能降低士的宁、戊四唑、咖啡因、薯蓣碱引起小鼠的惊厥率，表明有一定抗惊厥作用。③抗肿瘤作用。天南星水提取液在体外对肿瘤细胞有细胞毒作用；体内实验对小鼠 S180、HCA 实体型、U14 等，均有一定抑瘤作用。其抗癌的有效成分可能是 D-甘露醇。此外，本品还具有镇静和止痛作用。

用量：内服煎汤，2～5 g，或入丸散。

3. 皂荚　辛温微毒，入肺、脾、胃、大肠四经。功能：祛风痰，除湿毒，止头痛，杀蛔虫。主治咳嗽痰喘、中风口眼歪斜、头风头痛、肠风便血、痈肿便毒等症。现代研究表明，本品含三萜皂苷如皂荚苷、皂荚皂苷，以及蜡醇、豆苷醇、鞣酸等。

药理作用：①祛痰作用。皂荚能刺激胃黏膜而反射性促进呼吸道黏液分泌。在体研究显示，本品能使呼吸道分泌增加，但持续时间较短。②抗菌作用。在试管中，皂荚对肠内某些阴性致病菌有抑制作用；其水浸剂可抑制某些皮肤真菌的生长。

用量：内服研末或入丸剂，1～2 g。

4. 牡荆子　辛微苦温，入胃、肺、肝三经。功能：祛风化痰，下气止痛。主治咳嗽痰喘、中暑发痧、胃痛、疝气、妇女带下等症。现代研究表明，本品含黄酮苷、强心苷、生物碱、氨基酸、中性树脂、挥发油等。

药理作用：①祛痰、镇咳作用。牡荆子挥发油具有较好的祛痰作用（小鼠酚红法）。牡荆子挥发油、牡荆子乙醇提取物的醚溶部分、牡荆子石油醚提取物均有镇咳作用（电刺激猫喉上神经法、小鼠氨水引咳法）。临床应用单复方牡荆子挥发油，半数患者都能在 24 小时内出现祛痰、止咳、平喘作用，3 天基本全部起效。75 例患者仅 8 例感到口、鼻轻度干燥，未见其他不良反应。②抑菌作用。25% 煎剂在体外有抗金黄色葡萄球菌作用，对大肠埃希菌、绿脓杆菌抑制作用较弱。

用量：内服煎汤，6～10 g。

此外，这类药中还有茯苓、半夏、陈皮、石菖蒲、旋覆花等，它们均有一定的止咳化痰平喘及抗菌作用，亦为许多止咳化痰汤剂中的主要配方药物，但就单药的祛痰效果而言则不及前几种药物明显。

12.1.6　生饮化痰药物

1. 车前草子　甘寒，草入肝、脾、大肠、小肠四经，子入肝、肾、小肠、膀胱四经。功能：化痰止嗽，利水通淋，清热明目。主治咳嗽多痰、淋浊、尿血、水肿、热痢、目赤障翳等症。现代研究表明，本品全草含车前苷、高车前苷、桃叶珊瑚苷、熊果酸、正三十一烷、β-谷甾醇、维生素 B_1 和维生素 C 等。种子内含桃叶珊瑚苷、黏液质、D-木糖、车前子糖、车前烯醇酸、胆碱、腺嘌呤、琥珀酸及各种脂肪酸。

药理作用：①祛痰镇咳作用。给麻醉猫灌服车前草煎剂（25% 浓度）4 mL/kg，可使其气管分泌物增加，有明显祛痰作用，但强度不如桔梗。其祛痰有效成分为车前苷，该化合物能促进气管及支气管分泌增加，并能抑制呼吸中枢，使呼吸加深变慢，故有一定镇咳作用。车前子亦有祛痰镇咳之效。②利尿作用。以狗、家兔和人为研究对象进行利尿试验，表明车前草、子能使水分、氯化钠、尿素、尿酸排出量增多而产生利尿作用，利尿的主要成分是桃叶珊瑚苷。③抗病原微生物作用。车前草煎剂在试管对多种致病菌如金黄色葡萄球菌、宋内痢疾杆菌、大肠埃希菌、绿脓杆菌和伤寒杆菌都有不同程度的抑制作用。对多种皮肤真菌如同心性毛癣菌、星状奴卡菌也有不同程度的抑菌作用。车前草醇提取物对钩端螺旋体有杀灭作用。④对胃肠道功能的调理作用。实验表明，车前子水煎剂有缓泻作用。大车前叶果胶状制剂能防止胃溃疡形成，并对组胺和氯化钡所致的肠痉挛有一定缓解作用。

用量：内服煎汤，全草 10 ~ 15 g，子 5 ~ 10 g。

2. 商陆　苦寒有毒，入肺、脾、小肠、膀胱四经。功能：化痰止嗽、泻水散结，通二便。主治痰多咳嗽、喘呼气急、烦躁多渴、水肿胀满、二便不利等症。现代研究表明，本品含商陆酸、商陆甲酯、商陆碱、硝酸钾等。

药理作用：①祛痰止咳作用。本品水煎剂吸收后直接作用于气管黏膜，引起黏液分泌增加，致使黏痰稀释。同时，它还能促进痰液排出，增强纤毛运动，并能降低毛细血管通透性，减少渗出，使炎症减轻，从而痰液生成减少，并易于咳出。支气管内痰液减少，且排痰力量增强，因而咳嗽相应减轻。②平喘作用。组胺喷雾引喘法证明，给豚鼠皮下注射本品达 8 g/kg 时，才有一定平喘作用。③抗菌作用。商陆对流感杆菌、肺炎双球菌有一定抑制作用，对福氏、宋氏痢疾杆菌的抗菌作用较强，对志贺痢疾杆菌中度敏感，对黄癣菌等也有抑制作用。④利尿作用。本品能刺激血管运动中枢，使肾脏血液循环加速，尿量因而增加。钾盐也起一定附加作用。此外，本品还具有兴奋垂体—肾上腺系统、升血小板、抗辐射、抗炎等效应。

用量：内服煎汤，5~10 g。

3. 泽漆　苦辛凉有毒，入肺、脾、大肠、小肠四经。功能：消痰止嗽，解毒行水，散结杀虫。主治痰饮喘咳、水肿胀满等症。现代研究表明，本品含黄酮苷、泽漆皂苷、秦皮乙素、猫眼草素 V 和 VI、豆香油、酚类、挥发油等。

药理作用：①祛痰止咳作用。采用小鼠酚红法、小鼠氨雾法、豚鼠组胺致喘模型的实验观察到，本品有明显的祛痰止咳作用，但本品穿透作用较差。临床生效一般在 2 天左右。②抑菌作用。猫眼草素 V 原液 7.27 mg/mL 对肺炎双球菌及甲型链球菌株抑菌较好，浓度为 1:64 时无菌生长。泽漆在很高浓度 [1:(50~100)] 时，能抑制结核杆菌的生长。此外，本品尚有轻度降温、扩张兔耳血管、降低毛细血管通透性等效应。

用量：内服煎汤，3~10 g。

此外，此类药物中如葶苈子、芒硝、甘遂等均有一定的化痰作用，但疗效不如前几种肯定。

12.1.7 清热化痰药物

1. 白毛夏枯草 苦甘寒，入肺经。功能：化痰止咳，凉血解毒。主治咳嗽痰多、咽喉肿痛、吐血、赤痢、淋病等症。现代研究表明，本品含黄酮、皂苷、生物碱、有机酸、鞣酸、酚性物质、甾体化合物、还原糖等。

药理作用：①化痰作用。白毛夏枯草酮可直接刺激呼吸道黏膜分泌细胞，产生祛痰效应。酸性酒精提取物、总酸酚、总生物碱给小鼠灌胃均有一定祛痰作用（酚红法）。②止咳作用。酸、乙醇提取物和白毛夏枯草黄酮有中枢性镇咳作用。可能直接作用于脑干咳嗽中枢，其作用强度为可待因的1/6（按药物重量计算）。连续给黄酮8天，其镇咳作用不产生耐受性。③平喘作用。酸性酒精提取物、黄酮苷及总生物碱给豚鼠腹腔注射，对组胺与乙酰胆碱混合喷雾法所复制的哮喘模型，均有一定平喘作用。用豚鼠离体支气管肺灌洗法，证明白毛夏枯草碱性乙醚提取物有舒张支气管平滑肌作用。黄酮苷平喘作用的强度约为氨茶碱的1/2。④抑菌作用。本品煎剂、乙醇、乙醚提取液在试管内有一定抑菌作用，如用铅盐将酸醚提取物的杂质去除后，所得的提取液抑菌作用最强，主要对金黄色葡萄球菌、肺炎球菌、卡他球菌、甲型链球菌、大肠埃希菌的抑制作用较明显。

用量：内服煎汤，10 ~ 15 g。

2. 竹沥 甘苦寒，入心、肺、胃三经。功能：清热化痰，镇惊利窍，止渴除烦。主治肺热痰壅、中风痰迷、大热烦渴等症。

用量：冲服30 ~ 60 g。

3. 猪胆 苦寒，入肺、心、肝、胆、大肠诸经。功能：化痰止咳、清热平喘、解毒润燥。主治痰多咳嗽、哮喘、百日咳、里热燥渴、便秘、黄疸等症。现代研究表明，本品的主要成分为胆汁酸（包括猪去氧胆酸、鹅去氧胆酸、猪胆酸等）、胆色素、MUC、脂肪等。

药理作用：①祛痰镇咳平喘作用。采用小鼠酚红法证实，猪胆有祛痰作用。胆汁可抑制咳嗽中枢的兴奋性，解除组胺引起的支气管痉挛，因而起到止咳平喘效应。②抗炎、抗过敏作用。胆汁能提高抗炎能力，使动物烫伤性炎症和甲醛性关节炎消退较快。对动物乙酰胆碱和组胺性休克，多次注射胆汁酸，或可防止休克的发生。③抑菌作用。胆汁酸对肺炎双球菌和流感杆菌有抑菌作用。对百日咳杆菌、结核杆菌、痢疾杆菌、沙门杆菌、大肠埃希菌、金黄色葡萄球菌等，都有不同程度的抑制作用。此外，本品还有镇静、抗惊厥作用。

用量：内服煎汤，取汁冲服 3～6 g。

此类药中，还有牛黄（特别是人工牛黄）、猴枣、天竺黄、熊胆、蛇胆、荆沥等都有一定程度的化痰作用。

12.1.8　润燥化痰药物（南沙参）

甘微苦凉，入肺、肝、脾三经。功能：养阴清肺，祛痰止咳。主治：肺热燥咳、虚劳咳呛痰血、久咳肺萎、胸膈燥渴等症。现代研究表明，本品含三萜皂苷、香豆素、淀粉等。

药理作用：①祛痰作用。轮叶沙参煎液的祛痰作用较紫菀等差，但可持续作用 4 小时以上。②强心作用。1% 沙参浸剂对离体蟾蜍心脏有明显强心效应，7/9 离体心的振幅增大（比原来高 50% 以上），作用持续 5 分钟。③增强免疫作用。沙参有增加外周白细胞、提高淋巴细胞转化率及增强体液免疫效果。④抗真菌作用。沙参水浸剂在体外对羊毛状小芽孢癣菌等皮肤真菌有不同程度的抑制作用。

用量：内服煎汤，10～15 g。

此外，这类药物中还有天冬、凤凰衣、冬瓜子、橄榄、麦冬等，也有一定的化痰作用，但现代研究较少，故在此未做特别说明。

12.2 化痰方面的中药治疗

12.2.1 传统治疗

传统的中药治疗多以汤剂、丸剂、散剂为主。上述介绍了几种化痰中药的药性及单药疗效，中医根据"痰"的虚实、寒热加以辨证，将药物相组合则形成了以下几类常用的化痰配方。

1. 燥湿化痰剂

二陈汤：半夏、陈皮、白茯苓、炙甘草。

温胆汤：制半夏、竹茹、麸炒枳实、陈皮、茯苓、炙甘草。

茯苓丸：茯苓、枳壳、半夏、风化朴硝。

生姜半夏汤：半夏、生姜。

小半夏加茯苓汤：半夏、生姜、茯苓。

金水六君煎：当归、熟地、陈皮、半夏、茯苓、甘草。

御制平安丹：苍术、陈皮、白豆蔻、山楂、泽泻、陈曲、茯苓、女贞子、甘草。

2. 清热化痰剂

黄连温胆汤：陈皮、半夏、茯苓、枳实、竹茹、黄连、炙甘草。

夏枯草煎：夏枯草、生牡蛎、玄参、白药、生地、麦冬、浙贝母、甘草。

3. 温化寒痰剂

痰饮丸：苍术、干姜、附片、肉桂、白术、甘草、紫苏子、莱菔子、白介子。

三小养亲汤：紫苏子、白介子、莱菔子。

4. 治风化痰剂

半夏白术天麻汤：半夏、白术、天麻、陈皮、茯苓、炙甘草、生姜、大枣、蔓菁子。

止嗽散：桔梗、荆芥、紫菀、百部、白前、甘草、陈皮。

5. 化痰散结剂

海藻玉壶汤：海藻、贝母、陈皮、昆布、青皮、川芎、当归、连翘、半夏、甘草节、独活、海带。

液化升精汤：主要含有生牡蛎、浙贝母、夏枯草、茯苓。

6. 止痰止咳剂

葶苈大枣泻肺汤：葶苈子、大枣。

射干麻黄汤：射干、麻黄、生姜、细辛、紫菀、款冬花、五味子、大枣、半夏。

哮喘宁：黄芩、甘草、丹皮、桂枝。

12.2.2　化痰中药的现代制提方法

中药成分复杂，每一种单药均有除化痰以外的其他作用，即每一种汤剂均含有除化痰有效成分外的多种成分，势必造成了不必要的毒性作用和不良反应。传统中药多以口服为主，且中药汤剂量多味苦，口感较差，也是患者不易坚持服药、造成治疗半途而废的原因之一。故在现代的治疗中，提取药物的有效成分，制成小药丸、针剂，以及雾化溶液，多途径给药，不仅提高了疗效，还为中药的发展开辟了一条新的道路。

在研究中发现，上述化痰药的主要有效成分多为皂苷或挥发油，其中以皂苷多见。下面分别谈谈皂苷及挥发油的提取。

1. 皂苷的提取

皂苷是存在于植物界的一类结构复杂的苷类，它的水溶液振摇后易起持久不消失的肥皂泡沫，故名皂苷。皂苷按其苷元结构分为甾体皂苷和三萜皂苷两类。甾体皂苷主要用于合成甾体激素及其有关药物的原料，如薯蓣科属多种植物的薯蓣皂苷元和剑麻的剑麻皂苷元。三萜皂苷主要存在于豆科、五加科、桔梗科、远志科、商陆科、石竹科等植物中，如三七、桔梗、甘草、柴胡、商陆，且三萜皂苷是这些药物化痰作用的主要成分。

皂苷的提取有下述几种方法。

水醇法：水醇法是以水为溶剂提取中草药有效成分，再用乙醇沉淀去杂质的方法。对于某些临床疗效确切，但有效成分尚未清楚的中草药，为了保持其原有疗效，可采用此法。基本原理是利用中草药中大多数成分，如生物碱盐、苷类、有机酸盐、氨基酸等易溶于水和醇中的特性，用水提取，并将提取液浓缩，加入适当浓度的乙醇沉淀，或利用水醇反复数次沉淀，以除去杂质，最后制得澄明的注射液。一般操作流程如图11。

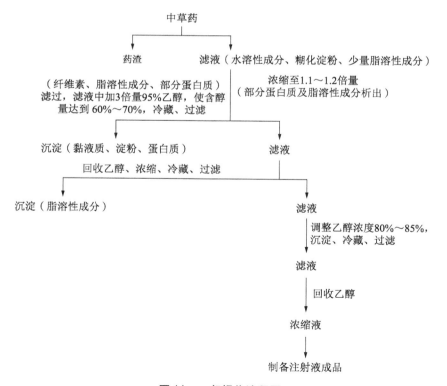

图 11 一般操作流程图

　　加入乙醇时，应使药液含醇量逐步升高，防止 1 次加入过量的乙醇，使其有效成分一起被沉出。通常当含醇量达到 50%～60% 时，即可除淀粉等杂质；当含醇量达 60%～70% 或 70% 以上时，无效成分除鞣酸、树脂等少数杂质外，其余大部分均可沉淀除去，为使无效成分尽量除尽，乙醇可分 2～3 次加入，而且乙醇的浓度从低到高。如分 3 次醇沉时，第 1 次使含醇量达 50%～60%，第 2 次与第 3 次分别达 65%～75% 和 75%～80%。通过 2 次醇沉提取后药液澄明度仍不理想时，则应改用其他的方法处理。经过上述处理，保留了溶于乙醇的生物碱盐、苷类、氨基酸、有机酸等有效成分，除去了大部分蛋白质、糊化淀粉、黏液质、油脂、酯溶性色素、树脂等杂质，制成了安全有效、澄明稳定的注射液。药液中需要加入乙醇量可按以下公式计算。

$$C1 \times (V + X) = C \times X$$

　　C1 为水提取液需调至的含量（%）

　　C 为加入乙醇的浓度（%）

　　V 为水提取液（药液）的体积（mL）

　　X 为需要的乙醇体积（mL）

　　例如：桔梗皂苷液的制备。

　　将桔梗加水 6～8 倍量煮提 2 次，第 1 次 1 小时，第 2 次 45 分钟。趁热过滤，滤液浓缩至 1∶2（即每 mL 相当于生药 2 g），加 95% 乙醇使含醇量达 70%，冷藏过夜，过滤，滤液回收乙醇并浓缩至 1∶4，再加乙醇使含醇量达 85% 左右，冷藏 24～48 小时，过滤。滤液回收乙醇至无乙醇味，加适量蒸馏水使沉淀析出，冷藏过夜，过滤，滤液加 0.2% 活性炭，煮沸 30 分钟，过滤。冷藏放置，视无沉淀析出，补充注射水至全量，调节 pH 值至 6.5～7，精滤、罐封、灭菌即成。

　　醇水法：基本原理及操作大致与水醇法相同。不同之处是药材用乙醇提取，可减少药材中水溶性成分如淀粉、蛋白质、黏液质等杂质的浸出。对含这类杂质较多的药材提取较为适宜。不同浓度的乙醇，可提取不同的物质，见表9。

表9　不同浓度乙醇的提取物

乙醇浓度（%）	提取物
90% 以上	挥发油、树脂、油树脂、香树脂
70%~80%	生物碱盐及部分生物碱
60%~70%	苷类
45%	鞣类或少量挥发油
20%~25%	水溶性成分及挥发油

萃取法：萃取法是利用混合物中的不同成分，在两种互不相溶的溶剂中分配系数不同而达到分离有效成分的一种方法。该法的关键是选用适当的溶剂。各成分在两相溶剂中分配系数相差越大，则分离速度越快，效率也越高。

离子交换法：本法是利用离子交换树脂与中草药提取液中某些可离子化的成分起交换作用而达到提纯的方法。凡有效成分为生物碱、氨基酸、肽类、胺类、有机酸等的重要提取液，均可用此法提取分离。具有操作简便、选择性高等优点。

石硫醇法：本法基本原理是将药液用石灰乳调节 pH 值至 12 以上，药液中大部分化合物如鞣酸、蛋白质、极性色素、酸性数值、酸性皂苷或大部分糖类被沉淀出来，同时生物碱也被游离而析出沉淀。

透析法：透析法是利用小分子物质在溶液中可通过半透膜，而大分子物质不能通过的性质，借以达到分离的目的。

酸碱法：该法适用于生物碱、有机酸、苷类、蒽醌等化合物原料的提取。基本原理是利用这些化合物在水中的溶解性与酸碱度有关的性质，在溶液中加适量的酸或碱调节 pH 酸碱度至一定范围，使这些成分溶解或析出，以达到提取分离的目的。

超滤法：超滤是一膜分离技术，它是利用各向异性结构的高分子膜为过滤介质，在常温、加压条件下，使溶液中不同分子量的物质分离的一种方法。

此外，皂苷的分离还有很多的方法，暂不一一介绍。目前通过上述方法制成的水溶液比较多，如麦冬注射液、瓜蒌注射液、夏枯草水提取液等，有的已在临床应用，有的还处于试验阶段，但据多种资料报道，均有较好疗效。

2. 挥发油的提取

挥发油也是某些中药的主要化痰成分，如桃金娘油，就是桃金娘植物中的挥发油成分，它在临床的应用中收到了很好的效果，故简单介绍此成分的提取方法。

水蒸气蒸馏法：挥发油与水不相混合，在受热后，当二者蒸汽压的总和与大气压相等时，溶液即开始沸腾，继续加热则挥发油可随水蒸气蒸馏出来，因此含有挥发油的中草药可利用水蒸气蒸馏法来提取。

溶剂提取法：多用石油醚或乙醚等低沸点溶剂提取，有冷浸法和加热提取法两种。此法所得的挥发油黏度很大，因中药中的其他成分如树脂、油脂、蜡等也同时被有机溶剂提出。

冷压法：含挥发油量较多的原料，可经冷压后滤出固体杂质，即可获得粗品。也可将粗品用水蒸气蒸馏法进行精制。

12.2.3 化痰中药的现代治疗前景

在欧洲文艺复兴时期以前，中国医药学的发展领先于西方医学，但随着工业革命的兴起，以现代科学技术为支撑的西方医学得到了快速的发展，中医药学的进步则相对缓慢，形成了强烈的反差。由于社会的老龄化、疾病谱的改变、养生康复医学的发展以及全世界崇尚天然药物的潮流，给中医药学的发展带来了极好的机遇。

随着现代提取技术的发展，中药被制成注射液、雾化液、胶囊等剂型，不仅方便临床应用，还因有效成分的提取，避免了毒性作用和不良反应的产生，为中药的发展开辟了新的道路。特别是雾化方面，由于皂苷类物质具有溶血作用，直接用于注射有一定的危险，而关于此类物质雾化吸入的研究提示可获得较好的临床效果，如桔梗、冰片、麦冬制成的雾化液用于雾化治疗慢性咽炎，川贝、桔梗、麻黄制成的雾化液用于治疗气道痰液阻塞等。中医在外用上也有辨证论治，即"外治之理即内治之理，外治之药亦内治之药，所异者法耳"。传统中医与近代的雾化方式相结合，实现了药雾由"自然飘逸""熏蒸"等古老方式向"雾化""高氧驱动雾化"等科学雾化方式的转变，并使雾化用药方剂更具合理性、科学性。

中药是祖国医学的瑰宝，以前由于给药途径单一、制剂粗糙，使中药的临床应用受到了很大的限制。近年来，随着现代科学的进展，中医药的研究手段日趋丰富。对中医药学中的一系列概念，不但在整体、器官和细胞水平，而且已深入到分子乃至基因水平来探讨它们的生物学本质；对中医的疗效，遵照循证医学的原则，采用随机、对照、双盲、重复的方法进行更严谨的临床研究；对中药则从药材原料直至工业化生产的各个环节都实行严格的质量控制。中医药学的现代化已走上了良性发展的轨道。本章节将其提纯技术（主要为化痰部分）介绍给大家，希望在现代药理知识及技术的帮助下，为中药的发展开拓一个新的空间。

（吕传柱　颜时姣　整理）

参考文献

1. KIM KC, MCCRACKEN K, LEE BC. Airway golblet cell mucin：its structure and regulation of secretion. Eur Respir J, 1997, 10(11)：2644 – 2649.

2. 余正洋. 现代呼吸治疗学. 北京：人民卫生出版社, 2000：1187 – 1195.

3. JIANG H, LIU W, LI G, et al. Chinese medicinal herbs in the treatment of upper airway cough syndrome：a systematic review of randomized, controlled trials. Altern Ther Health Med, 2016, 22(3)：38 – 51.

4. MATERA M G, CALZETTA L, SEGRETI A, et al. Emerging drugs for chronic obstructive pulmonary disease. Expert Opin Emerg Drugs, 2012, 17(1)：61 – 82.

5. 陈新谦, 金有豫, 汤光. 新编药物学. 15 版. 北京：人民卫生出版社, 2003：393 – 397.

6. 王国强. 全国中草药汇编. 3 版. 北京：人民卫生出版社, 2014.

7. 王辰. 临床呼吸病学(精). 北京：科学技术文献出版社, 2009.

8. THORHTOR D J, GRAY J, NETTESHEIM P, et al. Regulation of secretion from mucous and serous cells in the excised ferret trachea. Am J Physiol Lung Cell Mol P hysiol, 2000, 278：L1118 – L1128.

9. STURTON G, FIFZGERALD M. Phosphodiesterase 4 inhibitors for the treatment of COPD. Chest, 2002, 121(5 suppl)：192S – 196S.

10. OHBAYASHI H. Neutrophil elastase inhibitors as treatment for COPD. Expert Opin Invesig Drugs, 2002, 11(7)：965 – 980.

11. 唐德才. 中药现代研究与临床应用. 上海：上海科学技术出版社, 2010.

12. 赵新先. 中药注射学. 广州：广东科技出版社, 2000：98 – 100.

13. 俞丽霞. 中药药理学. 浙江：浙江大学出版社, 2012.

14. 谭斌, 刘韵, 谷彬, 等. 瓜蒌皮提取物对大鼠血管内皮损伤的保护作用. 中国现代医药杂志, 2010, 12(9)：15 – 17.

13 物理医学疗法对气道黏液高分泌的治疗作用

气道黏液高分泌是慢性呼吸道疾病共有的症状和病理生理特征，许多因素如刺激性气体、炎症介质、神经调节的改变等都可引起气道上皮的黏液核心蛋白分泌异常，导致黏液高分泌，进而引起呼吸道反复感染、进行性不可逆性气流阻塞、肺功能急剧下降，增加了患者的病残率和病死率。物理医学疗法可以引流及清除气道分泌物，防止气道梗阻，增加胸壁活动，锻炼呼吸肌，预防静脉淤滞，改善全身肌肉张力，增加心肺功能。因此，人们已不局限和满足于此类疾病急性加重期的抢救，而是通过全面的物理康复医疗措施，使患者症状改善，呼吸运动效率增加，生活自理能力加强，生存质量提高。

13.1　气道分泌物廓清技术

应用气道分泌物廓清技术的目的主要是清除过多的或潴留于气道的分泌物，减少气流阻力，改善肺的气体交换，降低支气管感染的发生率，预防或治疗因黏液堵塞气道引起的肺不张。常用技术包括体位引流，胸部叩拍、振动，有效咳嗽训练和用力呼气等。气道分泌物廓清技术常用于患有各种肺疾病的住院患者，以减少并发症，以及用于慢性气道阻塞、气道黏液分泌物过多的非卧床患者。

1. 体位引流 也称为支气管引流，使患侧肺处于高位，引流支气管开口向下，利用重力原理，使肺和支气管内分泌物顺体位引流至气管而被咳出。根据支气管—肺解剖位置，肺上叶病变的引流可取坐位或半卧位，而中、下叶各肺段的引流取头低脚高位和各种不同身体转动角度。体位引流的次数取决于引流分泌物的量以及患者主观症状改善程度。通常每日 2 ~ 4 次，一个部位的每次引流时间为 5 ~ 10 分钟，总体引流时间不应少于 30 分钟。很多严重气道阻塞患者对身体的较大角度倾斜耐受性很差，因此年老体弱、严重心脏病、心力衰竭及明显呼吸困难、发绀者应禁用。肺疾病主要在一侧的患者将正常一侧的肺置于下面有利于改善氧合。确定引流体位的另一个重要原则是：不应让置于上面的患侧肺引流污染危及置于低位的正常肺和支气管。

2. 胸部叩拍、振动和摇动 在体位引流时，经常应用叩拍、振动和摇动等技术来松解分泌物在气道壁上的黏附。叩拍，是将手掌微屈呈碗口状在吸气和呼气时叩击患者胸壁，叩拍频率大约 5 Hz。一般认为叩拍力可通过胸壁传至气道，将支气管壁上的分泌物松解。由受过训练的人或家属给予叩拍，重点叩拍需要引流的部位，最好沿着支气管的大致走向从上往下拍或从下往上拍，叩拍时间 1 ~ 5 分钟。理想的叩拍力量和时间并无定论，如果叩拍的肺区尚有分泌物潴留的迹象，叩拍 5 分钟以上也是合理的。高龄或皮肤易破损者可用薄毛巾或其他保护物包盖在叩拍部位以保护皮肤。对严重骨硬化病或其他骨病的患者也需小心，不要在脊柱、胸骨、肾脏区域或其他重要器官处叩拍。振动是用双手掌交叉重叠（类似心肺复苏时）在引流肺区间歇施加一定压力，振动频率 10 ~ 15 Hz。摇动是晃动患者身体，频率为 2 Hz。但这种低频率振动究竟有多大效果，不少人持怀疑态度，故临床上应用也较少。

3. 呼吸振荡治疗器　传统的呼吸系统胸部物理治疗是用手操作的，这种方法由于力度控制不精确及医护人员易疲劳，影响临床效果。呼吸振荡治疗器是根据气道壁组织共振原理进行设计的，正常呼吸过程中随吸气动作气道口径扩大，随呼气动作口径缩小，即气道壁呈现自然连续的节奏性振荡。呼吸振荡器由患者口含，呼气时通过调节接口器的角度，装置内球体随之封堵/开放，使呼出气流产生连续的快速断/开过程，出现快速气流振荡。由于该装置的设计已考虑到人体气道组织的共振频率通常在 14～17 次/秒，故患者调整接口角度可形成气流振荡和气道壁振荡的共振，可放大气道壁振荡的幅度，有报道称这种放大幅度最大可达自然状态的 32 倍，气道壁的大幅振荡有利于黏附于气道壁的分泌物脱落。此外，这种装置还可产生断续的快速外冲气流，促进气道内分泌物的外排。总之，该振荡器操作简便，携带方便，作用也较明显，且易于控制。它能同时提供两种力，一种是垂直于气道表面的力，对支气管黏膜表面黏液及代谢物可起到松弛、液化和振落作用；另一种是平行于气道表面的水平力，可帮助支气管内的黏液按照向外的方向排出体外。

4. 膨肺技术　膨肺技术 30 年前就已开始应用，但其促使肺部分泌物排出的作用近年才得到重视，Denehy 等研究表明，通过一定的膨肺技术使肺内外部产生一个压力差，促使支气管内分泌物向外排出。当患者需要吸痰时给予手法膨肺，即将带有储氧装置的皮囊连接氧气（流量一般为 6～10 L/min），用床边肺功能仪监测，膨肺潮气量控制在 20～30 mL/kg，压力控制在 35～45 cmH$_2$O，皮囊送气后屏气 0.5～1 秒；呼气时让皮囊以较快的速度放开，使肺内部与外部之间产生一个压力差，以利于气道分泌物向外排出。

5. 咳嗽训练　无效咳嗽不仅消耗体力，而且易引起呼吸困难，掌握有效咳嗽能促进分泌物引流。在机械性气道模型内做实验，通过人为咳嗽促进黏液的廓清，发现咳嗽的廓清效力随黏液厚度的增加而增高，这和临床观察的结果是一致的，说明咳嗽对正常人或没有过多分泌物的肺疾病患者的气道廓清是无效的，立位或坐位时的咳嗽比其他体位时的咳嗽更有效，因为立位或坐位时可产生较高的胸膜腔内压和较快的气流速度。在一阵咳嗽里，往往第一声和第二声咳嗽对大气道内分泌物的廓清效果最明显。没有控制的咳嗽经常导致疲倦、胸痛、呼吸困难以及支气管痉挛加重。因此，要对无效的咳嗽进行控制，学会更有效的咳嗽以促进气道分泌物的排出，这就是咳嗽训练的目的和任务。咳嗽训练的常用方法包括有效咳嗽技术和用力呼气技术。有效咳嗽应按以下步骤进行训练：缓缓吸气，同时上身向前倾。咳嗽时将腹肌收缩，腹壁内收，一次吸气，连续咳3声。停止咳嗽，缩唇将余气尽量呼尽。再缓慢吸气，或平静呼吸片刻，准备再次咳嗽。如深吸气可能诱发咳嗽，可试分次吸气，勿使肺泡充分充气，增加咳嗽效率。用力呼气技术由 1~2 次用力呼气组成，呼气由中肺容量开始持续到低肺容量（用力呼气时不关闭声门），接着咳痰或进行有效的咳嗽，随后放松呼吸（最好用膈肌呼吸），一段时间后再重新开始。呼气时患者以双上臂快速内收压迫自己侧胸壁来辅助用力呼气。据报道用力呼气技术可减轻疲劳，减少诱发支气管痉挛，提高咳嗽、咳痰有效性。

13.2　盐气溶胶疗法

盐气溶胶疗法是由最初在被废弃盐矿井中进行的洞穴疗法发展而成的。目前，有停留在盐室中进行的盐疗法和用面罩进行的盐吸入疗法两种治疗方式。现代化盐疗室是一个特备的房间，墙壁上留有一层特制的食盐层，可以缓冲空气湿度，有助于保持环境无菌和低致敏条件。隔壁一个房间内设有特殊装置，以产生并保持盐疗室空气弥散环境，充满可吸入性颗粒（直径 1～5 μm）成分为主的指定浓度的 NaCl 干气溶胶。治疗时患者须着隔离服及帽、袜，在盐疗室内停留 30～60 min，可以阅读、听音乐、看电视，或进行心理治疗。由于调控设备复杂，使用不便，以致在一般医疗机构中的推广应用受到限制。已研制出便携式装置产生高弥散度干盐气溶胶直接送入呼吸道的疗法，称为盐吸入疗法，吸入器罐内产生的干盐气溶胶通过管道连接的面罩输送给患者。患者吸入的干盐气溶胶颗粒 90% 以上为可吸入性的，而且食盐也无须特别处理。干盐气溶胶有两种浓度，分别为 0.4～0.6 mg/min（平均 0.5 mg/min）和 0.8～1.2 mg/min（平均 1.0 mg/min）。可以预设三种吸入时间：5 min、10 min、15 min。该疗法使用方便，有利于推广。

COPD 患者细支气管分泌物中的 Na^+ 和 Cl^- 含量降低（尤其是当有感染存在时），使含水量降低，黏液的黏弹性改变，黏液与纤毛上皮细胞间的相互作用发生障碍，还可能使纤毛的活动发生障碍（纤毛是负离子的受体，而负离子的能量可转化为 ATP 动能；渗透压梯度的变化也能影响纤毛细胞的收缩能力）。干盐气溶胶由带负电荷的可吸入性 NaCl 干颗粒组成，高弥散的、干燥的、带有负电荷的以及多种微量元素的气溶胶干盐微粒（1～5 μm），可随呼吸进入细支气管，所具有的较高负电荷与气道的内表面所带有的弱正电荷使盐微粒易于沉积在呼吸道表面，促进微粒在肺内滞留且均匀分布，提高微粒气雾的稳定性，故比湿性气雾更有效，同时也避免了采用湿性气雾时发生的呼吸道黏液漏出和支气管痉挛；吸入 NaCl 干气溶胶给支气管黏液补充了离子成分，增大了其渗透压的梯度，使水分流入支气管腔，改变了其中黏液的流变性，从而使黏液纤毛传输速度加快，黏液蛋白分子的构形也发生了变化，并改善了其沿黏液纤毛"升降梯"的运动，从而达到治疗目的。

必须指出，只有采用特定物理参数的盐气溶胶才能获得突出疗效而且不发生不良作用。盐疗法和盐吸入疗法都是利用同一种因子——干盐气溶胶进行治疗的方法。临床经验证明，未得到充分抗炎药物治疗的病例，盐气溶胶疗法疗效常不显著。故在进行盐气溶胶疗法前，应根据病情给予充分的相应的药物治疗（包括吸入抗炎药物），或者与药物疗法同时进行，以提高疗效。

13.3 呼吸肌和呼吸锻炼

13.3.1 呼吸肌锻炼

呼吸肌锻炼是 COPD 患者稳定期治疗的一个非常重要的内容。非特异性呼吸肌锻炼可通过跑步、游泳、爬山、爬楼梯等运动实现。特异性呼吸肌锻炼，理论上讲凡能使呼吸负荷增加的方法均可达到呼吸肌锻炼的目的，最简单的如吹气球、缩唇呼吸及呼吸体操等；可定量表述的方法有苗勒吸气法、瓦氏呼气法、小孔吸气或呼气法、吸气阻力法、吸气阈值负荷法、等二氧化碳自主过度通气法、经皮膈神经电刺激法等。COPD 患者主要是吸气肌疲劳，因此呼吸肌锻炼主要是吸气肌锻炼。锻炼强度的载荷量应为呼吸肌最大负载能力的 100%，耐力锻炼通常从呼吸肌最大负载能力的 60% ~ 70% 开始，根据情况适当调整，但对于 COPD 患者，特别是老年人在开始锻炼阶段最好适度减少负荷，以便有一个习服过程。神经或肌肉电刺激强度也无统一标准，通常以被刺激者能够耐受为限。锻炼时间多为每次 15 ~ 30 min，2 ~ 3 次/日，每周 5 ~ 7 天，持续 6 ~ 8 周，实验表明锻炼效果与锻炼时间有关。呼吸肌锻炼的不良作用文献中罕有报道，较一致的看法是在与呼吸肌疲劳有关的呼吸衰竭急性期不宜进行呼吸肌锻炼，以免增加氧耗而加重呼吸衰竭。

13.3.2 呼吸锻炼

COPD 患者的横膈被明显降低，此时代偿性地以胸式呼吸代替，甚至动用辅助呼吸肌进行呼吸，这种表浅呼吸既不能保证肺脏有效的通气量，又易引起呼吸肌的紧张，增加耗氧量，诱发呼吸肌疲劳。呼吸锻炼的意义就在于通过训练建立有效的呼吸模式，掌握正确的咳嗽、咳痰方法，以预防和减少由于缺氧、二氧化碳潴留、细菌感染和分泌物不易排出等原因造成的肺功能损害。呼吸体操是一种调动患者自身功能的本体感受疗法，可改善膈肌及其他呼吸肌的运动幅度，并使气道内压力增加，有利于肺泡内的气体交换。常用的有缩唇呼吸和腹式呼吸。缩唇—膈式呼吸操是一种呼吸功能锻炼方法，缩唇呼吸时，可加大外周阻力，使气道内压增高，防止气道过早陷闭，有利于气体在肺内有效的分布，从而改善了气体交换，并通过有效的腹式呼吸，使膈肌疲劳得以恢复。呼吸时提高了动态肺顺应性，增加了肺通气量。腹式呼吸时运用腹肌做深缓呼吸，改变辅助呼吸肌参与的不合理的浅速呼吸方式，以提高潮气容积，减少无效腔，增加肺泡通气量，改善气体分布，缓解气促症状。因此，腹式呼吸主要依靠腹肌和膈肌收缩而进行，关键在于协调膈肌和腹肌在呼吸运动中的活动，吸气时放松腹肌，膈肌收缩，位置下移，腹壁隆起；呼气时，腹肌收缩，膈肌松弛，恢复原位，腹部凹下，增加呼气潮气容积。在呼吸运动中，尽可能减少肋间肌以及辅助呼吸肌做功，使之保持松弛和休息。

此外，体外膈肌起搏通过有节律的脉冲电流刺激膈神经运动点，使膈肌有规律地收缩，对改善肺功能有一定疗效。但膈肌起搏治疗属于一种被动性的膈肌运动锻炼，在临床中可见患者的呼吸方式呈现自主呼吸与电刺激呼吸混合的现象，这样会增加膈肌的功耗，长时间应用可能会导致膈肌疲劳，体内氧消耗增大，因此需配合各种主动的呼吸肌锻炼方

法，才能真正起到呼吸锻炼的目的。物理治疗促使肺部分泌物排出的效果与物理治疗方法及质量有关，为提高物理治疗的效果，在实施前对操作者进行教育及选择合适的设备显得尤为必要。由于胸部物理治疗对患者有一定的影响，因此在实施过程中应特别注意以下几点：①严密监测患者血压、脉搏、呼吸及血氧饱和度的变化，血氧饱和度在90%以下立即停止治疗。②观察患者的反应，是否出现恶心、呕吐等症状，如症状严重要停止治疗。③膨肺时要选择合适的潮气量（或压力），并在膨肺过程中注意监测以保证患者安全。④膨肺和体位引流对循环有一定的影响，因此循环不稳定的患者应避免使用。⑤头低脚高等体位引流能使颅内压升高，缝合切口张力增加，因此颅脑术后、颅内压高的患者应避免使用。⑥对易发生胸骨骨折的患者，避免胸部叩拍和振荡，如果必须操作需特别慎重，因此对于心功能差的患者应严格掌握物理治疗的适应证。

（吕传柱　颜时姣　整理）

参考文献

1. BERTELLI L, NARDO G D, CAZZATO S, et al. Free-Aspire: a new device for the management of airways clearance in patient with ineffective cough. Pediatr Rep, 2017, 9 (3): 7270.

2. 刘凤梅, 王华. 盐气溶胶疗法的发展现状及国内岩盐市场前景. 中国非金属矿工业导刊, 2006(6): 16 - 17, 19.

3. MCILWAINE M, BRADLEY J, ELBORN J S, et al. Personalising airway clearance in chronic lung disease. Eur Respir Rev, 2017, 26(143): 160086.

14 现代生物技术对气道慢性炎症治疗的展望

COPD 作为呼吸系统的常见病、多发病，各国政府投入了大量的财力，科研人员进行了不懈的努力，从 COPD 气道高分泌的机制出发，研制出了一系列药物，并取得了一定疗效。但是 COPD 仍是一类难以治愈的疾病，致残率和病死率居高不下，为得到有效的治疗，或期望不久能治愈该类疾病，这就要求医学科研人员突破常规的思维模式，从更高的平台出发寻求治疗手段。随着现代分子生物学技术广泛应用和蛋白组学时代的到来，为治疗 COPD 气道的高分泌状态带来了新的曙光。

在气道慢性炎症疾病中，已知吸烟是 COPD 的主要高危因素，但是只有 10%～20% 的吸烟者发展为有症状的 COPD，针对许多家族史者和双胞胎患者的研究结果表明 COPD 患者可能存在基因的易感性。气道慢性炎症源于体内蛋白酶/抗蛋白酶失衡和氧化/抗氧化失衡已是一个不争的事实，研究发现，蛋白酶/抗蛋白酶失衡和氧化/抗氧化失衡的根本原因在于基因的多态性和基因突变。

随着在细胞分子水平上对疾病发病机制认识的深入，基因治疗已成为目前医学分子生物学最重要的研究热门领域之一。最初人类基因治疗主要限于遗传性疾病，1990 年开始对腺苷脱氨酶缺陷所致的先天性免疫缺陷综合征进行体细胞基因治疗并取得了良好疗效。随着基因治疗基础研究不断突破，临床基因治疗的范围将进一步扩大。就气道慢性炎症已有的研究成果而言，现代分子生物学在治疗方面有如下的现状和展望。

14.1　分子生物学在气道慢性炎症的治疗应用现状

14.1.1　蛋白酶/抗蛋白酶失衡体系

1. 遗传易感基因

（1）α_1-胰蛋白酶（α_1-antitrypsin，α_1-AT）基因：部分肺气肿患者与 α_1-AT 缺乏密切相关，CF 等慢性炎症性肺疾病也存在着蛋白酶与抗蛋白酶之间的失衡，α_1-AT 是由肝脏和肺泡巨噬细胞分泌合成的急性期糖蛋白，可减弱急性损伤部位的中性粒细胞弹性蛋白酶（neutrophil elastase，NE）对肺组织的过度破坏；而 α_1-AT 除了抑制 NE 外，还具有抗炎、抗菌等活性，因此用 α_1-AT 治疗这些疾病就有了理论依据。

α_1-AT 基因（AAT）是迄今为止唯一确定的 COPD 相关基因，AAT 由常染色体隐性基因控制。AAT 等位基因 z 型纯合子通过削弱肺实质细胞的抗蛋白酶作用而加重气流受限的程度。目前静脉应用纯化的混合人血浆 α_1-AT 是唯一能将个体血清及 ELF 中 α_1-AT 浓度升高到保护性阈值以上的方法，但价格昂贵。雾化吸入人 α_1-AT 或酵母衍生重组的 α_1-AT 能短期升高肺 ELF 中的 α_1-AT 水平。与传统的静脉应用法相比，雾化吸入 α_1-AT 应用简便，能直接把药送到人靶器官，所需药量小，总花费少。补充 α_1-AT 法安全可靠，直接见效，但成本高，需经常给药。随着对 α_1-AT 缺乏者基因缺陷特征的认识（遗传性 α_1-AT 缺乏是由其基因型引起的），得出最根本的治疗方法是采用基因治疗，针对 AAT 缺失进行基因治疗的临床研究已经启动，将携有 AAT 的脂质体复合物转入 COPD 患者鼻黏膜上皮细胞，选择性地高表达 AAT，已经取得了一定的进展。

基因治疗已成为一种有前途的治疗措施。然而要获得并维持 α_1-AT 表达在足够水平尚存在困难，目前此种方法还未应用于临床实践。现在采用的基因治疗方法都是基因修饰，即以正常基因代替异常基因行使功能，有一定的局限性，而异常基因本身并未改变。因此，未来的发展一方面是利用分子生物学技术采用基因工程方法生产 α_1-AT，以降低成本。目前蛋白组学方兴未艾，采用蛋白质工程改变 α_1-AT 的糖基，使 α_1-AT 的半衰期延长，以满足临床需要。另一方面是提高基因治疗的水平，使目前采用的基因修饰方法安全有效，或采用基因修正、置换等方法，使异常基因变为正常基因。

（2）肿瘤坏死因子（TNF）基因：炎前因子 TNF-α 在 COPD 气道慢性炎症的发生和发展中的重要地位已获得共识。研究表明，TNF-α 基因异常与 COPD 密切相关，该基因位于 6 号染色体上的主要组织相容性复合物区域，这是一个高度多形性区域。不同人群 TNF-α 基因位点上的碱基多态性与 COPD 易感性存在差异：亚洲人群 TNF-α 基因在 308 位上的腺嘌呤（A）/鸟嘌呤（G）基因多态性与 COPD 易感性密切相关，AA 纯合子和 GA 杂合子均显著增加了 COPD 的易感性；而白种人群 TNF-α 基因在 489 位点上 G/A 基因多态性可能与白种人 COPD 易感性有关。

（3）囊性纤维化跨膜调节子（CFTR）基因：CFTR 基因产物是位于气道上皮细胞顶部表面的氯通道，参与气道分泌的控制，CF 杂合子可改变气道水和离子调节及黏膜清除能力，增加刺激物易感性。

（4）维生素 D 结合蛋白（VDBP）基因：VDBP 是由肝脏分泌的分子量为 55 kD 蛋白质，它可增加中性粒细胞对 C5a 的化学趋化作用，也可激活巨噬细胞，增强炎症反应。

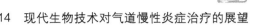

COPD 尚有微粒体环氧化物水解酶、谷胱甘肽 S 转移酶、结合珠蛋白、细胞外超氧歧化酶、组织蛋白酶 G、ACE 等候选易感基因，但它们与 COPD 的关系尚不确定，均有待进一步的研究证实。

在气道慢性炎症的治疗中，对上述 TNF 基因、CFTR 基因及维生素 D 结合蛋白基因等遗传易感基因的表达调控值得进一步探索。

2. 弹性蛋白酶抑制剂 *Elafin* 基因

Elafin 作为 NE 特异性抑制剂，其在抗炎、抗菌、抑制气道黏液高分泌、维护气道上皮完整性等方面的作用已成共识，且其在气道局部浓聚而在血液循环中水平极低的特性更显示了其在慢性炎症性气道疾病治疗中的独特地位。弹性蛋白酶抑制剂 Elafin 的 cDNA 序列已被人们掌握，故 Elafin-cDNA 克隆及工程化将成为可能。近来，以腺病毒为载体传送 Elafin 的策略，使人类弹性蛋白酶抑制剂 Elafin 在肺局部过度表达以预先准备先天免疫应答。用鼠巨细胞病毒（MCMV）增强子来控制鼠转基因系表达 Elafin-cDNA，在肺局部及全身给 LPS 时 Elafin 对细菌脂多糖反应的研究中，给气管内滴入 LPS，小鼠血清及 BALF 中的致炎因子 Elafin 的表达率降低，BALF 中炎症细胞数量增加；全身给予 LPS 时，表达 Elafin 的小鼠血清中 TNF-α 水平降低。这显示了 Elafin 具有双重功能：它们不但能使肺局部先天免疫上调，直接防御微生物的入侵，而且还下调了血循环中的全身炎症反应，以保持先天免疫功能的平衡。

然而，如何在人体气道内促进其持续、高水平表达的问题仍悬而未决。目前 Elafin 产物已商品化，也有应用于人体和动物炎性损伤防治的成功报道，但由于产品昂贵，其应用仍有待于进一步降低成本。近年来在啮齿类肺部感染和内毒素休克的动物模型中，应用腺病毒载体转染 *Elafin* 基因并在肺泡上皮细胞表达已获成功。这些研究中，转基因目的编码或考虑其引发先天免疫，或利用其直接抗微生物活性，结果均显示了一定疗效。由于 Elafin 对细菌感染以及炎症结局的有益性，对其应用的研究将为炎症性肺疾病提供新的治疗策略。

14.1.2 氧化/抗氧化失衡体系

氧化应激会引起炎前因子基因和保护性基因的表达，炎前因子基因和抗炎因子基因之间有一个平衡，这种平衡对香烟诱导的细胞损害可能起关键作用。因此，研究调节这些过程的分子机制可能会为气道慢性炎症的治疗开辟新的途径。抗氧化治疗主要可以从两方面进行：一方面是利用抗氧化基因进行分子调控或开发研制具有抗氧化酶活性的分子进行治疗；另一方面是单用抗氧化剂如维生素 C、维生素 E 以及 LSH 或其前体进行治疗。

抗氧化剂谷胱甘肽（GSH）的生物合成：通过肺细胞基因传递操纵 GSH 生物合成已取得相当进展。采用分子生物学方法诱导 GSH 生成，对治疗氧化介导的肺损伤具有重要意义。目前已经能够制备通过提高 γ-GCH 以促进 GSH 合成的转基因鼠；利用基因转移治疗伴有基因缺陷的患者，使缺失的酶得到恢复。

14.1.3 气道慢性炎症黏蛋白（MUC）基因的调控

MUC2、*MUC5AC*、*MUC5B* 等编码基因已被克隆，因此开发维持患者气道正常黏液分泌而抑制病理性分泌的基因抑制剂也成为治疗黏液高分泌的一个新方向。如采用反义技术反向诱导 RNA 酶降解 MUC 的 mRNA 或与 mRNA 形成杂交体干扰 mRNA 的加工和翻译。研究表明，18-多聚 MUC 的反义寡聚物能抑制 *MUC* 基因的表达。还有研究发现，反义硫代磷酸寡核苷酸可抑制人气管—支气管上皮细胞 *MUC* 的基础表达和诱导表达。当然相关药物的实际应用仍依赖于基因治疗整体技术水平的进步。

14.1.4 转录因子（transcription factor）基因的调控

由 NF-κB 介导的细胞因子激活上皮细胞作用，可产生引起肺炎性损伤的许多前炎症介导因子。运用腺病毒或脂质体载体携带 NF-κB 的抑制因子 I-κB 基因转染呼吸道上皮细胞，使之过度表达 I-κB，结果 NF-κB 难以进入细胞核与靶基因中启动子和增强子 κB 位点结合，不能诱导和激活相关基因的转录而引起基因的表达。实验证明，在 TGF-α 刺激下，由于过度表达了 I-κB，呼吸道上皮细胞的 IL-8 分泌显著减少，证明抑制 NF-κB 的活性可以控制肺部炎症的发生。

14.1.5 气道慢性炎症信号转导分子及相关细胞因子的调控

1. 豆蔻酰化富丙氨酸 C 激酶底物（MARCKS）蛋白 MARCKS 蛋白是调节呼吸道上皮分泌 MUC 的关键信号转导分子，主要介导 MUC 颗粒胞内游走和出胞。研究发现人支气管上皮分泌细胞内 *MARCKS* 基因表达下调或功能受抑可阻遏促分泌物诱导的 MUC 分泌反应，MARCKS mRNA 的反义寡核苷酸可下调其表达而减少 MUC 合成和分泌，此阻遏途经为开发相关抗黏液高分泌药物提供了一个可努力的研究方向。

2. 细胞因子拮抗剂 炎症细胞因子如 IL-1β、IL-8、TNF-α、IL-4、IL-13 等均可刺激气道上皮细胞合成 MUC。IL-1β 以剂量和时间依赖性增加气道上皮 NCI-H292 细胞株的 *MUC2* 和 *MUC5AC* 基因表达，其机制可能主要是通过环氧化酶及前列腺素来促进 MUC 的合成分泌。IL-4 可促进黏液高分泌反应的胞内信号激活，有研究显示 IL-4 受体阻断剂能够阻断 IL-4 介导的胞内信号级联反应，可有效缓解哮喘患者通气功能的下降，其减轻黏液高分泌反应的潜能亦被看好。利用分子生物学技术采用基因工程方法生产高效、廉价的细胞因子拮抗剂具有诱人的前景。

14.2 分子生物学在气道慢性炎症治疗中的问题与前景

现代分子生物学和重组 DNA 技术快速发展使基因治疗气道慢性炎症很可能成为现实，然而基因治疗方案用于人体之前必须进行三个阶段的试验，即体外研究、小鼠体内研究和灵长类动物研究，以保证用于临床时的安全性。在基因治疗时应以达到目的基因表达水平及其调控近似于体内正常环境为目的。但目前基因表达调控研究的水平还不高，因此在进行基因治疗人体实验病种的选择上，应选择目的基因表达水平不需精确调控的疾病。其实，在气道慢性炎症疾病中，如 CF 的目的基因表达在导入人体后即使不进行精确的调控也能达到较好的基因治疗效果。在基因的调控方面，可应用基因靶技术，然而目前因为其效率低而无法实际应用。另一条切实可行的手段是将目的基因与调控序列一起进行基因转移。但是基因治疗中所转导的基因，往往是调控基因序列不是很清楚，或人体内本来就不存在目的基因的调控序列。因此，必须考虑到目的基因与载体的组合及相互影响，同时，必须提高基因表达的手段，这对于基因修饰等基因治疗方法，具有十分重要的意义。

在基因治疗研究中，体外基因转移是一个重要的研究领域，人体细胞在体外进行长期培养和繁殖，细胞的生物学特性是否会改变值得研究。故免疫细胞、造血干细胞等在转基因后经体外长期传代，对其生物学特性需要进行仔细的研究。要切实地将基因治疗应用于临床，需要发展体内基因转移方法，在气道慢性炎症的基因治疗上，理想的方法是将治疗基因直接导入呼吸道内，并限制其在一定靶细胞内的表达。要成功地实现体内基因转移，关键在于载体的构建，其实这也是基因治疗基础研究的一个重要方向。

在基因治疗研究中，一个引起关注的问题是导入外源基因对机体可能产生不利影响。反转录病毒是目前基因治疗中采用最多的载体，其安全性一直受到人们关注。由于它进入细胞内整合到宿主细胞染色体的部位是随机的，故插入突变的可能性不能完全排除。当然最理想的是同源重组或者使其整合到染色体一些非要害的部位。同时不能忽视的是外源性基因产物对宿主的危害性，若体内出现大量缺乏的蛋白质，可能引起严重的免疫反应。

在基因工程技术中，另一个困惑的问题是现在使用的基因载体转染率较低，这就迫使人们不得不研究新型载体。目前纳米技术的发展为提高基因载体的转染率和克服病毒载体对人体的潜在危害带来了可能。

纳米高分子材料作为药物、基因传递和控释的载体，是一种新型的控释体系，纳米粒子具有超微小体积，能穿过组织间隙并被细胞吸收，可通过人体最小的毛细血管，还可通过血—脑屏障。这些性质使其在药物和基因输送方面具有许多优越性。基因治疗囊性纤维性变是一种很有希望的治疗方法。腺病毒载体和脂质体-DNA 复合物都已经被应用，它们都具有各自的优缺点。最近的临床试验表明，该领域具有广阔的发展前景。已研制的聚酰胺—胺型纳米（PAMAM-D）载体在基因治疗介导基因转移方面至少存在以下几个优势：①属于非生物材料，故没有免疫原性，不会引起机体的免疫反应；②与其病毒载体不同，无遗传毒性与细胞毒性，不会导致细胞的转化和细胞死亡；③由于其特殊的树枝状结构及表面电荷，具有很高的基因转移效率；④可介导外源基因在宿主细胞染色体 DNA 中的整合，从而获得转基因的长期、稳定表达；⑤可保护转导基因不受机体血浆或组织细胞中各种补体以及各种酶的破坏，有利于目的基因在转导进入靶细胞后，能更好、更稳定地发挥其作用；⑥本身具有抵抗或杀死某种病毒的能力，包括对人类免疫缺陷病毒的杀灭作用，因此，它既可作为载体，同时又可作为一种药物而被应用。

Truong 等在明胶和 DNA 凝聚形成纳米粒子的基础上设计出了一种新的治疗囊性纤维性变的基因输送体系。该体系的包裹能力和用单个载体输送与 CFTR 质粒结合药物的能力使得囊性纤维性变的药物治疗与基因治疗相结合成为可能。

在基因工程迅速发展的今天，纳米控释系统作为基因载体将是今后很长时间的研究重点。把人造病毒用作基因载体将会促进合成载体的发展。这种非病毒形式避免了使用再组合病毒的危险，并且可以进行充分有效的基因转染。可以大胆地预测，随着人类对类病毒粒子研究的深入，从而提高纳米控释系统作为基因载体的可行性、实用性，必然会使人类对基因载体的研究取得突破性进展。

为取得治疗慢性阻塞性肺疾病气道黏液高分泌的突破性进展，仍需在基础研究上进行仔细的探索，必须从分子生物学的角度出发，探讨其发病机制，从而为临床治疗奠定基础。

（周向东 李琪 整理）

参考文献

1. MORDWINKIN N M, LOUIE S G. Aralast: an alpha 1-protease inhibitor for the treatment of alpha-antitrypsin deficiency. Expert Opin Pharmacother, 2007, 8(15): 2609 - 2614.

2. SANDFORD A J, SILVERMAN E K. Chronic obstructive pulmonary disease. Pubmed 1: susceptibillty factors for COPD the genotype-environment interaction. Thorax, 2002, 57: 736 - 741.

3. SAKAO S, TATSUMI K, IGARI H, et al. Association of tumor necrosis factor α gene promoter polymorphism with the presence of chronic obstructive pulmonary disease. Am J Respir Crit Care Med, 2001, 163: 420 - 422.

4. KUCUKCAYCAN M, VAN KRUGTEN M, PENNINGS H J, et al. Tumor necrosis factor-α +489 G/A gene polymorphism is associated with chronic obstructive pulmonary disease. Respir Res, 2002, 3(1): 29.

5. SALLENAVE J M, CUNNINGHAM G A, JAMES R M, et al. Regulation of pulmonary and systemic bacterial lipopolysaccharide responses in transgenic mice expressing human elafin. Infect Immun, 2003, 71(7): 3766 - 3774.

6. BARNES P J. Small airway fibrosis in COPD. Int J Biochem Cell Biol. 2019, 116: 105598.

7. JUERGENS L J, WORTH H, JUERGENS U R. New perspectives for mucolytic, anti-inflammatory and adjunctive therapy with 1, 8-Cineole in COPD and asthma: review on the new therapeutic approach. Adv Ther, 2020, 37(5): 1737 - 1753.

8. VÉZINA F A, CANTIN A M. Antioxidants and chronic obstructive pulmonary disease. Chronic Obstr Pulm Dis, 2018, 5(4): 277 - 288.

9. WANG Z, YAO N, FU X, et al. Butylphthalide ameliorates airway inflammation and mucus hypersecretion via NF-κB in a murine asthma model. Int Immunopharmacol, 2019, 76: 105873.

10. HUSSAIN S S, GEORGE S, SINGH S, et al. A small molecule BH3-mimetic suppresses cigarette smoke-induced mucous expression in airway epithelial cells. Sci Rep, 2018, 8 (1): 13796.

15 气道黏液高分泌实验研究的主要方法

15.1 慢性气道炎症黏液高分泌动物模型的制作

慢性气道炎症黏液高分泌发生机制复杂，目前亦尚未完全阐明。气道黏液高分泌动物模型的制作及有关检测方法是进行黏液高分泌相关研究的重要手段。通过动物模型的制备，可进一步深入探讨气道炎症黏液高分泌的发生机制及其调控。这在实验性治疗中也占有重要地位，可促进黏液高分泌治疗药物的开发。大部分哺乳动物都能应用于建立气道黏液高分泌模型，包括小鼠（如美国国立研究所培育的 NIH 小鼠）、大鼠（Wistar 大鼠、SD 大鼠）、豚鼠、仓鼠、兔、狗、羊、猴等。动物的选择根据实验方法、研究目的、科研条件而定，而以大鼠最为常用。本节主要介绍黏液高分泌动物模型的一些常用制作方法。

15.1.1 单一诱导剂法

1. 刺激性气体（SO_2、Cl^-、氨水和烟雾）

吸入刺激性气体如 SO_2 是制作气道高分泌动物模型的一种经典方法。长期暴露于 SO_2 中的大鼠，可出现终末支气管分泌细胞化生、黏液腺体肿大及大气道杯状细胞化生，有明显的黏液性分泌物渗出。

方案一：健康雄性 NIH 小鼠，体重 15～20 g，置于密闭玻璃箱内雾化吸入 2% SO_2，每日 14 秒，14～18 天出现支气管炎的改变，27 天后可能出现重型支气管炎病变。

方案二：健康 Wistar 大鼠，体重 100～200 g，雌雄不限。暴露于 0.25 mg/mL 的 SO_2 中，每天 5 小时，每周 5 天，持续 4 周。动物出现黏液高分泌、气道阻塞及气道反应性增高等变化。

方案三：健康 NIH 小鼠，体重 15～20 g，每日吸入含 0.001～0.044 mg Cl^-/空气 25～30 min，35 天后可出现慢性支气管炎病变。

方案四：健康雄性 NIH 小鼠，体重 15～20 g，置于含氨水 0.1 mL 的 8 L 密闭充气容器内，每次 2～3 min，每 15～20 min 重复吸入 1 次，每日 8 次，仅刺激 1 天，32 天后可出现慢性支气管炎症状。

方案五：健康 Wistar 大鼠，体重 100～200 g，雌雄不限。置于有机玻璃制作的箱中，流量泵泵入香烟烟雾，保持吸入烟浓度在 4%，每天 1 小时（大约消耗 1 包烟），每周 5 天，持续 4 个月以上。动物最终可出现典型 COPD 的病理改变。

2. 丙烯醛

丙烯醛是一种无色透明有特殊刺激性气味的液体，广泛存在于烹调油烟、汽车尾气及香烟烟雾中，其在上呼吸道可以活化成两性离子（$CH_2CH^+-CHO^-$），具有很高的生物活性。持续暴露于丙烯醛的动物可发生以上皮损伤、黏液高分泌和巨噬细胞浸润为特征的支气管炎，香烟烟雾中的尼古丁可干扰动物模型基因型的表达，故单纯的丙烯醛刺激更适合 COPD 模型基因型的研究。

方案：6～8 周的 FVB/N 小鼠，暴露于 3.0 ppm 丙烯醛，6 h/d，每周 5 天，共 3 周。

3. LPS

LPS 是革兰阴性细菌释放的一种内毒素，它可刺激单核细胞、内皮细胞及中性粒细胞等合成释放一系列炎症介质（如 TNF、IL-1 等），介导气道及肺组织的炎症反应，引起气管黏膜和黏膜下层炎细胞浸润及杯状细胞化生，上调 MUC 和炎症细胞因子 mRNA 表达，从而形成黏液高分泌状态。它是制备气道黏液高分泌模型的常见诱导剂之一。

方案一：健康纯种 Wistar 大鼠，体重 200～250 g，雌雄不限。置于有机玻璃箱内行超声雾化吸入。LPS 以 0.9% 生理盐水稀释成 3 mg/mL，第一次按 50 mg/kg 的剂量，后每日以 5 mg/kg 的剂量、0.2 mL/min 的速率给药，每日 1 次，连续 3 周。

方案二：健康雄性 SD 大鼠，体重 200～250 g。用 1% 戊巴比妥钠（50 mg/kg）腹腔注射麻醉，仰卧位固定于操作台，暴露声门，以 16 号静脉套管针（拔除针芯）快速插入气管，将 LPS 200 μg 注入气管内，饲养 3 周。大鼠逐渐出现倦怠，毛发失去光泽，进食、饮水减少，体重增长减慢等临床表现。气管、支气管及肺组织病理可见气管、支气管纤毛柱状上皮细胞部分脱落，黏液腺肥大，分泌旺盛，浆液腺发生黏液化，杯状细胞增生。表明模型制作成功。

4. NE

NE 是多形核中性粒细胞内溶酶体释放的主要蛋白水解酶，可引起 *MUC* 基因的转录、合成、分泌，从而诱导杯状细胞的化生；同时可致气道纤毛上皮受损裸露，使纤毛摆动频率减慢，影响黏液纤毛清除功能。此外，NE 还可诱导多种炎症细胞因子的基因表达与蛋白质分泌，因此 NE 被认为是肺炎性损伤级联反应的主要终端效应因子，是目前已知的最强有力的促黏液分泌因子，是制备黏液高分泌模型较为理想的选择。

方案一：健康纯种雄性 Wistar 大鼠，体重 250～300 g，置于自制的有机玻璃箱内，NE 用 0.9% 生理盐水配成 100 U/mL 的浓度，第一次以 10 kU/kg 的剂量和 0.2 mL/min 的速率超声雾化给药，以后每日按 1 kU/kg 的剂量以相同速率给药，每日 1 次，连续 2 周。动物逐渐出现活动力下降、倦怠、食欲下降等症状。

方案二：气管内一次性给予后，以后每日雾化小剂量 NE。

5. OVA

OVA 最常被用于建立哮喘动物模型。常选用动物：豚鼠、小鼠、大鼠。

方案一：选择健康雄性豚鼠，体重 250 ~ 300 g，腹腔注射 10% OVA 1 mL，2 周后雾化吸入 0.5% ~ 1% 卵清蛋白，每次雾化 3 ~ 5 min，每周雾化 2 ~ 3 次，共 4 ~ 6 周。

方案二：健康雄性豚鼠，体重 200 ~ 250 g，每周 2 次雾化吸入 1% 卵清蛋白，持续 6 周。

以上两种方案都能使动物表现出杯状细胞增生、黏液分泌增加、气管壁结构重塑等气道慢性炎症特征。

6. 肾上腺素能和胆碱能药物

将异丙肾上腺素给大鼠吸入 10 ~ 25 mg/d，连用 6 ~ 21 天，可使大鼠气管腺体增加以及整个呼吸道杯状细胞分泌频率增加。毛果芸香碱连用 8 ~ 12 天也能使腺体增加及杯状细胞分泌频率增加，但仅仅影响中央气道。

7. 细菌感染

上呼吸道细菌感染并向下蔓延是慢性支气管炎发病的一个重要原因，故也可用多种细菌混合液为诱导剂复制黏液高分泌病理模型。

方案：健康雄性 Wistar 大鼠，体重 200 ~ 250 g，用流感嗜血杆菌 9×10^8/mL、甲型溶血性链球菌 6×10^8/mL、卡他球菌 9×10^8/mL、肺

炎双球菌 6×10^8/mL，以 4 : 3 : 2 : 1 混合菌液在麻醉下滴鼻 0.1 mL，每周 1 次，6 周后有形成慢性支气管炎的趋势。

15.1.2 复合刺激法

单一诱导剂通常就能较好地复制出黏液高分泌病理模型，但鉴于气道黏液高分泌是多因素综合作用的结果，故还可根据情况采用多因素诱导的方法。

1. 烟、SO_2 交替熏法

方案：选择 NIH 小鼠，体重 16~20 g，雌雄不限。放入 4 L 密闭箱内，用无水亚硫酸钠和硫酸反应产生 SO_2，使 4 L 密闭箱内 SO_2 的初使浓度达到 0.09 mg/mL，每天上午熏 30 min；再用普通香烟去掉过滤嘴，通过密闭箱底留有的直径为 1.5 cm 的通气孔连接的一个三通管（三通管的一端连接箱底通气孔，另两端分别连接 50 mL 注射器及点燃的香烟），用 50 mL 注射器连续吸注香烟烟雾 1600 mL，注入 4 L 密闭箱内（箱内烟雾初始浓度约为 4%），每天下午烟熏 30 min。1 周后出现轻度支气管炎，4 周后出现典型慢性支气管炎表现。

2. 香烟染毒和 LPS 气管注入复合法

采用熏香烟和 LPS 气管注入的复合造模方法，较好地模仿了气道黏液高分泌的吸烟和感染这两种最重要的诱发因素。给予较长时间刺激，能达到慢性阻塞性肺病的病理改变。

方案：选择健康 Wistar 大鼠，体重 230~280 g，雌雄不限。在 40 cm³ 的熏箱内每天给予 4 支香烟烟熏 30 min，具体操作同前，连续 2 周（其中第 1 天和第 8 天不予染毒，而给予气管内注入 LPS）。而后停止香烟染毒，继续饲养，并分别在第 15 天和第 23 天于气管内注入 LPS，饲养 90 天。LPS 气管注入法：用 3.5% 的水合氯醛 10 mL/kg 腹腔注射麻醉，仰卧位固定于大鼠固定板，暴露声门，以拔除针芯的 16 号静脉套管针快速插入气管，取溶于 0.9% 生理盐水的 LPS 200 μL（1 mg/mL）通过静脉套管针快速注入气管，然后将大鼠固定板直立旋转，使 LPS 液能均匀分布于两肺，随后拔除套管针。

3. 混合烟雾吸入法

方案：健康雄性 SD 大鼠，体重 150～180 g。在 15～20 m³ 的烟室中，以锯末 110 g、烟叶 10～15 g、辣椒 4～5 g、硫磺 0.4～0.6 g 混合，20～30 min 内烧完，浓度约为 200 ng/m³。每日 1 次，每周 6 次，共 7 周即可建立气道黏液高分泌模型。5～7 周时动物的活动力减弱，表现出倦怠、进食减少、体重增长较缓慢。气道呈典型炎症组织病理学改变，包括杯状细胞增生、管壁增厚。

4. 烟雾加冷空气刺激法

方案：健康雄性豚鼠，体重 200～250 g，置于 20 L 容器内，其内用香烟 1 支半燃烧 10 min，换气 5 min 后，再用 1 支半香烟燃烧 10 min。每周 6 次，同时置于气温 7～8 ℃ 环境中 1 小时，隔日 1 次，约 6 周即可出现支气管炎病变。

综上所述，气道黏液高分泌动物模型种类繁多，制作方法各异。模型复制的病变尽量接近人类慢性气道炎症性疾病，具备杯状细胞化生、黏膜下支气管腺增生、黏液分泌增加和纤毛清除障碍等特点，从而通过实验研究得出准确可靠的结论，以进一步揭示慢性气道炎症黏液高分泌的发生机制，最终为其合理治疗提供理论依据。

15.2 气道黏膜上皮的体外培养

15.2.1 组织块培养法

1. 材料

材料来源：大鼠或兔的气管和支气管。

手术器械：手术刀、解剖剪、解剖镊、止血钳、眼科剪和眼科镊。

其他用具：10 mL 广口移液管、15 或 50 mL 离心管、普通容器、9 cm 皮氏平皿、25 cm² 皮氏培养瓶或 5 cm 皮氏培养皿（约 100 mg 组织用 5 个 25 cm² 的培养瓶）。

清洗液：不含 Ca^{2+}、Mg^{2+} 的 Hanks 液（HBSS）。

培养基：DMEM/F12 混合培养液，添加 10% 胎牛血清（FBS）、2 mmol/L 谷氨酰胺、15 mmol/L HEPES、20 mmol/L 丙酮酸钠、100 mg/L 牛胰岛素、10 mg/L 人转铁球蛋白、10 万 IU/L 青霉素、100 mg/L 链霉素。

2. 操作步骤

取材：以大鼠为例，颈椎骨脱位法（断髓法）处死，然后手提鼠尾，鼠身浸入装有 70% 乙醇的烧杯中约 5 秒，移入灭菌培养皿中。做颈部正中切口，暴露下颌下腺，注意不要伤及血管，分离腺体，暴露气管周围的结缔组织鞘，切开并暴露气管。在剑突上做约 5 mm 的正中切口，进一步到达远端气管。持住近端，在靠近甲状软骨处切断，小心分离食管、胸腺及淋巴结，在气管分叉处切断。从上外侧切除甲状腺、脂肪组织、淋巴结及结缔组织（保留近端气管），游离出整个气管。

转入皮氏平皿：用 Hanks 液反复冲洗，除去血污和黏液，吸去多余液体。

用眼科直剪反复剪切组织块成 1 mm³ 大小的植块。

用移液管（先用 HBSS 湿润，否则植块易贴壁）将植块移入 15 或 50 mL 离心管或普通容器内，让植块静置沉淀。

Hanks 液重悬冲洗植块后静置，去除上清液，重复至少 2 次。

将 20 ~ 30 个植块用移液管接种于 25 cm² 培养瓶内（记住湿润移液管）。

吸去液体，每 25 cm² 生长面加入 1 mL 的培养基，缓缓倾斜培养瓶让植块均匀分布于生长面上。块间距约 0.3 cm。

盖上瓶盖，置于 37 ℃、5% CO₂ 培养箱中培养。

4～24 小时后，组织小块贴附瓶壁，从瓶侧面加入培养液，再轻轻翻转培养瓶，使液体缓慢覆盖植块。在贴附后的 3～5 天内可将培养基加至 5 mL，以后每周更换 1 次，直到细胞生长。

植块可以自生长中心用镊子取出，用预先浸湿的移液管移入新的培养器皿中。

更换第一瓶的培养基直至细胞生长成单层，即可开始传代培养。

注意：使植块尽快贴壁是培养成功的关键，故初次加入培养液以不使植块浮起为宜。

15.2.2 原代单层细胞培养法

组织块培养时，处于周边的少量细胞可能生存和生长，而大部分内部细胞可因营养物质穿透有限而代谢不良，且受纤维成分束缚而难以移出。为获取较大量生长良好的细胞，必须把组织分离散开，将细胞解离出来后培养。解离的方法有酶消化法和机械刷取法两种。

（一）原代单层细胞解离的方法

1. 酶消化法

［材料］

动物材料：大鼠、兔等动物的气管、支气管。

仪器：9 cm 皮氏培养皿、培养瓶、青霉素瓶、小玻璃漏斗、50 mL 离心管、10 mL 移液管、吸管、手术器械。

清洗液：不含 Ca²⁺、Mg²⁺ 的 Hanks 液。

培养基：DMEM/F12 加 10% FBS 或 RPMI1640 培养基加 20% FBS。

[操作步骤]

标本的取材、分离及洗涤同前。

在皮氏平皿中用眼科剪把组织剪成 1 cm³ 的小块。

Hanks 液洗涤 3 次，用移液管转移至小青霉素瓶中。

加入组织块量 5 ~ 8 倍的 0.25% 胰蛋白酶液，在 37 ℃ 中消化 20 ~ 40 min，每隔 5 min 振荡一次，或用吸管吹打一次，使细胞分离。

加入 3 ~ 5 mL 培养液终止胰酶的消化作用（或加入胰酶抑制剂）。

静置 5 ~ 10 min，使未分散的组织块下沉，用移液管取悬液加入到离心管中。

以 1000 rpm 离心 10 min，弃去上清液。再用培养液洗涤离心一次。

用培养基重悬细胞团，血球计数板进行细胞计数，台盼蓝拒染法检测细胞活性。

将细胞悬液用培养基稀释，调整细胞密度至 5×10^5 个/mL，接种于培养皿，大约每平方厘米为 2×10^5 个细胞。放入培养箱内培养。

隔 2 ~ 4 天更换一次培养基，更换上清液前需检测其中的存活细胞。

培养 2 天后，细胞已有贴壁生长。1 周内长满培养皿底。上皮细胞呈多边形。

2. 机械刷取法

[材料]

材料：从人或动物活体气管、支气管取材。

器械：纤维支气管镜、特制乳胶刷、50 mL 离心管、培养瓶。

清洗液：生理盐水、Hanks 液。

培养基：EMDM 或 EMDM/F12 混合液，添加 10% FBS、2 mmol/L 谷氨酰胺、15 mmol/L HEPES、20 mmol/L 丙酮酸钠、100 mg/L 牛胰岛素、10 mg/L 人转铁球蛋白、10 μg/L 表皮生长因子、10 万 IU/L 青霉

素、100 mg/L 链霉素。

[操作步骤]

人或动物麻醉后，在纤维支气管镜或直视下，用特制乳胶刷在气管、支气管上皮反复刷动。

将刷子在生理盐水或 Hanks 液中漂洗，收集刷取脱落的上皮细胞。

装入 50 mL 离心管，以 1000 rpm 离心 5 min。

Hanks 液反复洗涤离心 3 次。

台盼蓝拒染法测定细胞成活率，并计数细胞收获量。

接种培养（同酶消化法步骤）。

（二）传代培养

细胞生长到贴附瓶底 80% 左右即需传代，否则会因接触抑制而大大放慢生长速度或停止生长。

[材料]

材料：原代培养的细胞。

仪器：培养瓶、血细胞计数板或电子细胞计数仪。

清洗液：不含 Ca^{2+}、Mg^{2+} 的 Hanks 液或 PBS。

消化液：0.25% 胰蛋白酶和 0.02% EDTA 混合消化液。

培养基：DMEM 添加 10% FBS、2 mmol/L 谷氨酰胺、15 mmol/LHEPES、20 mmol/L 丙酮酸钠、100 mg/L 牛胰岛素、10 mg/L 人转铁球蛋白、10 万 IU/L 青霉素、100 mg/L 链霉素。

[操作步骤]

将培养物置于无菌工作区域，吸去旧培养基。

要避免冲散细胞，沿培养瓶细胞面对侧加入 Hanks 液（0.2 mL/cm²），清洗细胞，去除清洗液。

加入混合消化液（0.1 mL/cm²），确保液体完全覆盖细胞层，盖好瓶塞，室温下消化 1～2 min。

在倒置显微镜下观察细胞，至原贴壁的细胞逐渐变圆隆起，在尚未漂起时将消化液弃去（也可肉眼观察，当见到瓶底发白并出现细针孔空隙时终止消化）。

加入培养液（0.1～0.2 mL/cm²）终止消化，用吸管反复轻轻吹打单层培养细胞面以分散细胞，然后将吸管尖端放于培养瓶底角，上下吹打细胞几次，注意不要产生气泡。

取细胞悬液，以 1000 rpm 离心 10 min，吸去上清液。

培养液混悬细胞，调整细胞密度至 5×10^5 个/mL，分装至 2～3 个培养瓶中，置 37 ℃环境下继续培养。第二天观察贴壁生长情况。

（三）气液界面培养法

将气道上皮单细胞悬液接种在用胶原涂布的套皿或支持膜（如人羊膜、多聚乙烯膜）上，加入适量培养基培养，培养基量要保证上皮面位于液相之上。此法模拟了气道上皮细胞的天然生长环境，改善了细胞 O_2 和 CO_2 排出，使培养的上皮细胞在组织结构和生理功能上更接近于天然组织。为研究气道上皮细胞的生长、代谢、分化及病理变化机制提供了十分有用的模型。

［材料］

培养细胞：气道上皮单细胞悬液。

支持物：多聚乙烯微孔滤膜（24 孔、孔径 0.4 μm）、0.5 mg/L 人胎盘胶原（HPC）溶液或鼠尾胶原。

清洗液：无 Ca^{2+}、Mg^{2+} 的 Hanks 液或 PBS。

种植培养液：1∶1 DMEM/F12 混合培养基，添加 5% FBS、120 IU/L 胰岛素、10 万 IU/L 青霉素、100 mg/L 链霉素

分化培养基：1∶1 DMEM/F12 混合培养基，添加 10 万 IU/L 青霉

素、100 mg/L 链霉素、10 μg/mL 胰岛素、0.4 μg/mL 氢化可的松、5 μg/mL 转铁蛋白、20 ng/mL 甲状腺素、25 ng/mL 表皮生长因子、1 mmol/L 谷氨酰胺。

［操作步骤］

包被微孔滤膜：0.5 mg/mL 人胎盘胶原（HPC）溶液，在 37 ℃ 的 0.2% 冰醋酸中溶解 15 min。室温下用蒸馏水稀释到 50 μg/mL，0.2 mm 过滤器过滤。用 HPC 按 20 μg/cm² 包被滤膜，在室温下放置 18 小时，弃去多余的 HPC，室温干燥。临用前用 Hanks 液或 PBS 液洗涤。

细胞的分离培养同前。

用含 5% FBS 的 DMEM/F12 培养基配制成单细胞悬液，台盼蓝拒染法检测活细胞数，细胞以 2.5×10^5 个/cm² 接种于支持滤膜上，加入种植培养基。另加种植培养基在膜下面的基底层，浸入细胞基底外侧表面。此时为细胞的液下培养（图 12）。

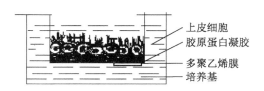

上皮细胞
胶原蛋白凝胶
多聚乙烯膜
培养基

图 12　上皮细胞的液下培养

置于 37 ℃、5% CO₂ 的培养箱中孵育 3~5 天。

当细胞融合达膜的 80% 时，移去最表面的培养液（连同非贴壁细胞和碎片）。用分化培养基替换支持膜下的种植培养基。一般按 400 μL/cm² 的量，使上皮细胞的游离面能暴露在空气中，保持一个气液培养界面（图 13）。

浸泡基底外侧面的分化培养基一周更换 2 次。

在支持滤膜上，细胞可呈多层生长，并逐渐发生分化。3~6 周后，

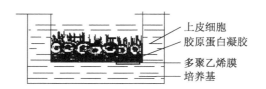

图 13 上皮细胞的 ALL 培养

可观察到细胞长出纤毛并有黏液分泌。

15.2.3 肺组织切片的 HE 染色观察一般形态学改变

处于气道黏液高分泌状态的小气道杯状细胞和支气管黏膜下腺的数量和形态特征发生了明显改变，这些形态学变化通过肺组织切片的 HE 染色观察，可以初步为后续的进一步研究做出定性判断。

1. 肺组织切片 HE 染色方法的操作步骤

取支气管肺组织，酌情取材后经固定、脱水、包埋、浸蜡、透明，5 μm 切片。切片再经脱蜡、水化后分别由苏木素染色、稀盐酸酒精溶液分色、伊红染色、逐级脱水、二甲苯透明、中性树胶封片。在光镜下观察，可见小气道杯状细胞的细胞质和细胞核高度深染，其中杯状细胞质呈较深的粉红色。观察处于气道黏液高分泌状态的小气道，可发现杯状细胞的数量（杯状细胞/柱状上皮细胞）上升，黏膜下腺增生肥大。

2. 黏液中 MUC 组织化学检测技术

呼吸道上皮和杯状细胞所分泌的黏液中含有较多的多糖，采用 PAS 反应或 Best 卡红染色法可显示 MUC 的多糖结构。

（1）PAS 反应的操作步骤如下：

①固定：将肺薄片组织尽快固定于 Carnoy 液、AAF 液或 Rossman 液，4 ℃，1~2 天。

②石蜡切片，6~8 μm，切片烘干后经脱蜡、梯度酒精下行入水。

③0.5% 过碘酸水溶液 5 分钟，然后用蒸馏水换洗数次。

④Schiff 试剂 15 分钟。

⑤流水冲洗 10 分钟。

⑥Harris 苏木精复染 1 分钟。

⑦加入 95% 酒精开始脱水，无水酒精各换洗 2 次，每次 1～2 分钟，二甲苯透明，封片。

结果：由于肺组织切片中含有中性黏液和较多的多糖，该反应呈现品红或洋红色，可初步判断 MUC 的有无和量的多少。

（2）阿尔辛蓝酸性黏液显示法：小气道杯状细胞分泌黏液为上皮硫酸黏液物质，含有硫酸酯，呈酸性，通过对气道酸性黏液物质的检测可对黏液高分泌进行定性研究，常用方法为阿尔辛蓝酸性黏液显示法（CEC 法），操作步骤如下。

①染液的配制：

阿尔辛蓝	50 mg	
醋酸缓冲液 pH 5.8	100 mL	
MgCl 0.06 M = 1.2 g/100 mL	阿尔辛蓝染液	
0.3 M = 6.1 g/100 mL	阿尔辛蓝染液	
0.5 M = 10.15 g/100 mL	阿尔辛蓝染液	
0.7 M = 14.2 g/100 mL	阿尔辛蓝染液	
0.9 M = 18.3 g/100 mL	阿尔辛蓝染液	

②将肺组织切片顺序处理到水化。

③阿尔辛蓝染液 4 小时到过夜。

④蒸馏水冲洗。

⑤脱水、二甲苯透明，DPX 封片。

结果：由于小气道杯状细胞分泌的黏液为弱硫酸化黏液物质，MgCl 为 0.3 M 时呈阳性反应。

（3）高尔基复合体染色法：呼吸道黏液高分泌同小气道杯状细胞的密度和胞浆中黏液分泌颗粒的储备较正常人明显增加密切相关，具备了过量产生并分泌黏液的结构基础，其中高尔基复合体的增生肥大功能亢进具有相当重要的作用。通过对高尔基复合体的组化分析可更好地研究 MUC 高分泌的显微机制。高尔基复合体可采用 Ludford 锇酸法、Aoyama 镉银法等进行形态研究，其中 Ludford 锇酸法操作步骤如下。

①于 1% 锇酸水溶液、氯化汞饱和生理盐水中固定 18～24 小时。

②蒸馏水换洗 30 分钟。

③2% 锇酸水溶液 3～5 天，30～35 ℃；每 1～2 天更换一次。

④在 35 ℃温箱的蒸馏水中洗 24 小时，换洗数次。

⑤脱水、透明、石蜡包埋切片 3～6 μm。

结果：高尔基复合体呈现黑色，且 MUC 高分泌患者杯状细胞高尔基复合体的颜色浓度更深，范围更大，显示出杯状细胞的高分泌状态。

3. 黏液蛋白的免疫组织化学检测技术

凝集素法：呼吸道上皮和杯状细胞所分泌的黏液中含有较多的多糖及糖蛋白凝集素配体，通过凝集素法使标记物直接或间接地结合在分泌黏液中的糖蛋白或糖脂上，观察结合于黏液中糖蛋白或糖脂的标记物的多少可显示黏液高分泌状态。

直接法：准备好待观察的肺组织切片，将标记物直接标记在凝集素上，使之直接与肺组织切片黏液中相应的糖蛋白或糖脂结合。

①肺组织切片脱蜡至水。

②凝集素标记物（100 μg/mL），室温，30 min。

③TBS 洗 3 次，每次 2 min。

④如为荧光素标记物，封片用荧光显微镜观察；如为酶标记物，则应依次进行呈色、脱水、透明和封固，然后在光学显微镜下观察。

间接法：准备好待观察的肺组织切片，将凝集素直接与肺组织切片黏液中相应的糖蛋白或糖脂相结合，而将标记物结合在抗凝集素抗体上。

①肺组织切片脱蜡至水。

②用含 3% 的 H_2O_2 的甲醇阻断内源性过氧化物酶 10 min。

③凝集素稀释液（10 μg/mL）孵育 30 min。

④TBS 冲洗 3 次，每次 2 min。

⑤用标记了的抗凝集素抗体（1∶100）孵育 30 min。

⑥TBS 冲洗 3 次，每次 2 min。

⑦呈色、透水、透明、封片。

糖—凝集素—糖法：准备好待观察的肺组织切片，利用过量的凝集素与肺组织切片黏液中特定的糖蛋白或糖脂相结合。经冲洗后，凝集素上还存在未被占用的结合部位，将这些部位与有过氧化酶标记的特异性糖基相结合，形成一个三明治样的糖—凝集素—糖结合物。操作步骤如下。

①肺组织切片脱蜡至水。

②用含 3% 的 H_2O_2 的甲醇阻断内源性过氧化物酶 10 min。

③凝集素稀释液（10 μg/mL）孵育 30 min。

④TBS 冲洗 3 次，每次 2 min。

⑤用 10 μg/mL HRP 标记的糖液孵育 30 min。

⑥DAB 呈色、脱水、透明、封固。

结果：光镜下观察，气道 MUC 高分泌的小气道杯状细胞所分泌黏液中的大量多糖结合于特定的标记物上，光镜下能观察到较多的标记物，从而显示出小气道杯状细胞的高分泌状态。

生物素—抗生物素—过氧化酶复合物技术（ABC 技术）：根据气道

黏液高分泌状态下所分泌黏液中的主要成分为黏蛋白，用生物素标记黏蛋白抗体，通过酶反应显色显示黏蛋白。

ABC 技术的操作步骤如下。

①肺组织冰冻切片或石蜡切片均可。

②冰冻切片可用丙酮固定 10 min 左右，0.01 mol/L PBS（pH 7.2 ~ 7.6）洗 5 min，更换 3 次，石蜡切片需经过脱蜡、系列酒精至水。

③第一抗体，室温孵育 15 min。

④PBS 洗 5 min，更换 3 次。

⑤加生物素标记的第二抗体（1∶200 左右）孵育 15 min。

⑥PBS 洗 5 min，更换 3 次。

⑦加 ABC 复合物室温作用 15 min。

⑧PBS 洗 5 min，更换 3 次；用 DAB-H_2O_2 显色。

⑨复染、封片、观察。

结果：气道 MUC 高分泌的小气道杯状细胞所分泌黏液中的黏蛋白结合于 ABC 复合物，过氧化酶反应后显深褐色。

4. MUC 显色结果形态定量测量

以往我们对免疫细胞化学或一般组织化学光镜标本的观察，对反应产物的量常用" + "号表示，一般可分为 0 ~ +++，共四个等级，但这种方法没有明确的客观标准，有主观性，加之用一般观察法可能会丢失掉许多可贵的信息。显微分光光度计（microspectrophotometer）和显微密度计（microdensitometer）的精确度与灵敏度较好，但却不能测出标本中某些成分的面积、体积或长度等其他有用的参数。图像分析仪的分析广度则要大得多，所得各种数据可提供更丰富的信息。

肺组织切片中 MUC 的形态定量研究中的"量"包括颜色深浅、其所占的长度或面积等，在检测过程中要使用图像框和测量框。检测只在图像框内进行，两个框之间的部分为保险区。图像中 MUC 颗粒都有其特有的特征计算点（FCP），当 MUC 颗粒在测量框内才可被计数。

灰度：指图像各部分颜色的深浅程度。通常意义上灰度越高颜色越深，而电子行业中是指辉度，辉度越高颜色越亮，但我们通常采用灰度这种说法。比较高级的图像分析系统可将灰度分为 256 级，有的只能将灰度分成 64 级。组织化学切片上反应产物的染色深浅即可用灰度来表示。它能将一张切片上不同的染色深度区分为几十或更多的等级。由于组织化学反应产物在细胞内不一定是均匀分布的，在同一细胞中就可以产生各种灰度，这需要采用以下两种方法：一种方法是测每个细胞的平均灰度；另一种方法就是在反应产物不均匀的细胞中采用每一种灰度所占的百分率来表示，并做出曲线，或用其他统计学方法处理，来进行比较。

平面曲线长度：一般方法很难计算形状不规则的线形结构，图像分析仪则可测出各种图像周界线的长度如小气道管腔内周长等。MUC 在切片二维结构中表现为不规则曲线，用图像分析仪较容易测出，还可通过一组平行等距的测试线来测出，测试线的间距为 1，曲线（无论是否闭合）与测试线的交点数为 I。当曲线取向完全随机时，曲线长 $B = \pi I/2$。当曲线取向不完全随机时，则可旋转曲线以改变取向，将多次 I 平均。

面积：切片定量观察时常涉及 MUC 的面积问题。在一定的放大倍数下，可以测出每 μm^2 中含多少像素，勾画出待测结构的轮廓，此范围内含多少像素可立即显示并算出面积的数值，可用此方法进行单位面积中反应产物颗粒的计数。

黏液相关指数：将肺组织切片采用图像分析系统（如 Tiger920 细胞图像分析软件）进行处理，每张切片均随机测量 5 个视野，并以其均数作为测定结果。具体指标的设定规则如下。

杯状细胞化生指数——指每毫米长气管上皮中杯状细胞的数目；

上皮黏液储备指数——上皮黏蛋白阳性染色面积比气管上皮总面积；

腔内黏液潴留指数——小气管腔内黏液面积比小气道腔总面积；

腔内黏液连体指数——腔内黏液与杯状细胞分泌面呈无分界开放式连体的长度比腔内黏液总周长。

以上指标分别简称为化生指数、储备指数、潴留指数、连体指数。大量研究显示 COPD 患者小气道化生指数、储备指数、潴留指数及连体指数均较正常人明显升高。临床缓解期与急性发作期死亡患者小气道化生指数和储备指数无明显差异，但两者潴留指数和连体指数显著相关，而尤以后者的表现突出。

5. 黏液颗粒超微结构测量方法

小气道杯状细胞分泌的黏液颗粒通过电子显微镜进行超微结构测量，采用新型超薄切片机切片，一般可切 50 ~ 100 nm 的切片，最薄的能切 10 nm，甚至能达到 5 nm，并且还可以做连续切片。

该方法的基本步骤如下。

（1）制片

①取材与固定：取大鼠腹腔麻醉后用低浓度戊二醛固定液经血管灌注固定的肺组织，然后将取下的肺组织切成长条状。

②漂洗：用 0.1 mol/L 的二甲砷酸钠缓冲液（pH 7.4）在 4 ℃下漂洗肺组织，洗去固定液，一般在 2 小时以上。

③切片：将长条形组织块埋在 7% 琼脂中，用 Sorvall TC-2 组织切片机把组织切成厚度为 25 ~ 75 μm 的组织片，切片浸在 4 ℃ 0.1 mol/L 的二甲砷酸钠缓冲液中。超薄切片时只使用组织表面 30 ~ 40 μm 的部

分。必须注意的是由于肺组织结构疏松应保证切下的肺组织切片表面光滑整齐，否则会产生非特异性染色。

④置换缓冲液：将肺组织切片放入配制孵育液用的缓冲液中 2~3 次，每次 5~10 min，注意缓冲液需保持在 4 ℃左右。

⑤孵育：将组织片放在新鲜配制的孵育液中，在振荡式恒温水浴箱中孵育。孵育过程中不断振荡孵育液。

⑥漂洗：首先用配制孵育液的缓冲液漂洗组织 2~3 次，每次 5 min，用 0.1 mol/L 的二甲砷酸钠缓冲液漂洗 2~3 次，缓冲液保持在 4 ℃左右。

⑦后固定：用 1% 锇酸固定液对组织做后固定，注意由于肺组织结构疏松，在 4 ℃下的固定时间一般不超过 1 小时。

⑧脱水包埋：按超薄切片技术中的常规方法进行肺组织的脱水和环氧树脂包埋。

⑨超微切片与染色：超薄切片不宜太薄，一般以 700~900 Å（金黄色）为宜，在证实染色对细胞化学反应产物没有干扰的情况下才能做常规超薄切片染色。

（2）超微形态测量

面密度：表面积密度是指单位体积参照空间内特征物的表面积，通过数学运算可简便地用以下方法测定。测量单位面积参照面内特征物断面周界线的长度，面积的相对测量要先选择参照系，MUC 的测量取整个杯状细胞的细胞质为参照系，分泌颗粒作为特征物。面密度用 Sv 表示，$Sv = 4Ba/\pi$；当用图像分析仪 MUC 膜的截线长 Bxj 与参照系杯状细胞的面积 Ar，则 $Ba = Bx/Ar$，将 Ba 代入即可。在实际测算面密度时，必须随机拍摄大量（一般在 30 张以上）不同杯状细胞不同切面的照片，如照片数为 n，第 i 张（i = 1, 2, ……, n），则 $Sv = 2\Sigma Ixi/Z\Sigma Pri$。

体密度：体积的相对测量也要先选择参照系，MUC 的测量取整个杯状细胞的细胞质为参照系。体密度用 Vv 表示，计算 MUC 时测量的依据是二维图像，计算公式系 Vv =（MUC 截面面积）Ax/（杯状细胞细胞质截面面积）Ar。在实际运用中，杯状细胞不同切面的结构是有差异的，而且同一杯状细胞群体的各细胞之间也有差异。因此，必须随机拍摄大量（一般在 30 张以上）不同杯状细胞不同切面的照片，如照片数为 n，第 i 张（i = 1，2，……，n）照片中 MUC 的截面积为 Axi，参照系的截面积为 Ari，则 Vv = ΣAxi/ΣAri。

6. 肺组织切片 MUC mRNA 的原位杂交形态定量检测

原位杂交技术可检测肺组织各种独特表型的 MUC 如 MUC5AC、MUC2 mRNA 含量，从而反映出 *MUC* 基因转录水平的高低。由于近些年采用地高辛标记的 cRNA 探针成为优选，故此处着重介绍该方法。

地高辛（Digoxigenin，Dig）又称异羟基洋地黄毒苷配基，这种类固醇半抗原的抗体与其他任何固醇类似物无交叉反应。地高辛配基标记于脱氧尿嘧啶三磷酸核苷（dUTP）上形成 Digoxigenin-11-dUTP，通过随机引物法可将 dig-11-dUTP 与探针的核酸分子相连，构成 Dig-配基标记的核酸探针。这种标记的探针与组织、细胞原位核酸分子之间的同源序列在一定条件下可互补杂交，用含有偶联酶的羊抗地高辛抗体结合物作为酶标，用显色底物使杂交部位显色。由于地高辛具有灵敏度及分辨率高、反应产物颜色鲜艳、反差好、背景染色低、制备探针可较长期保存、对人体无害等优点，已显示出它的优越性和广泛的应用前景。

常用的免疫酶学检测方法有两类：一类是 Dig-辣根过氧化物酶（HRP）检测体系，以 DAB（四氢氯化二氨基联苯胺）/H_2O_2 为底物，结果为棕色；或以 4-氯-1-萘酚/H_2O_2 为底物，结果为蓝色。另一类是 Dig-碱性磷酸酶（AKP）检测体系，以硝基四氮唑蓝（NBT）0.4 mg/mL

和 5-溴 -4- 氯 -3- 吲哚基 - 磷酸（BCIP）为底物，结果为蓝紫色沉淀。AKP
灵敏度和分辨率较 HRP 高，但 HRP 的优点为价廉、稳定。

　　MUC 核酸探针的制备：MUC2 或 MUC5AC cDNA 质粒按常规氯化钙
法转化、扩增，质粒小抽试剂盒提取纯化，酶切线性化后，采用地高辛
体外转录标记试剂盒标记得到 cRNA 探针。

　　组织切片处理：用生理盐水继而用 4% 多聚甲醛（含 0.3% 苦味酸）
固定液经取材动物肺动脉灌注。取出肺组织块后继续固定 4~6 h（4 ℃），
然后浸 30% 蔗糖（溶于固定液中）过夜。组织切片以冷冻切片（厚
7~20 μm）最佳。切片贴在清洁、经高温处理并涂以黏附剂的载玻片
上，先于 37 ℃下干燥 4 h，然后置于 37 ℃烤箱中过夜。经过此处理的
切片在 −20 ℃下可保存 2~3 周，在 −70 ℃下可保存数月。如为石蜡包
埋切片，应脱蜡经梯度酒精入水，经水洗后入 37 ℃烤箱 4 h 或过夜，然
后进行杂交前处理。切片所经步骤使用的玻璃器皿均需消毒，操作者戴
手套。

　　杂交步骤：

　　①0.1 M PBS（pH 7.2）5 min，0.1 M 甘氨酸 -PBS 5 min。

　　②0.3% Triton X-100 PBS 15 min。

　　③蛋白酶 K（1 μg/mL）37 ℃孵育 30 min。

　　④4% 多聚甲醛 5 min。

　　⑤0.1 M PBS 洗 3 min×2 次。

　　⑥加新鲜配制的 0.1 M Tris-Hcl（pH 8.0，含 0.25% 乙酸酐）
10 min。

　　⑦0.2×SSC 洗 10 min。

　　⑧滴加 Dig-cRNA（0.5 μg/mL）杂交液，按每张切片 10~20 μL 的
量覆盖切片。覆以硅化盖玻片或塑料蜡膜，置于盛有少量 2×SSC 温

盒内，在 42 ℃下放置 16～18 h 或过夜。杂交液含：5×SSC、50% 甲酰胺、0.02% SDS、0.1% N-Lauroyarcosine、2% 封阻剂（试剂盒中自带）。

⑨4×SSC 洗 15 min。

⑩2×SSC（含 RNase A 20 μg/mL），37 ℃，冲洗 30 min。

⑪1×SSC，0.5×SSC，37 ℃各洗 10 min。

⑫加 Anti-Dig-Ab（1∶1000），20～40 h，4 ℃（抗体稀释液为 Buffer2）。

⑬Buffer 1：100 mM 顺丁烯二酸，150 mM NaCl，pH 7.5。Buffer 2：封阻剂溶于 Buffer，使终浓度为 1%（W/V）。

⑭0.05 M PBS 洗 10 min×4 次。

⑮TSM1、TSM2 各洗 5 min×2 次。

⑯加 TSM2 配制的 NBT/BCIP（400 μg/mL；200 μg/mL）显色液，最好用锡箔纸包裹反应盒，使显色在黑暗中进行。定期取出切片在显微镜下检测反应强度。

⑰0.2 M EDTA 终止反应。

⑱酌情可用 1% 伊红、1% 苏木精、1% 亮绿复染 10～30 s。

⑲流水洗 5～10 min，直至水无色为止。

⑳切片未干前以 PBS/甘油封固切片，如要长期保存，在封固前可进行梯度酒精脱水、透明、DPX 封固。

杂交液中不加探针作为阴性对照。杂交显色结果由图像分析系统处理，测量阳性呈色面积和强度，两者乘积代表表达的相对强度。每张切片随机测 5 个视野，取均值。

15.2.4　液相标本黏蛋白检测技术

已知气道黏液高分泌是慢性气道炎症性肺疾病的重要临床病理特征，过度增多的黏蛋白广泛存在于患者的气道分泌物（如痰液）、支气管肺泡灌洗液及组织细胞培养的上清液中。对黏蛋白各项理化性质的检测是临床判断病情严重程度的重要标准。

1. 黏蛋白的定量检测

对液相黏蛋白的定量检测方法有 ELISA、ELLA 法。

酶联免疫吸附测定法（enzyme-linked immunosorbnent assay，ELISA）：ELISA 自 70 年代初问世以来，发展十分迅速，目前已被广泛用于生物学和医学科学的许多领域。它是以免疫学反应为基础，将抗原、抗体的特异性反应与酶对底物的高效催化作用相结合的一种敏感性很高的试验技术。在实际应用中，实验目的不同，方法可有多种如用于检测抗体的间接法、用于检测抗原的双抗体夹心法以及用于检测小分子抗原或半抗原的抗原竞争法等。常用的是 ELISA 双抗体夹心法和 ELISA 间接法。

夹心法：MUC 标准品或待测样品包被于 96 孔头孢菌素平板中，每孔 50 μL，4 ℃过夜。PBS（加 Tween-20，0.1%）洗板 3 次。每孔加入 PBS（含 5% 脱脂乳干粉）250 μL，37 ℃孵育 60 min，以封闭非特异性蛋白结合位点。洗涤 3 次后，加入 MUC5AC 黏蛋白特异性抗体（1∶2000），37 ℃孵育 60 min。以生物素化的羊抗兔 IgG 作为第二抗体，每孔再加入卵白素过氧化物酶。

间接法：待测样本用 PBS 稀释。每孔加 50 μL 样本与碳酸氢盐—碳酸盐缓冲液 50 μL 在 96 孔板中 40 ℃孵育，干燥。PBS 洗板 3 次。室温下 2% BSA 封闭 1 小时，洗涤 3 次。各加入 50 μL 鼠单克隆抗体（1∶100）孵育，抗体用 PBS-Tween 20（0.05%）稀释。1 小时后再次洗涤 3 次，加入 100 μL 辣根过氧化物酶—羊抗鼠 IgG 结合物（1∶10000）。用四甲基联苯胺（TMB）过氧化物酶溶液显色，终止反应后以酶标仪测定 450 nm 处各孔的光吸收值，从而测得黏蛋白的含量。

酶联凝集素测定法（enzyme-linked lectin assay，ELLA）：利用外源

凝集素（Lectin）与其配体低聚糖（如 MUC）结合，通过一定的标记加以检测。Lectin（6 mg/L）包被 96 孔头孢菌素平板，每孔 60 μL，4 ℃过夜。高盐 PBS（含 0.5 mol/L NaCl、0.1% Tween-20）洗涤 3 次，加入 MUC 标准品或待测样品，每孔 50 μL，37 ℃孵育 40 min。再添加 1 mg/L DBA-过氧化物酶复合物（dolichos biflorus agglutinin-peroxidase complex），37 ℃孵育 40 min。邻苯二胺（OPD）作为底物显色，酶标仪测 490 nm 各孔光吸收度。此法的灵敏度为 30 μg/L，批间分析变异度小于 5%。

2. 黏蛋白糖基含量检测

黏蛋白糖基化程度决定了黏液的黏度，慢性炎症时其糖基含量大幅度增加，黏液潴留不易清除。

黏液黏蛋白的分离：痰液在倒置显微镜下观察，去除唾液，经 450 000 rpm、4 ℃离心 1.5 小时后可为溶胶和凝胶相，高分子糖蛋白存在于上清液中，凝胶相需反复洗涤，除去污染物质。用盐酸胍和脲提取。0.2 mol/L 硫氰酸钠是气管黏液的有效增溶剂。取上述分离采集的样品（痰液、BALF、培养上清液），经 1 mol/L NaOH 提取后，离心取上清液。

硫酸—苯酚比色法测定糖基含量：利用糖在浓硫酸作用下，脱水生成的糖醛或羟甲基糖醛能与苯酚缩合生成一种橙红色化合物，在 10 ~ 100 mg 范围内其颜色深浅与糖的含量成正比，且在 485 nm 时有最大吸收值，比色法在此波长下测定。

方法：制作已知寡聚糖的标准曲线。取 20 mL 刻度试管 11 支，从 0 ~ 10 分别编号，按表 10 顺序加入溶液和水，然后按顺序向试管内加入 1 mL 9% 苯酚溶液，摇匀，再从管液正面在 5 ~ 20 s 时加入 5 mL 浓硫酸，摇匀。比色液总体积为 8 mL，在室温下放置 30 min，显色。然后以空白为对比，在 485 nm 波长下比色测定，以糖含量为横坐标，光密度为纵坐标，绘制标准曲线，求出标准直线方程。

表 10　硫酸—苯酚比色法测可溶性糖制作标准曲线的试剂量

试剂	管号					
	0	1、2	3、4	5、6	7、8	9、10
100 μg/L 寡聚糖标准液（mL）	0	0.2	0.4	0.6	0.8	1.0
蒸馏水（mL）	2.0	1.8	1.6	1.4	1.2	1.0
糖含量（μg）	0	20	40	60	80	100

吸取 0.5 mL 样品液于试管中（重复 2 次），加蒸馏水 1.5 mL，同制作标准曲线的步骤，按顺序分别加入苯酚、浓硫酸溶液，显色并测定光密度。由标准线性方程求出糖的量，计算待测样品中糖含量。

$$糖含量(\%) = C \times Vt/W \times V1 \times 10^6$$

式中：C——标准方程求得的糖量，单位 μg。

Vt——提取液体积，单位 mL。

V1——吸取样品液体积，单位 mL。

W——组织重量，单位 g。

3. MUC 硫酸化程度检测

硫酸基团的定量测定系样本经 2% Na_2CO_3 水溶液抽提后，与玫瑰红酸二钾试剂反应，比色法测定硫酸基的含量。也可用化学分析法检测，基本原理为：通过酸水解从 MUC 中释放硫酸基，生成硫酸钡，再用分光光度法测定。

试剂如下。

明胶：2 g 明胶在 60～70 ℃溶解于 400 mL 水中，保存在 4 ℃静置过夜。

氯化钡：0.5 g 氯化钡溶于 100 mL 明胶溶液中，于 4 ℃保存。

三氯乙酸：8% 水溶液。

硫酸盐标准品：100 μg/mL K$_2$SO$_4$ 水溶液。

所用分析玻璃器皿用 Na$_2$CO$_3$ 洗后，再用去离子水冲洗。

步骤：①将样品（1～3 mg）放入 1 mL 1 mol/L 的盐酸试管中，密封，于 100 ℃水解 6 小时，冷却后开启试管，内容物于 40 ℃减压旋转蒸干，残渣用 1 mL 水溶解。②取 0.1 mL 水溶液放入检测试管，加蒸馏水至 0.4 mL，再加入三氯乙酸溶液 0.35 mL 和氯化钡溶液 0.25 mL，混匀。含 10～40 μg 硫酸盐的标准品和水空白对照也按上述步骤操作。混合物静置 15～20 min，在 360 nm 波长下测浊度。

另取一份水解液对照：以 0.35 mL 明胶溶液代替氯化钡明胶试剂。余处理同前。氯化钡存在时的光吸收度减去此溶液在 360 nm 的光吸收度，以消除水溶液中所含紫外吸收物质的影响。

15.2.5　固相标本黏蛋白定量检测技术

固相标本主要是指组织细胞中的黏蛋白检测，包括蛋白水平和基因水平的检测。由于 MUC5AC 主要由杯状细胞产生，是气道中主要的分泌型 MUC，实验室及临床多检测具有代表性的 MUC5AC 含量。

1. 组织及细胞匀浆黏蛋白定量

Western blot：Western blot 是一种将聚丙烯酰胺凝胶电泳分离的蛋白质转移到硝酸纤维膜上，通过固定在膜上的蛋白质成分所保留的抗原活性或与其他生物大分子特异结合的能力来达到分析蛋白质作用的方法。第一抗体与抗原决定簇结合，再用经同位素或非同位素标记的第二抗体来检测。

方法步骤：支气管组织匀浆 100～200 mg，加入冰预冷的裂解液 1 mL（含 50 mmol/L Tris-HCL，pH 7.4 1 mmol/L 乙二胺四乙酸，2 mmol/L MgCl$_2$，0.5 mmol/L 苯甲基磺酰氟化物，1 mmol/L 二硫苏糖醇，2 μg/mL 亮肽素，5 μg/mL 抑肽酶，5 μg/mL 苯甲脒，5 μg/mL 组织蛋白酶 D 抑制

剂 pestatin），除去未溶解成分后，4 ℃、14 000 g 离心 20 min，用缓冲液
（含 10 mmol/L HEPES，pH 7.9 10 mmol/L KCL，1.5 mmol/L MgCl$_2$，
0.2 mmol/L EDTA，0.5 mmol/L DDT，0.25% NP-40，1 μmol/L PMSF，
1 μg/L 亮肽素，1 μg/L 胃酶抑素）重悬细胞沉淀物，冰浴 10 min，匀
浆器溶解细胞，高盐用 BCA（bicinchoninic acid）方法测上清液蛋白浓
度。将上清液悬浮于十二烷基磺酸钠（SDS）缓冲液中煮沸 5 min，经
含有 8% 的丙烯酰胺—双相丙烯酰胺（80：1）的 SDS-聚丙烯酰胺凝胶
电泳（polyacrylamide gel electrophoresis，PAGE）分离 5 小时，电泳后转
移至硝酸纤维素膜上，该膜事先在含 0.5% BSA 和 0.05% Tween-20 的
磷酸缓冲液（PBS）中与 5% 脱脂牛乳孵育 1 小时，继而再与鼠源性单
克隆抗 MUC5AC 抗体室温下孵育 2 小时，依次加入辣根过氧化物酶-MUC
结合物（1：500）和辣根过氧化物酶—羊抗鼠 IgG 结合物（1：1000）。
反应于室温下进行 15 小时并不断摇动。经彻底洗涤，以 H$_2$O$_2$ 为底物，
DAB 染色检测。以肌球蛋白为分子量标准（213 kD），未加入抗体的为
阴性对照。

斑点印迹免疫测定法（Dot blot immunoassay）：把分子杂交中的印
迹方法和免疫学结合起来测定样品液中的蛋白含量。在临床检验中，常
将不同的样品一次分别点样于膜上，可一次检测大量样品，方便快捷。

将 100 μg 分离的样品直接点样于硝酸纤维素膜，与鼠单克隆抗
MUC5AC 抗体结合，再加入抗鼠过氧化物酶结合的抗体，通过酶显色
系统显影，光密度测定法检测蛋白信号的强弱。为验证所检测蛋白的准
确性，可将样品稀释成不同浓度，分别以 200、100、50、25 和 12.5 μg
点样，可观察到蛋白信号强度与蛋白水平的线形关系。

放射自显影技术（autoradiograph）：将放射性同位素[125]I 标记的鼠抗
MUC5AC IgG 或未免疫的鼠 IgG（对照）与固化抗原（MUC）膜一起进

行室温孵育，不断摇动并过夜。0.05 mol/L PBS、pH 7.2 稀释放射标记的抗体并添加 2% BSA。膜经过彻底洗涤后即可进行放射性自显影。薄膜固定于厚滤纸上后放置于增感屏（intensity screen）上，膜上放置一张 X 线乳胶片，乳胶片上再放置一张增感屏，将其置于 X 线胶片盒（避光操作），在 −20 ～ −70 ℃下曝光 6 周。参照条带中的分子量标准可判断出 MUC5AC 的分子含量。也可用密度扫描仪做出定量分析。

放射免疫测定（radioimmunoassay，RIA）：鼠抗 MUC5AC IgG（10 µg/mL，0.01 mol/L PBS，pH 7.4）包被聚苯乙烯膜孵育 2 小时，用 PBS-Tween 20（0.1%）冲洗 3 次，与 PBS-BSA（1%）37 ℃孵育过夜。3 次洗涤后，于 40 ℃室温干燥，然后保存于 4 ℃备用。MUC5AC 标准品（10 µg/mL）和待测 MUC5AC 的样本用 PBS-Tween 20（0.1%）不断稀释。各加两种稀释液 300 mL 于聚苯乙烯膜 37 ℃孵育过夜。PBS-Tween 20（0.1%）洗涤，再与经放射性同位素 ^{125}I 标记的鼠抗 MUC5AC IgG[（4～5）×10 cpm/mL]37 ℃孵育过夜。洗涤 3 次以除去过多的示踪剂。通过 γ-计数器检测放射性。以 MUC5AC 标准品含量为横坐标、其结合率为纵坐标绘制标准工作曲线，从曲线上估计待测样品 MUC5AC 的含量。测定的条件因实验中缓冲液的组分及孵育的时间而异。样品应双份检测。

2. 组织及细胞黏蛋白 mRNA 定量

采取分子生物学的方法，从组织细胞中提取总 RNA，设计对 *MUC5AC* 基因序列特异的引物进行体外扩增—反转录聚合酶链式反应（RT-PCR），并通过 Dot blot 或 Northern blot 及相关检测手段对其产物的性质及含量进行分析，以往检测探针多采用同位素标记，近些年地高辛标记探针显示了独特优势，并得到了较广泛使用，此处仅简要介绍该系列的主要操作步骤，以供参考。需注意由于 RNA 酶在自然界广泛存在且不易灭活，故在实验中使用的器材、试剂都应进行特殊处理，实验过程中还应加入 RNA 酶抑制剂，操作者须戴一次性手套并勤更换。

肺组织总 RNA 提取（硫氰酸胍—酚—氯仿法、TRIzol 法）：

新鲜肺组织，冷冻粉碎，取 100 ~ 200 mg 置于匀浆器，加入 1 mL 细胞裂解液 Tripure 颠倒混匀后，静置 5 min。

加入 1/5 体积的氯仿，颠倒混匀 15 s，室温下静置 5 min。4 ℃，离心 12 000 g，15 min。

取上清液至另一 1.5 mL EP 管中，加入等体积异丙醇，混匀室温下静置 10 min。

4 ℃，离心 12 000 g，10 min，弃上清液，加入预冷的 75% 乙醇 1 mL 吹打洗涤沉淀物。

4 ℃，离心 7500 g，5 min，弃上清液，加入无水乙醇 1 mL。

4 ℃，离心 12 000 g，10 min，弃上清液，空气干燥 5 ~ 10 min。

加入 DEPC 水至 20 μL 溶解沉淀，在 60 ℃ 水浴箱中孵育 10 min 助溶。

0.8% 琼脂糖电泳鉴定，电泳缓冲液为甲醛变性液，电压 70 V，至溴酚蓝迁移至 2/3 凝胶长度时为止，时间为 30 ~ 45 min。

鉴定总 RNA 浓度和纯度：

分光光度计测定波长 λ = 260 nm 和 λ = 280 nm 的 OD 值；

浓度值为 260 nm OD 值 × 40 μg/100 μL × 稀释倍数；

纯度由 260/280 比值表示（1.6 ~ 2.0），加入无水乙醇，−20 ℃ 保存。

RT-PCR（reverse transcription-polymerase chain reaction）：

RT-PCR 是以 RNA 为模板，联合反转录反应与 PCR，可用于检测 RNA，同时也是获得与扩增特定的 RNA 互补的 cDNA 的有效方法。

RNA 扩增包括两个步骤：①在单引物的介导下和反转录酶的催化下，合成 RNA 的互补链 cDNA；②加热后 cDNA 与 RNA 链解离，然后予另一引物退火，并由 DNA 聚合酶催化引物延伸生成双链靶 DNA，最后扩增靶 DNA。第一个步骤 RNA 的反转录是 RT-PCR 的关键，因此对 RNA 样品的要求极为严格，作为模板的 RNA 分子必须是完整的，并且不含 DNA、蛋白质和其他杂质；而第二个步骤 cDNA 的 PCR 与一般 PCR 条件一样。因此 RT-PCR 可分为一步法扩增（用以检测低丰度 mRNA 的表达）和两步法扩增（用于检测表达丰度较高的 mRNA）。下面以 MUC5AC 为例简述两步法的步骤。

RT-PCR 所用的寡聚核苷酸引物根据已经公布的人类 MUC5AC 序列（Genbank accession no. UO6711）设计，引物序列为：5′-primer：TCCG-GCCTCATCTTCTCC；3′-primer：ACTTGGGCACTGGTGCTG）。采用两步法进行反转录扩增。

cDNA 第一条链制备：

在冰浴试管中依次加入总 RNA 2.0 μL、Olig（dT）$_{18}$ 1.0 μL、Rnase Free ddH$_2$O 9.0 μL。

轻轻混匀后离心 3~5 s。

反应混合物在 70 ℃水浴 5 min 后，冰浴 30 s，离心 3~5 s。

试管冰浴，再加入如下组分：5 × 缓冲液 4.0 μL、Rnase 抑制剂（20 U/μL）、dNTP 混合物（10 mmol/L 2.0 μL）。

轻轻混匀后离心 3~5 s。37 ℃水浴 5 min。

加入 1.0 μL M-MuLV 反转录酶（20 U/μL）终反应体积为 20 μL。先于 37 ℃孵育 60 min，其后于 70 ℃加热 10 min 结束反应，置于冰上进行后续实验。

PCR：在灭菌 PCR 管中依次加入如下试剂，混匀。

$MgCL_2$（1.5 mM）	4.0 μL
$10 \times PCR$ Buffer	5.0 μL
Taq 酶（5 U/μL）	0.5 μL
引物 1	1.0 μL
引物 2	1.0 μL
dNTP	4.0 μL
cDNA	2.0 μL
ddH_2O	32.5 μL
总反应体积	50.0 μL

扩增条件：94 ℃预变性 5 min 终止，紧随 40 个循环，每一个循环 95 ℃变性 1 min，60 ℃复性 1 min，72 ℃延伸 1 min（两次之间需缓冲 30 s），后 72 ℃延伸 10 min 补齐末端。

产物的鉴定：PCR 产物经 2% 琼脂糖凝胶电泳分离（含 50 ng/mL 溴化乙啶），胶片摄影，约 540 bp 处为目的基因片段；或者用双脱氧序列测定法鉴定黏蛋白 mRNA 的特异性扩增产物而非染色体 DNA 污染。阴性对照即加入未经过反转录的模板进行反应，此时应无扩增产物出现。

Northern blot：

Northern blot 最早是由 Alwine 等提出用来检测总 RNA 或 RNA 样品中特定 mRNA 的大小和丰度的。此方法是在 RNA 分子在变性琼脂糖凝胶中可以相互分离的基础上，将 RNA 转移到硝酸纤维膜，用同位素或非同位素标记的探针进行 DNA-RNA 或 cRNA-RNA 杂交，是目前研究 RNA 的主要方法之一。

地高辛标记 cRNA 探针的制备：

① 粒 cDNA 10 μL（10 μg DNA）加 10×缓冲液 20 μL、内切酶 1 μL、

三蒸水使反应体积为 200 μL、37 ℃反应 3 h，确保质粒 cDNA 线性化。

②混合液经等体积饱和苯酚：用氯仿抽提一遍后，取上清液加 1/10 体积 3MNAAC 和 2.5 倍体积预冷无水乙醇，-20 ℃过夜。

③4 ℃，以 12 000 rpm 离心 15 min，干燥沉渣溶于 10 μL DEPC-处理水中。

④采用 Roche 公司体外转录标记系统进行标记，按下列顺序在 Rnase-free 离心管中于冰上加试剂。

纯化的 DNA 线性模板	1 μg
含地高辛 UTP 的 NTP 标记混合物	2 μL
10×转录缓冲液	2 μL
DEPC-处理水	至 18 μL
RNA 聚合酶	2 μL
总反应体积	20 μL

⑤轻轻混匀，37 ℃水浴 2 h。

⑥加 2 μL DnaseI（Rnase-free），37 ℃水浴 15 min 以除去 DNA 模板。

⑦加 1/10 体积氯化锂（4 M）和 2.5 倍体积预冷无水乙醇沉淀标记 RNA，-20 ℃过夜。

⑧13 000 g×15 min，4 ℃，弃上清液，70% 冷乙醇 100 μL 洗涤沉淀，再同样离心后干燥沉淀，用 100 μL DEPC 处理水悬浮 cRNA 探针。

细胞总 RNA 提取：同前述步骤。

变性：RNA 在上凝胶前必须变性，以免形成局部二聚体。含有乙二醛和二甲基亚砜（DMSO）的凝胶比含有甲醛的凝胶更难于进行电泳，但电泳后 Northern 杂交所显示的 RNA 条带更为锐利。在灭菌的微型离心管内，混匀下列液体：6 mol/L 乙二醛 5.4 μL、DMSO 16.0 μL、

0.1 mol/L 磷酸（pH 7.0）3.0 μL、RNA（多达 10 μL）。盖严离心管，置于 50 ℃温浴 60 min，冰水浴冷却样品，离心 5 s，使管内所有液体沉降于管底。

加样及电泳：电泳槽用去污剂洗净，水冲洗，乙醇干燥，灌满 3% H_2O_2，于室温放置 10 min 后，用经 DEPC 处理的水彻底冲洗电泳槽。琼脂糖凝胶事先加入 Rnase 抑制剂。将 RNA 样品冷却至 0 ℃，加入含有 50% 甘油的 10 mmol/L 磷酸缓冲液 2 μL 和少量溴酚蓝，混匀后点样于 1.0% 的凝胶上，以 4～5 V/cm 电压电泳。凝胶电泳液为 10 mmol/L 磷酸缓冲液，pH 6.5～7.0。最后选择适当的分子量标准（Marker）。

电泳结束后（溴酚蓝迁移出区 8 cm），切下分子量标准参照物的凝胶条，浸入溴化乙啶溶液（0.5 μg/mL，用 0.1 mol/L 乙酸铵配制）中染色 30～45 min。在凝胶放置一透明尺，测得紫外灯下照片上每个 RNA 条带至加样孔的距离，以 RPN 片段大小的 l g 对数值对 RNA 条带的迁移距离作图，用所得曲线计算从凝胶移到固相支持体后通过杂交检出的 RNA 分子大小。

转移固定：RNA 从凝胶中转移至硝酸纤维素滤膜或尼龙膜。常用毛细管洗脱法、真空转移法和电转移法。做好薄膜与凝胶之间位置关系的记号。将晾干的滤膜放在两张 3 mm 滤纸中间，真空炉 80 ℃干烤 0.5～2 小时。再放入 20 mmol/L Tris-HCl 中，100 ℃处理 5～10 min，去除乙二醛，然后进行杂交。

膜准备：取转移后的硝酸纤维膜（NC），用 DEPC 水浸湿 10 min；再放入 20×SSC 中浸 10 min，重复 1 次，待室温干燥后，置 80 ℃烘干 2 h。

预杂交：NC 膜放入 6×SSC 中浸湿，取出后放进杂交袋，加入杂交液，加入量为 20 mL/200 cm² NC 膜，于 42～54 ℃水浴过夜。

杂交：倒掉预杂交液，按 0.1 mL/cm² NC 膜加入杂交液，内含标记探针（0.5 ng/mL），密闭湿盒 43 ℃杂交 16 h。

洗膜：取出杂交膜先用 2×SSC、0.1% SDS 室温下洗涤数次，每次 5 min，再用 0.1×SSC、0.1% SDS 55 ℃洗膜 2 次，每次 30 min。

封闭：另取新的杂交袋封入膜和封闭液 2.5 mL，37%，30 min。

滴加生物素化鼠抗地高辛：37%，45 min。0.5 MPBS 洗涤 2 次，每次 5 min。

加 SABC：37%，30 min，0.5 MPBS 洗涤 2 次，每次 5 min。

滴加生物素化过氧物酶：37%，30 min，0.5 MPBS 洗涤 2 次，每次 5 min。

DAB 显色：使用 DAB 显色试剂盒配制显色液，浸满膜，显色 30 min。充分水洗终止反应。

图像分析：NC 膜用薄层色谱扫描仪扫描，根据扫描曲线下的面积（光密度面积积分），计算 mRNA 的相对含量。

斑点印迹杂交（Dot blot hybridization）技术操作如下。

膜的处理：戴上干净手套，取出硝酸纤维膜，按需要剪成一定大小，量好各样点间距离，用软铅笔标记。RNA 变性：将提取的 RNA 与 50 μL 20×SSC/甲醛（30 μL 20×SSC 加 20 μL 甲醛）混合，65 ℃水浴 15 min。

点样：用塑料或硅化玻璃或微量加样器取 1~5 μL 变性 DNA，将滴管放在硝酸纤维膜上，使 DNA 慢慢吸在滤膜上，点样完后晾干。

固定：将晾干的滤膜夹在滤纸中，于 80 ℃干烤 2~3 h，然后进行杂交。

在杂交溶液中，硝酸纤维膜上变性的核酸样品和 cRNA 探针在一定的条件下形成双链杂交核酸分子，后续酶标显色和扫描定量方法同前。

15.2.6 黏蛋白转录调控的信号转导检测技术

电泳迁移率检测（electrophoretic mobility shift assay，EMSA）是一种研究蛋白质和 DNA 序列相互结合的技术，通过检测蛋白质与特定核酸序列的结合特性，从而间接推断已知蛋白质的靶序列或已知 DNA 序列的结合蛋白。EMSA 基本原理是蛋白质可以与末端标记的核酸探针结合，电泳时这种复合物比未与蛋白结合的探针在凝胶中泳动的速度慢。故该方法可用于检测 DNA 结合蛋白、RNA 结合蛋白，并可通过加入特异性抗体来检测特定的蛋白质，进行未知蛋白的鉴定。

1. 探针的标记

①探针标记的反应体系：

待标记探针（1.75 pmol/μL）	2 μL
T4 Polynucleotide Kinase Buffer（10X）	1 μL
Nuclease-Free Water	5 μL
32P ATP（3000 Ci/mmol at 10 mCi/mL）	1 μL
T4 Polynucleotide Kinase（5~10 U/μL）	1 μL
总反应体积	10 μL

依次加入各种试剂，然后加入同位素混匀，再加入 T4 Polynucleotide Kinase 混匀。

②使用水浴 37 ℃反应 10 分钟。

③加入 1 μL 探针标记终止液混匀，终止探针标记反应。

④加入 89 μL TE 混匀。可以取少量探针检测其标记效率，通常标记效率在 30% 以上，故一般不必测定。

⑤标记好的探针最好即用，保存在 -20 ℃最长不宜超过 3 天。

2. EMSA 胶的配制

①准备好可以灌制较薄胶的模具，便于干胶等后续操作。

②按照如下配方配制 20 mL 4% 的聚丙烯酰胺凝胶。

TBE buffer（10X）	1 mL
重蒸水	16.2 mL
39∶1 acrylamide/bisacrylamide（40%，w/v）	2 mL
80% 甘油	625 μL
10% 过硫酸铵（ammonium persulfate）	150 μL
TEMED	10 μL

按照上述次序加入各溶液，在加入 TEMED 前先混匀，加入 TEMED 后再立即混匀，并马上倒入模具中。为避免产生气泡，可加上梳齿。如果发现非常容易产生气泡，可以预先对制胶玻璃板进行硅化处理。

3. EMSA 结合反应

①按如下设置 EMSA 结合反应：

阴性对照反应：

Nuclease-Free Water	7 μL
EMSA/Gel-Shift 结合缓冲液（5X）	2 μL
标记好的探针	1 μL
总反应体积	10 μL

样品反应：

Nuclease-Free Water	5 μL
EMSA/Gel-Shift 结合缓冲液（5X）	2 μL
细胞核蛋白或纯化的转录因子	2 μL
标记好的探针	1 μL
总反应体积	10 μL

探针冷竞争反应：

Nuclease-Free Water	4 μL
EMSA/Gel-Shift 结合缓冲液（5X）	2 μL
细胞核蛋白或纯化的转录因子	2 μL
未标记的探针	1 μL
标记好的探针	1 μL
总反应体积	10 μL

突变探针的冷竞争反应：

Nuclease-Free Water	4 μL
EMSA/Gel-Shift 结合缓冲液（5X）	2 μL
细胞核蛋白或纯化的转录因子	2 μL
未标记的突变探针	1 μL
标记好的探针	1 μL
总反应体积	10 μL

Super-shift 反应：

Nuclease-Free Water	4 μL
EMSA/Gel-Shift 结合缓冲液（5X）	2 μL
细胞核蛋白或纯化的转录因子	2 μL
目的蛋白特异抗体	1 μL
标记好的探针	1 μL
总反应体积	10 μL

②按顺序依次加入试剂，在加入探针前先混匀，室温（20～25 ℃）放置 10 分钟，从而消除可能发生的探针和蛋白的非特异性结合，再加入标记好的探针混匀，室温（20～25 ℃）放置 20 分钟。

③加入 1 μL EMSA/Gel-Shift 上样缓冲液（无色，10X），混匀后立

即上样。有时候溴酚蓝会影响蛋白和 DNA 的结合，建议尽量使用无色的 EMSA/Gel-Shift 上样缓冲液。如感觉无法上样，可以添加极少量蓝色上样缓冲液，能观察到蓝颜色即可。

4. 电泳分析

①用 0.5XTBE 作为电泳液，按照 10 V/cm 的电压预电泳 10 分钟。可加入少量稀释好的 1X 的 EMSA 上样缓冲液（蓝色）借以观察。

②把混合了上样缓冲液的样品加入上样孔内。取一上样孔加入 10 μL 1X 的 EMSA/Gel-Shift 上样缓冲液（蓝色），用于观察。

③按照 10 V/cm 的电压电泳。确保胶的温度不超过 30 ℃，如果温度升高，需要适当降低电压。当溴酚蓝至胶下缘的 1/4 处时，停止电泳。

④剪一片大小和 EMSA 胶大小相近或略大的厚实滤纸。取下胶板，用吸水纸擦干胶板边缘的液体。小心打开两块胶板中上面一块（通常先移走硅化的那块玻璃板），把滤纸从 EMSA 胶的一侧逐渐覆盖住整个 EMSA 胶，轻轻把滤纸和胶压紧。滤纸被胶微微浸湿后（大约不足 1 分钟），轻轻揭起滤纸，这时 EMSA 胶会和滤纸一起被揭起来。滤纸侧朝下放平，在胶上覆盖一层保鲜膜，使保鲜膜和胶间没有气泡。

⑤干胶仪器上干燥 EMSA 胶后用 X 线片压片检测。

5. EMSA 的典型结果示例（图 14）

（1）阴性对照反应（标记探针）。

（2）常规反应（含激活目的转录因子核蛋白 + 标记探针）。

（3）探针冷竞争反应（含激活目的转录因子核蛋白 + 标记探针 + 标记探针 100 倍量的未标记探针）。

（4）突变探针的冷竞争反应（含激活目的转录因子核蛋白 + 标记探针 + 标记探针 100 倍量的未标记突变探针）。

（5）Super-shift 反应（含激活目的转录因子核蛋白 + 标记探针 + 目的转录因子特异抗体）。

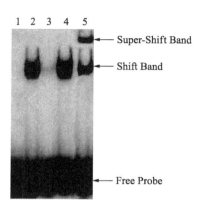

图 14 Super-shift 反应电泳图

15.3 基因克隆技术在气道黏液高分泌研究中的运用

15.3.1 RNA 的提取和 cDNA 的合成

从真核生物的组织或细胞中提取 mRNA，通过酶促反应反转录合成 cDNA 的第一链和第二链，将双链 cDNA 和载体连接，然后转化扩增，即可获得 cDNA 文库，构建的 cDNA 文库可用于分析真核生物基因的结构、表达和调控。cDNA 的合成和克隆已成为当今真核分子生物学的基本手段。自 70 年代中叶首例 cDNA 克隆问世以来，已发展了许多种提高 cDNA 合成效率的方法，并大大改进了载体系统，目前 cDNA 合成试剂已商品化。cDNA 合成及克隆的基本步骤包括用反转录酶合成 cDNA 第一链、聚合酶合成 cDNA 第二链，加入合成接头以及将双链 DNA 克隆到适当载体。

1. RNA 制备

模板 mRNA 的质量直接影响 cDNA 合成的效率。本实验成功的关键在于严格防止 RNA 酶的污染，并设法抑制其活性，因为 mRNA 分子的结构特点决定了它易受 RNA 酶的攻击反应而降解，而 RNA 酶非常稳定且广泛存在。所有的组织中均存在 RNA 酶，因此人的皮肤、手指、试剂、容器等均可能被污染，故全部实验过程中均需使用一次性手套。所用的玻璃器皿需置于干燥烘箱中 200 ℃烘烤 2 小时以上。凡是不能用高温烘烤的材料如塑料容器等皆可用 0.1% 的焦碳酸二乙酯（DEPC）水溶液处理，再用蒸馏水冲净。DEPC 是 RNA 酶的化学修饰剂，它和 RNA 酶的活性基团组氨酸的咪唑环反应而抑制酶活性。DEPC 有致癌性，因而使用时需小心。试验所用试剂也可用 DEPC 处理，加入 DEPC 至 0.1% 浓度，然后剧烈振荡 10 分钟，再高压灭菌以消除残存的 DEPC，否则 DEPC 也能和腺嘌呤作用而破坏 mRNA 活性。含 Tris 和 DTT 的试剂不能用 DEPC 处理，因为后者可与胺和巯基反应，但 Tris 溶液可用 DEPC 处理水配制，然后再高压灭菌。若配制的溶液不能高压灭菌，可用 DEPC 处理水配制，并尽可能用未曾开封的试剂。此外，为了避免 mRNA 或 cDNA 吸附在玻璃或塑料器皿管壁上，所有器皿一律需经硅烷化处理。

组织细胞总 RNA 制备方法很多，如异硫氰酸胍热苯酚法等。现在市面上已有多种总 RNA 提取试剂盒，可快速有效地提取到高质量的总 RNA。分离的总 RNA 可利用 mRNA 3′末端含有多聚（A）+的特点，用 oligo（dT）纤维素柱来得到较纯的 mRNA。纯化的 mRNA 在 70% 乙醇中 –70 ℃可保存 1 年以上。

2. cDNA 第一链的合成

所有合成 cDNA 第一链的方法都要用依赖 RNA 的 DNA 聚合酶即反转录酶来催化反应。目前常用的商品化反转录酶有两种，即禽类成髓细胞性白血病病毒和莫洛尼鼠类白血病病毒的反转录酶。后者使用

Mo-MLV-RT 较多，但从表达克隆化的 Moloney 鼠白血病病毒（moloney murine leukemia virus，MO-MLV）反转录酶基因的大肠埃希菌中分离到的 MLV 反转录酶和从禽类成髓细胞瘤病毒纯化到的禽类成髓细胞病毒（avian myeloblastosis virus，AMV）反转录酶还是有一定差别。前者有单个多肽亚基，具有依赖 RNA 和依赖 DNA 的 DNA 合成活性，但降解 RNA：DNA 杂交体中的 RNA 能力较弱，且对热的稳定性较差。它能合成较长的 cDNA（大于 2~3 kb）。后者包括两个具有若干种酶活性的多肽亚基，因此具备多种活性如依赖 RNA 的 DNA 合成、依赖 DNA 的 DNA 合成以及对 DNA：RNA 杂交体的 RNA 部分进行内切降解（RNA 酶 H 活性）。MLV 反转录酶和 AMV 反转录酶利用 RNA 模板合成 cDNA 时的最适 pH 值、最适离子浓度和最适温度各不相同，而模板 RNA 的二级结构可严重影响反转录，可选用 AMV 反转录酶，因它最适温度为 72 ℃，高于 MLV 的最适温度（37 ℃），而较高的反应温度有助于消除 RNA 的二级结构。所以在合成第一链时摸索出最佳条件是非常重要的。

两种反转录酶都必须有引物来起始 DNA 的合成。cDNA 合成最常用的引物是与真核细胞 mRNA 分子 3′端 poly（A）结合的 12~18 核苷酸长的 oligo（dT）。

3. cDNA 第二链的合成

置换合成法是目前合成 cDNA 的常用方法。该方法利用第一链在反转录酶作用下产生的 cDNA：mRNA 杂交链不用碱变性，而是在 dNTP 存在下，利用 RNA 酶 H 在杂交链的 mRNA 链上造成切口和缺口，从而产生一系列 RNA 引物，使之成为合成第二链的引物，在大肠埃希菌 DNA 聚合酶 I 的作用下合成第二链。因此它具有直接利用第一链反应产物、无须进一步处理和纯化的优点。

4. cDNA 的分子克隆

已经制备好的双链 cDNA，可以插入到载体中，但必须先连上接头，接头既可以是限制性内切酶识别位点片段，也可以是利用末端转移酶在载体和双链 cDNA 的末端接上的一段寡聚 dG 和 dC 或 dT 和 dA 尾巴，形成重组质粒，并转化到宿主菌中进行扩增。合成的 cDNA 也可先经 PCR 扩增后再克隆入适当载体。

15.3.2 肺组织总 RNA 提取及目的基因真核表达载体构建

我们在前面的章节中已提到 Elafin 在慢性气道炎症性疾病中具有潜在的治疗价值，故本节以 Elafin cDNA 合成为例来具体阐述此过程。

1. 组织标本的选取

选择肺癌手术患者，取远离癌灶至少 5 cm 的肺组织。组织取后应立即放入液氮中，以保证组织新鲜，防止 RNA 降解。

2. 肺组织总 RNA 提取（硫氰酸胍—酚—氯仿法 TRIzol 法）

①组织匀浆：将 100 mg 肺组织置入匀浆器，加入 1 mL 细胞裂解液 Tripure 颠倒混匀后，静置 5 min。

②加入 1/5 体积的氯仿，颠倒混匀 15 s，室温下静置 5 min。

③4 ℃，12 000 g 离心，15 min。

④取上清液至另一 1.5 mL EP 管中。

⑤加入等体积异丙醇，混匀室温下静置 10 min。

⑥4 ℃，12 000 g 离心，10 min。

⑦弃上清液，加入预冷的 75% 乙醇 1 mL 吹打洗涤沉淀物。

⑧4 ℃，7500 g 离心，5 min，弃上清液。

⑨加入无水乙醇 1 mL。

⑩4 ℃，12 000 g 离心，10 min。

⑪弃上清液，空气干燥 5 ~ 10 min。

⑫加入 DEPC 水至 20 μL 溶解沉淀，60 ℃ 水浴箱中孵育 10 min 助溶。

⑬0.8% 琼脂糖电泳鉴定，电泳缓冲液为甲醛变性液，电压 70 V，至溴酚蓝迁移至 2/3 胶长度时为止，时间为 30~45 min。

3. 鉴定总 RNA 浓度和纯度

分光光度计测定波长 λ = 260 nm 和 λ = 280 nm 的 OD 值；

浓度值为 260 nm 的 OD 值 × 40 μg/100 μL × 稀释倍数；

纯度由 260/280 比值表示（1.6~2.0），保存在 −20 ℃ 中。

4. 引物的设计和合成

根据 Genebank NM-002638，CDS 序列即编码序列（67-420）。应用 Primer Premier5.0 软件设计上、下游引物。

引物 1：5′ CCGGAATTCAGGGCCAGCAGCTTCTTGAT3′（下划线处为 EcoRI 酶切位点处）；

引物 2：5′ CGGGATCCTCACTGGGGAACGAAACAGG3′（下划线处为 BamHI 酶切位点处）。

扩增片段长度为 377 bp，引物由生物技术公司合成，用无菌超纯水溶解，终浓度为 10 μmol/mL。

5. RT-PCR

采用两步法进行反转录扩增。

cDNA 第一条链制备：

① 浴试管中依次加入下列反应混合物：

总 RNA	2.0 μL
Olig（dT）$_{18}$	1.0 μL
Rnase Free dh$_2$o	9.0 μL
总反应体积	12.0 μL

②轻轻混匀后离心 3 ~ 5 s。

③反应混合物在 70 ℃水浴 5 min 后，冰浴 30 s，离心 3 ~ 5 s。

④将试管冰浴，再加入如下组分：

5 × Reaction Buffer	4.0 μL
Rnase Inhibitor（20 U/μL）	1.0 μL
dNTP Mix（10 mmol/L）	2.0 μL

⑤轻轻混匀后离心 3 ~ 5 s。37 ℃水浴 5 min，加入 1.0 μL M-MuLV 反转录酶（20 U/μL），总反应体积为 20 μL。37 ℃孵育 60 min，其后用 70 ℃加热 10 min 结束反应，置冰上进行后续实验。

PCR：在灭菌 PCR 管中依次加入如下试剂，混匀。

$MgCL_2$（25 mM）	4.0 μL
10 × PCR Buffer	5.0 μL
Taq 酶（5 U/μL）	0.5 μL
引物 1	1.0 μL
引物 2	1.0 μL
dNTP	4.0 μL
cDNA	2.0 μL
ddH_2O	32.5 μL
总反应体积	50.0 μL

扩增条件：94 ℃预变性 5 min 终止；紧随 35 个循环，每一个循环 94 ℃变性 45 s，61 ℃复性 30 s，70 ℃延伸 50 s，后 72 ℃延伸 10 min 补齐末端。PCR 产物经 1.2% 琼脂糖凝胶电泳，电泳缓冲液为 1 × TAE 电压 94 V 鉴定，约 350 bp 处为目的基因片段。

6. DNA 的回收

①荧光灯下割取含目的 DNA 片段的琼脂糖块，放入 1.5 mL 的离心

管中；

②小量胶回收试剂盒回收目的 DNA；

③分光光度计测定波长 λ = 260 nm 和 λ = 280 nm 的 OD 值，计算浓度。

7. 载体和目的片段连接

①用限制性内切酶 EcoRI 和 BamHI 行双酶切分别消化载体和目的 DNA 片段。

EcoRI	1.0 μL
BamHI	1.0 μL
10K × 酶切 Buffer	2.0 μL
DNA／载体	5.0 μL
ddH₂O	补齐 20 μL

37 ℃水浴 3 h，产物经 1.2% 琼脂糖凝胶电泳、电压 94 V 鉴定是否酶切完全。

②氯仿抽提及乙醇沉淀法纯化被消化的目的 DNA 片段。

③离心层析加常规乙醇沉淀纯化载体 DNA。

④用 TE（pH 8.0）重新溶解纯化出的两份 DNA 沉淀，使终浓度约为 100 μg/mL。

⑤按下表将适量的 DNA 转移至 0.5 mL 的无菌微量离心管中：载体和插入的目的片段的体积比一般为 1∶3。

10 × 连接 Buffer	1.0 μL
T4 噬菌体连接酶	0.5 μL
目的 DNA	3.0 μL
载体	1.0 μL
ddH₂O	补齐 10 μL

连接反应混合物置于 16 ℃过夜。

8. 转化及筛选

（1）制备感受态细胞 E. coli DH5α：

①从 LB 平板上挑取新活化的 E. coli DH5α 单菌落，接种于 2 ~ 3 mL LB 液体培养基中，37 ℃下振荡培养过夜，直至对数生长后期。

②将过夜培养的菌液以 1∶100 的比例接种于 100 mL 新鲜 LB 液体培养基中，37 ℃振荡培养 2 ~ 3 小时至 OD600 = 0.5 左右。

③对数期培养物 4000 rpm/5 min，弃上清液。

④按每 1 ~ 5 mL 培养物中加 100 μL 1 × TSS 缓冲液加入沉淀中。

⑤按每管 20 ~ 100 μL 分装，放入 - 70 ℃冰箱中。

（2）转化与筛选：

①从 - 70 ℃冰箱中取 200 μL 感受态细胞悬液，室温下使其解冻，解冻后立即置冰上。

②加入 PBS 质粒 DNA 溶液（含量不超过 50 ng，体积不超过 10 μL），轻轻摇匀，冰上放置 30 min。

③在 42 ℃水浴中热休克处理 2 min。

④加入 1 mL 预热 37 ℃ LB 液体培养基（不含氨苄西林），37 ℃ 250 r/min 振荡培养 1 h，使细菌恢复正常生长状态，并表达质粒编码的氨苄西林抗性基因。

⑤将上述菌液摇匀后取 100 μL 涂布于预先用 20 μL 100 mmol/L IPTG 和 100 μL 20 mg/mL X-gal 涂布的含氨苄西林的筛选平板上，正面向上放置半小时，待菌液完全被培养基吸收后倒置培养皿，37 ℃培养过夜。

⑥选择重组克隆的白色菌落，用牙签挑至含氨苄西林的 LB 液体培养基上，37 ℃培养过夜。

⑦同时做两个对照

对照组 1：以同体积的无菌双蒸水代替 DNA 溶液，其他操作与上面相同。此组正常情况下在含抗生素的 LB 平板上应没有菌落出现。

对照组 2：以同体积的无菌双蒸水代替 DNA 溶液，但涂板时只取 5 μL 菌液涂布于不含抗生素的 LB 平板上，此组正常情况下应产生大量菌落。

9. 重组质粒扩增、抽提纯化及酶切鉴定、基因测序

质粒抽提纯化：用少量抽提质粒试剂盒（按照试剂盒说明书操作）行重组质粒抽提纯化。

酶切、电泳鉴定：以 EcoRI 和 BamHI 分别行单酶切以及同时行双酶切，电泳鉴定目的片段是否克隆成功。

基因测序：由生物技术公司完成。

10. 表达载体 pEGFP-N1-elafin 的构建

pEGFP-N1 带有编码一种野生性 GFP 基因的序列，GFP 基因是目前发现的唯一能在细胞内表达且不需要其他外源性底物参加的全新报告基因，在用于体内研究时具有许多其他生色性报告基团所不能比拟的优势如对细胞没有毒性、不干扰细胞的生长和功能、荧光性质稳定、易于检测、灵敏度和分辨率较高等，便于在活体细胞中直接实时定位观察并且它在真核细胞中的表达效率和荧光亮度较以往的绿色荧光蛋白载体有明显的增加，更有利于提高实验的灵敏度。

引物的设计和合成：根据 Genebank NM_002638（67-420），应用 Primer Premier5.0 软件设计引物。上游引物：5′ CGGAATTCATGAGGGC-CAGCAGCTTCTTGAT3′（下划线处为 EcoRI 酶切位点处，ATG 为 pEG-FP-N1 的序列在真核细胞中表达所必需的翻译启动码）。

扩增片段长度约为 377 bp，引物由生物技术公司合成。

PCR：在灭菌 PCR 管中依次加入如下试剂，混匀。

MgCl$_2$（25 mM）	4.0 μL
10×PCR Buffer	5.0 μL
Taq 酶（5 U/μL）	0.5 μL
引物 2	1.0 μL
引物 3	1.0 μL
dNTP	4.0 μL
pUCm-elafin	6.0 μL
ddH$_2$O	补齐 50.0 μL

扩增条件：94 ℃预变性 5 min 终止；紧随 35 个循环，每一个循环 94 ℃变性 45 s，61 ℃复性 30 s，70 ℃延伸 50 s，后 72 ℃延伸 10 min 补齐末端。PCR 产物经 1.2% 琼脂糖凝胶电泳、电压 94 V 鉴定，约 400 bp 处为目的基因片段。

DNA 的回收：方法同前。

连接：方法同前（载体与目的片段体积比为 1 : 4）。

转化与筛选：方法同前（但 LB 平板上不用预先涂布 IPTG 和 X-gal）。

重组质粒扩增、抽提纯化及酶切鉴定。

15.3.3 细胞转染及转染后的检测

1. 细胞转染

将具生物功能的核酸转移或运送到细胞内并使核酸在细胞内维持其生物功能，就是细胞基因转染。其中，核酸包括质粒 DNA 和线性双链 DNA、反义寡核苷酸及干扰 RNA。目前此技术已广泛用于基因表达调控、基因功能、信号转导和药物筛选及基因治疗等研究。根据研究的目的不同，可分为瞬时转染和稳定转染，前者是在转染后不对转染进去的目的基因进行筛选，而后者是在转染后进行选择，分离出目的基因稳定整合于基因组中的细胞。

磷酸钙沉淀法：此法是基于磷酸钙-DNA 复合物的形成后，黏附到细胞膜并通过胞饮作用进入靶细胞，从而将 DNA 导入真核细胞。被转染的 DNA 可以整合到靶细胞的染色体中从而产生有不同基因型和表型的稳定克隆。可广泛用于转染许多不同类型的细胞，不但适用于短暂表达，也可生成稳定的转化产物；但因转染效率较低，现已很少采用。

电穿孔法：此法是利用细胞被置于非常高的电场中，细胞膜就变得具有通透性，能让外界的分子扩散进细胞内这一现象将 DNA 转染到细胞内。已被广泛用于各种细胞类型，包括细菌、酵母、植物和动物细胞；对大多数细胞类型，用电穿孔法基因的转移效率比化学方法高得多。但需要专门的仪器。

脂质体转染法：此法高效，使用方便，是常用的转染方法，主要用于瞬时转染。脂质体是脂质双分子层形成的微囊结构，可将外源基因包裹在微囊中，与细胞膜发生融合，从而将目的基因转入到受体细胞中，同时脂质体几乎没有通透性可保护目的基因免受降解。目前市场上有多种用于真核转染的试剂盒可供选择。

反转录病毒转染法：常用于稳定转染，可转染不易转化的细胞或原代培养细胞。反转录病毒是含有 RNA 遗传物质的传染性病毒，可在体内外作为非病毒基因进入分裂细胞的载体，可整合到被转染细胞基因组中，利用细胞的酶自行转录和复制。

2. 转染前细胞的准备及待转 DNA 的准备

转染细胞的准备：细胞在转染前 24 小时传代，取对数生长期的细胞进行转染。为了获得好的转染效率，细胞密度应该为 50% ~ 80%，当然这随细胞株的不同而变化，常用的细胞株细胞密度一般为 60% ~ 70%。

DNA 的准备：将质粒 DNA 纯化，根据试剂盒的要求进行相应处理，根据细胞培养装置面积的大小，选择 DNA 的使用量。

15.3.4　pEGFP-N1-elafin 在肺上皮细胞的表达

1. 细胞复苏、培养

①从液氮罐中取出冻存管，置于 40 ℃ 水中，不停摇动以尽快解冻。

②将细胞悬液转入离心管中，加入 6 mL RPMI-1640 培养基，离心后弃上清液。

③加入 2 mL RPMI-1640 培养基重悬细胞，转入培养瓶中，另加入 6 mL RPMI-1640 培养基置 CO_2 孵箱中培养。

④24 ~ 36 h 更换 1 次培养基，常规培养，传代。

⑤细胞常规培养于含 10% 灭活的胎牛血清，并加入了 1% L-谷氨酰胺及 1% 青霉素和链霉素的 RPMI-1640 培养液中，放置于 37 ℃、饱和湿度，5% CO_2 的孵箱中孵育；每 2 ~ 3 天换液 1 次；用消化液常规消化传代。取对数期细胞进行实验。

2. 细胞转染

①将细胞以 2×10^5 的密度接种于 6 孔细胞培养板中，于 5% CO_2 孵箱中孵育 24 h，至有 60% ~ 80% 的细胞融合；

②用 PBS（pH 7.4）冲洗后，再用无血清培养液的 RPMI-1640 洗涤细胞 1 次；

③转染质粒的准备：纯化试剂盒进行纯化，并经紫外分光光度仪定量，260/280 比值大于 1.8 时，用无菌的 TE 水配制成浓度为 1 mg/mL；

④用 TFX-20（脂质体转染系统）进行细胞转染：将细胞在加入 TFX-20 无血清培养液的 RPMI-1640 和 10 μg pEGFP-N1-elafin 中按 2∶1 进行转染，然后将细胞放置于常温下 30 min，后置于 5% CO_2、37 ℃ 的孵箱中孵育 1 h，再去掉多余的转染液，用无菌 PBS 冲洗，转入到含 10% 灭活的胎牛血清，并加入了 1% L-谷氨酰胺及 1% 青霉素和链霉素的

RPMI-1640 培养液中；同时以未加转染液的空白对照和空载体作为对照。转染 24 h 及 48 h 后，在倒置荧光显微镜下观察细胞是否发荧光及荧光的细胞数目，从而了解是否转染成功以及 Elafin 在细胞中的表达及定位。

3. 转染目的物表达的证明

（1）Elafin mRNA 的表达

探针的制备：质粒 cDNA 经纯化、线性化后，采用地高辛体外转录标记系统进行标记。

Northern 膜杂交：杂交前准备同前述。

细胞总 RNA 提取：室温下分别将转染重组体和空白载体的 $10^6 \sim 10^7$ A549 细胞加入 1 mL Tripure 混匀后，静置 5 min，剩余步骤同第一部分组织总 RNA 提取。

RNA 琼脂糖电泳：同前述。

Northern 膜转移：将细胞提取的 RNA 按 1∶2 的体积比用样品缓冲液稀释浓度为 50 ng、5 ng、500 pg、50 pg，以不同稀释液点样，每个浓度点液量为 50 μL，设阳性对照 Elafin cDNA 片段重组质粒；

膜准备：取转移后的硝酸纤维膜，用 DEPC 水浸湿 10 min；再放入 20×SSC 中浸 10 min，重复 1 次，待室温干燥后，置 80 ℃烘干 2 h。

预杂交、杂交、洗膜、封闭、显色过程同前述。

图像分析：杂交结果用薄层色谱扫描仪扫描，计算扫描曲线下的面积（光密度面积积分），判断转染表达丰度。

（2）Elafin 蛋白产物的表达

采用 ELISA 法检测细胞培养上清液 Elafin 的水平，方法同前述。

15.4　中性粒细胞蛋白酶抑制剂的表达及分离纯化

就一般克隆基因的表达而言，目前已有 5 套发展得相当成熟的表达系统。利用这些系统已成功表达了多种蛋白质。这些系统的宿主细胞包括大肠埃希菌、枯草芽孢杆菌、酵母、培养昆虫细胞和培养哺乳细胞等。

目前，中性粒细胞蛋白酶抑制剂中分泌性白细胞蛋白酶抑制剂（secretory leuk proteinase inhibitor，SLPI）和中性粒细胞弹力蛋白酶特异性抑制剂 Elafin 及其前体 pre-elafin 都已表达。在所应用的表达系统中，大肠埃希菌、杆状病毒—昆虫细胞系统、毕赤酵母、酿酒酵母都有成功报道。本节就中性粒细胞蛋白酶抑制剂在几种表达系统中的研究做一阐述。

15.4.1 大肠埃希菌表达系统

外源基因在细菌中的理想表达一直是分子克隆领域的一个光环。在20 世纪 70 年代早期关于重组 DNA 的讨论中，几乎没有学者怀疑构建能按设计生产蛋白的大肠埃希菌可能会存在问题。然而，由于对大肠埃希菌中蛋白质的折叠机制了解很少，找不到确实可靠的办法提高在非天然环境中高水平表达的外源蛋白的折叠效率或防止它们聚集、变性或降解。胞质蛋白长度大于 100 个氨基酸残基，有些是有毒性的，通常不稳定，易形成包涵体。而且由于大肠埃希菌缺乏分子伴侣以及糖基化等其他形式的翻译后加工、修饰系统，因此大的细胞表面蛋白和分泌蛋白跨过大肠埃希菌内膜的转运效率不高。在大肠埃希菌系统中获得成功表达的多是小分泌蛋白，这些蛋白能分泌到大肠埃希菌周质空间，然后从这里回收并纯化，有时可以获得活性蛋白。但是为了使分泌效率达到最高，通常有必要用细菌信号序列替换真核疏水信号序列。对于需要糖基化修饰的分泌蛋白，不可能直接回收到活性蛋白。幸运的是，SLPI 为非糖基化修饰蛋白，这使尚未存在真核表达系统时，表达具活性的 SLPI 成为可能。

最早表达的重组全长 SLPI 均为无活性的胞内包涵体形式。随着对 SLPI 化学结构的深入认识，有学者提出仅表达其具生物活性的羧基端

53 个氨基酸残基。我们首先来看一下 SLPI 的基本结构，SLPI 为由 107 个氨基酸残基组成的丝氨酸蛋白酶抑制剂，其氨基端 54 个氨基酸残基包含几个重复的 Gly-Gln-Asp-Pro-Val-Lys 一致性序列，为锚定区，通过对谷氨酸转肽酶底物的水解作用，使其黏着于细胞表面及基质上。发挥化学催化效应的是其 C-末端，为 4 个二硫键形成的结构域；相对于 Elafin 而言，称为乳清酸性蛋白结构域（whey acidic protein，WAP）。

早在 1990 年，若干研究小组就报道了在大肠埃希菌 E. coli 中直接表达 SLPI 的活性部分。然而，其表达峰度极低（＜1.0 mg/L）。另外，也有多种不同的运载序列用于融合 SLPI 表达的报道，由于不恰当的信号肽序列，似乎没有找到一个合适的 E. coli 运载系统。Masuda 等报道的 pGH-TE 系统成功解决了 SLPI 高效表达的问题。

1. 表达载体 pGH-TE

此表达载体以 trp 为启动子，以 hGH-AB 为信号肽进行融合表达。融合蛋白与 SLPI 目的片段之间加入凝血酶水解位点，便与此融合蛋白分离纯化后，以酶解方法水解掉信号肽 hGH-AB（图 15）。

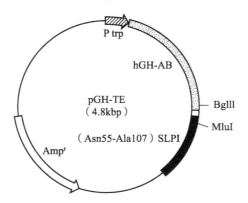

trp：色氨酸启动子；hGH-AB：人生长激素 AB 段；BglII-Mlu I 区域：凝血酶识别位点；（Asn55-Ala107）SLPI：SLPI 羧基端结构域；Ampʳ：氨苄西林抗性。

图 15　大肠埃希菌表达载体 pGH-TE

2. 靶标蛋白的分离纯化

培养细胞离心、0.5 M Tris-HCl 及溶菌酶处理后，超声波裂解细胞。再次离心后沉淀以 0.5 M Tris-HCl 洗涤，10 M 尿素、0.5 M（Asn55-Ala107）SLPI、0.6 M $Na_2S_4O_6$、0.1 M $Na_2S_4O_6$ 溶解后得到融合蛋白。硫化的融合蛋白以 α 凝血酶水解，水解掉信号肽 hGH-AB。然后以反应高压液相色谱仪（reverse-phase high performance liquid chromatography，rpHPLC）分离纯化得到靶标蛋白（Asn55-Ala107）SLPI。

3. 靶标蛋白的体外折叠及活化

靶蛋白获取后，置于 50 mM Tris-HCl、1.5 mM 还原型谷胱甘肽、0.3 mM 氧化型谷胱甘肽组成的 4 ℃ 折叠液中 12 小时，然后加载于 S-Sepharose 琼脂糖柱上，以 20 mM Tris-HCl 平衡。以 0.3 M NaCl 洗涤后，再以 rpHPLC 分离纯化得到活性的（Asn55-Ala107）SLPI。

15.4.2 杆状病毒表达系统

杆状病毒只来源于无脊椎动物，虽然已发现 600 多种杆状病毒，但进行分子生物学研究的不到 20 种。杆状病毒的基因组为单一闭合环状双链 DNA 分子，大小为 80～160 kb，其基因组可在昆虫细胞核复制和转录。DNA 复制后组装在杆状病毒的核衣内，后者具有较大的柔韧性，可容纳较大片段的外源 DNA 插入，因此是表达大片段 DNA 的理想载体。其中，用作外源基因表达载体的杆状病毒，目前仅限于核型多角体病毒（nuclear polyhedrosis virus，NPV）。该病毒颗粒在细胞内可由多角体蛋白包裹形成长度为 1～5 nm 的包涵体病毒，呈多角体形状。核型多角体病毒有两种形式：一种为包涵体病毒（occluded virus，OV），另一种则为细胞外芽生病毒（budded virus，BV）。它们在病毒感染中扮演的角色不同，包涵体病毒是昆虫间水平感染的病毒形式，昆虫往往在食入被 OV 污染的食物后发生感染。包涵体病毒外层裹了一层蛋白晶体，即为29 000的多角体蛋白，它对病毒的水平感染起以下作用：①保护病毒颗粒在外界传播过程中免遭环境因素的破坏而失活；②保证病毒颗粒在适当的位置释放，引起感染。昆虫中肠上皮局部的强碱性环境（pH 10.5），可使病毒颗粒释放蛋白酶溶解多角体。BV病毒是个体内细胞间的感染形式，由细胞芽生出BV，进入血淋巴系统中感染其他部位的细胞或直接在邻近细胞内感染。

近几十年，有关杆状病毒基因结构、功能和表达调节的研究进展迅速，其中研究最深入的是苜蓿银蚊夜蛾（autographa californica）多核型多角体病毒（multiple nuclear polyhedrosis virus，MNPV），简称为AcMNPV或AcNPV。该病毒是杆状病毒科Baculoviridae的原型，是一种大的、带外壳的双链DNA病毒，能感染30多种鳞翅目昆虫，被广泛用作基因表达系统载体。其他作为表达载体的杆状病毒，主要是来自家蚕的NPV（bombyx mori，BmNPV）。由于家蚕幼虫体内系统适合大规模地制备生产外源蛋白，且成本低，显示出良好的应用前景。

AcNPV病毒用作外源基因的表达载体，通常是通过体内同源重组的方法，用外源基因替代多角体蛋白基因而构建重组病毒。由于多角体基因启动子在感染后18～24 h开始转录和翻译，一直持续到70 h。外源基因置换掉多角体基因后，并不影响后代病毒的感染与复制，意味着重组病毒不需要辅助病毒的功能。相对其他表达系统它具有以下几个方面的特点。①重组蛋白具有完整的生物学功能：杆状病毒表达系统可为高表达的外源蛋白在细胞内进行正确折叠、二硫键的搭配及寡聚物的形成提供良好的环境，可使表达产物在结构及功能上接近天然蛋白。②能进行翻译后的加工修饰：杆状病毒表达系统具有对蛋白质完整的翻译后加工能力，包括糖基化、磷酸化、酰基化、信号肽切除及肽段的切割和分解等，修饰的位点与天然蛋白在细胞内的情况完全一致。对比实验证明，在昆虫细胞发生的糖基化位点与哺乳动物细胞中完全一致，但修饰的寡糖种类却不完全一样。这种不一致对不同目的蛋白的活性影响不同，所以昆虫表达系统还可作为一个研究糖基化对蛋白质结构与功能影响方面的理想模型。③表达水平高：与其他真核表达系统相比较，此系统最突出的特点就是能获得重组蛋白高水平的表达，最高可使目的蛋白的量达到细胞总蛋白的 50%。④能容纳大分子的插入片段：杆状病毒毒粒可以扩大，并能包装大的基因片段，但目前尚不知杆状病毒所能容纳的外源基因长度的上限。⑤能同时表达多个基因：杆状病毒表达系统具有在同一细胞内同时表达多个基因的能力。既可采用不同的重组病毒同时感染细胞的形式，也可在同一转移载体上同时克隆两个外源基因，表达产物可加工形成具有活性的异源二聚体或多聚体。另外，昆虫杆状病毒表达系统具有剪切的功能，能表达基因组 DNA；还有对重组蛋白进行定位的功能，如将核蛋白转送到细胞核上，膜蛋白则定位在膜上，分泌蛋白则可分泌到细胞外等。最后，杆状病毒对脊椎动物无感染性，现有研究也表明其启动子在哺乳动物细胞中没有活性，因此在表达癌基因或有潜在毒性的蛋白时可能优于其他系统。

1. 表达载体 bvHisSLPI 的构建

我们首先来了解此表达载体的结构特点。此重组体在 C 末端含 6×组氨酸标签，利于后续的分离纯化。另外在 N 端融入 4.7 kD 的前导序列，为一限制性内切酶识别位点，待重组体分离纯化后，在此位点进行酶解反应，以切割 6×组氨酸标签，获得单一的 SLPI。

利用 RT-PCR 方法获得 SLPI 全长 cDNA，引物设计时分别加入限制性酶切位点 BamHI 及 BglII，以此二酶同时酶切杆状病毒载体 pBlueBacHis2A 后以 T4DNA 连接酶行连接定向克隆，获得一 16.4 kD 的表达载体 bvHisSLPI。

2. 靶标蛋白的分离纯化

借助于杆状病毒进行 SLPI 的融合表达后，其分离纯化显得十分简便。只需将感染的昆虫细胞如 Sf9，进行离心后溶解，转移到 Ni-NTA 树脂柱上，进行亲和层析。因为组氨酸标签与 Ni-NTA 树脂具有很强的亲和力，利用 Ni-NAT 树脂柱得到了纯度很高的 SLPI 蛋白。特异性内切酶酶解融合表达的 SLPI 后，可去除 6×组氨酸标签，而得到具活性的单一 SLPI。

SLPI 在杆状病毒中的表达相对于原核而言，表达的不只是其具活性的 C 末端，而是全长的 SLPI。SLPI 的 N 末端具有的锚定区域对其发挥化学活性有重要作用。另外，借助真核细胞自身的蛋白质翻译后加工系统，分离纯化后的重组 SLPI 不需进行变性、复性等一系列繁杂步骤。因此，就白细胞蛋白酶抑制剂的表达而言，杆状病毒—昆虫细胞表达系统是一较好的选择。

但是，杆状病毒表达系统也有不足。蛋白的高水平表达不连续而且时间很短：昆虫培养细胞在裂解前需经过生长、感染和收获，这些通常都在重组病毒感染 1 周内。此外，在其高表达期间，由于水平过高，而致细胞翻译后加工跟不上表达，蛋白修饰效率可能不高。因此，杆状病毒系统表达 SLPI 也不是万能的。

15.4.3　酵母表达系统

原核生物作为基因工程表达系统简单而易培养，其优点是产量高、生长速度快、操作容易、成本低，但也存在着一定的缺陷，如二硫键的形成、前体蛋白的水解加工、糖基化作用等。特别是对真核基因的表达，可能导致产物失去生物活性。

酵母作为一种最简单的单细胞真核生物，兼有原核生物和真核生物的某些优点。与大肠埃希菌不同的是，酵母可对异源蛋白进行修饰，采用有信号肽的质粒时，蛋白能被正确折叠和加工，然后分泌到培养基中；与哺乳动物不同的是，酵母可以在简单培养基中生长，产量高，成本低，可进行工业化生产。

可作为酵母表达系统表达外源蛋白的宿主主要包括三大类：酿酒酵母、甲基营养型酵母（主要为巴氏毕赤酵母和多形汉逊酵母）和裂殖酵母。第一个被选择用于表达外源蛋白的是酿酒酵母，因为人们对其基因操作和生物学特性比较了解，长期用于发酵的经验显示其安全可靠。然而，实践证明，酿酒酵母并不是理想的外源基因表达宿主。甲基营养型酵母表达系统是目前发展最完善且应用最广泛的一个系统。本节将重点就中性粒细胞特异性蛋白酶抑制剂 Elafin 在巴氏毕赤酵母中的表达应用做一阐述。

1. 表达载体 pPIC9 的结构特点

毕赤酵母是一种甲醇营养型酵母。该系统以甲醇为唯一的碳源和能源，可以在含有甲醇的培养基中生长。甲醇能够迅速诱导巴氏毕赤酵母合成大量的乙醇氧化酶（alcohol oxidase，AOX）。

毕赤酵母表达系统一般采用整合载体，即外源基因表达框架需整合到酵母染色体基因组中以实现外源基因的表达。pPIC9 为典型的巴氏毕赤酵母表达载体，包括 $5'$-AOX1 启动子、多克隆位点、$3'$-AOX1 终止子、组氨酸脱氢酶（HIS4）基因互补筛选标记。为便于基因操作，pPIC9 为穿梭型质粒，先在大肠埃希菌中复制扩增，然后被导入宿主酵母细胞，因此，载体还含有大肠埃希菌质粒的复制单元及其筛选标记 pBR322 和 Amp^r。

表达系统利用乙醇氧化酶基因的启动子为强诱导型启动子。在毕赤酵母中有两个基因编码 AOX。*AOX1* 基因严格地受甲醇的诱导和调控，*AOX2* 基因与 *AOX1* 基因序列相似，有 92% 以上的同源性，其编码的蛋白质有 97% 的同源性。*AOX1* 基因的编码产物在氧化过程中起主要作用。甲醇能诱导 AOX 的合成，而甘油和葡萄糖则抑制 AOX 的产生。只有在去除了其他的能源和碳源后，利用甲醇诱导才能启动 *AOX1* 基因的转录和翻译。毕赤酵母表达系统采用两类筛选标记。一类是营养缺陷型选择标记，如 HIS4、ARG4、Zeocin 等，相应基因缺失的宿主菌只能在完全培养基如 YPD（yeastextract、peptone、dextrose）中生长，不能在缺乏相应营养的选择培养基中生长。另一类则采用 pBR322 和 Amp^r 作为筛选标记，带有筛选标记的载体 DNA 与宿主染色体发生整合后，使宿主能在选择培养基中生长，从而方便筛选。

应用 pPIC9 表达系统表达外源基因具有以下优点：其表达载体中含有特有的乙醇氧化酶基因启动子，通过甲醇诱导 *AOX1* 调控外源基因的表达；可以高密度连续发酵培养；培养基价廉；外源基因在宿主细胞中稳定存在。融合分泌信号 α 因子后，Elafin 基因表达产物被分泌到培养基中，且外源蛋白可占总分泌蛋白的 80% ~ 90%，利于大规模工业生产并从培养基中分离纯化；能对所分泌的 Elafin 进行适度修饰，从而得到高表达量的活性蛋白。

Invitrogene 公司已开发出多种适合于胞内和胞外分泌的毕赤酵母表达载体，如 pPIC9、pPIC9k、pHIL-S₁ 等。下面来看看 pPIC9 的质粒图谱（图 16）。

表达系统最常用的宿主菌株是 GSl15（his4），而新近问世的有蛋白酶缺失菌株，如 SMDl168（his4，pep4），可以减少分泌蛋白质的酶解消化。KM71（his4，aox1）和其他一些菌株具有失活的 *AOX1* 基因，它们的本质不同在于：当以甲醇为唯一碳源时，比如在诱导过程中，生长非常缓慢，即具有 Muts（methanol utilization slow）表型，而不是 GSl15 的 Mut + methanol utilization quick 表型。

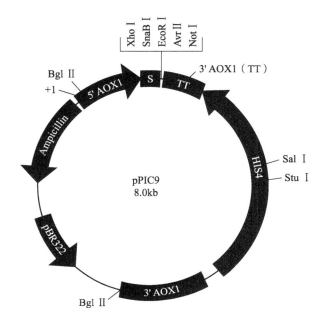

5′AOX1：5′乙醇氧化酶启动子；S-Factor secretion signal：S-因子分泌信号；3′AOX1（TT）：3′AOX1 转录终止信号；HIS4 ORF：4 ×组氨酸开放阅读框；pBR322 origin：大肠埃希菌复制起始位点；Ampicillin resistance gene：氨苄青抗性基因。

图 16　pPIC9 的质粒图谱

2. 重组 Elafin 在毕赤酵母中的表达

Elafin　cDNA 及载体 pPIC9 均以限制性内切酶 XhoI 和 NotI 双酶切后，分离纯化，以 T4DNA 连接酶连接进行定向克隆。重组 Elafin 以 SalI 酶切线性化后，电穿孔法转化 GS115（his4）感受态细胞。筛选 His⁺重组子先在含甘油的 BMGY（buffered minimal glycerol-complex medium）中培养，2 天后转至含甲醇培养基 BMMY（buffered minimal methanol-complex medium）中，以甲醇作为唯一碳源，抑制非重组子表达，从而促进重组子表达。

3. 目标蛋白的分离纯化

重组转化细胞培养 7 天后，上清液离心，于 PD10 Pharmacia 柱上透

析，收集的透析液然后加载于单一的 S 柱上以 Pharmacia FPLC 色谱层析
缓冲液平衡。然后以 6 mL 平衡液洗脱未结合蛋白。结合的 Elafin 用 0～
0.2 M NaCl 梯度以 1 mL/min 流速洗脱，收集洗脱液。每一洗脱峰的蛋
白以高分辨的 Tricine　SDS/PAGE 分析鉴定，重复上述洗脱步骤，收集
Elafin，然后以 YM3 膜超滤，获得活性的重组 Elafin。

有意思的是，以 pPIC9 为载体进行 Elafin 重组表达后，因子分泌信
号肽在分泌过程中由毕赤酵母加工系统自动剪切，而不需后续的专门酶
解步骤。

（周向东　李琪　整理）

参考文献

1. BIRKET S E, DAVIS J M, FERNANDEZ-PETTY C M, et al. Ivacaftor reverses airway mucus abnormalities in a rat model harboring a humanized G551D-CFTR. Am J Respir Crit Care Med, 2020, 202(9): 1271 – 1282.

2. 迟春花, 河冰, 汤秀英, 等. 烟草雾吸入导致慢阻肺机制的实验研究——大鼠 Clara 细胞结构及其分泌蛋白的变化. 心肺血管病杂志, 2000, 19(3): 224 – 227.

3. FRICKER M, DEANE A, HANSBRO P M. Animal models of chronic obstructive pulmonary disease. Expert Opin Drug Discov, 2014, 9(6): 629 – 645.

4. 马楠, 崔健德, 梁延杰, 等. 气道内注入脂多糖法建立大鼠慢性支气管炎模型. 中华结核和呼吸杂志, 1999, 22: 371 – 372.

5. DEMIZU S, ASAKA N, KAWAHARA H, et al. TAS-203, an oral phosphodiesterase 4 inhibitor, exerts anti-inflammatory activities in a rat airway inflammation model. Eur J Pharmacol, 2019, 849: 22 – 29.

6. NIKULA K J, GREEN F H. Animal models of chronic bronchitis and their relevance to studies of particle-induced disease. Inhal Toxicol, 2000, 12 Suppl 4: 123 – 153.

7. LIU W, ZHANG X, MAO B, et al. Systems pharmacology-based study of Tanreqing

中国医学临床百家

injection in airway mucus hypersecretion. J Ethnopharmacol, 2020, 249: 112425.

8. DAVIDSON D J, KILANOWAKI F M, RANDELL S H, et al. A primary culture model of differentiated murine tracheal epithelium. Am J Physiol, 2000, 279(4): L766 – L778.

9. THORNTON D J, GRAY T, NETTESHEIM P, et al. Characterization of mucins from cultured normal human tracheobronchial epithelial cells. Am J Physiol Lung Cell Mol Physiol, 2000, 278(6): L1118 – L1128.

10. ZHOU Y, ZHANG Y, GUO Y, et al. β2-Adrenoceptor involved in smoking-induced airway mucus hypersecretion through β-arrestin-dependent signaling. PLoS One, 2014, 9 (6): e97788.

11. KONDO M, TAMAOKI J, TAKEYAMA K, et al. Interleukin-13 induces goblet cell differentiation in primary cell culture from Guinea pig tracheal epithelium. Am J Respir Cell Mol Biol, 2002, 27(5): 536 – 541.

12. DANAHAY H, FOX R, LILLEY S, et al. Potentiating TMEM16A does not stimulate airway mucus secretion or bronchial and pulmonary arterial smooth muscle contraction. FASEB Bioadv, 2020, 2(8): 464 – 477.

13. GRAY L R. Construction, non-denaturing affinity purification, and characterization of baculovirally expressed human secretory leudocyte protease inhibitor. Protein Expression & Purification, 2002, 26(1): 179 – 186.

14. ZANI M L, NOBAR S M, LACOUR S A, et al. Kinetics of the inhibition of neutropil proteinases by recombinant elafin and pre-elafin (trappin-2) expressed in Pichia pastoris. Eur J Biochem, 2004, 271(12): 2370 – 2378.

15. DU W, SU J, YE D, et al. Pinellia ternata Attenuates mucus secretion and airway inflammation after inhaled corticosteroid withdrawal in COPD rats. Am J Chin Med, 2016, 44 (5): 1027 – 1041.

16. BUTTON B, CAI L H, EHRE C, et al. A periciliary brush promotes the lung health by separating the mucus layer from airway epithelia. Science, 2012, 337(6097): 937 – 941.

16 黏液高分泌治疗药物临床
研究的方案设计

16.1 动物实验

16.1.1 支气管炎模型动物实验

1. 杯状细胞增生的抑制作用

以大鼠的气管上皮为实验对象建立动物模型，以杯状细胞增生诱发物质——脂多糖为诱导剂，诱导前反复以阶梯剂量给予受试药物，观察计数大鼠呼吸道上皮杯状细胞的增生情况。

在已经由脂多糖诱导气管上皮的杯状细胞增生后，反复以阶梯剂量给予受试药物，再观察计数大鼠呼吸道上皮杯状细胞的增生情况，了解受试药物是否能够不同程度地逆转杯状细胞增生。

2. 降低痰液黏度作用

在兔子的支气管炎模型中，痰液中的唑磷酸/硅铝酸比值明显上升，通过以阶梯剂量反复给予受试药物后，检测二者比值是否呈药物剂量依赖性的下降。

3. 气管浆液性分泌促进作用

给予治疗剂量的受试药物后检测兔子支气管炎模型支气管灌洗液中

的 Cl⁻ 浓度，了解其是否能够促进兔子的呼吸道浆液性分泌、改善痰液的黏滞度、有利于痰液排出。

4. 气道炎症抑制作用

连续给予治疗剂量的受试药物治疗脂多糖诱发的大鼠呼吸道炎症改变，检测动物支气管分泌液中的中性粒细胞数量以及 IL-8 或中性粒细胞趋化因子-1（CINC-1）的含量。

16.1.2 祛痰药物的毒性实验

1. 急性毒性实验　按照《新药审批办法》进行最大耐受量实验。实验动物为昆明种小鼠，按照要求剂量灌胃，观察实验小鼠给药 7 日内死亡情况及是否有明显中毒症状。得出最大耐受剂量和实际安全剂量。

2. 亚急性毒性实验　按要求高阶梯毒性剂量 13 周给药，观察动物摄水量、尿量、体重、各脏器功能、重量，并行病理组织学检查，停药 4 周后，再次检查。

3. 长期毒性实验　采用 26 周的安全性评价研究和 52 周的安全性评价研究。

16.1.3 致突变实验

观察毒性剂量受试药物对大鼠的怀孕及哺乳能力以及对出生胎鼠的器官形成和骨骼发育有无不良影响。

16.2 祛痰药物临床研究的临床评价方法

16.2.1 祛痰药物的一般临床评价方法

1. 病例选择注意事项　患有呼吸系统疾病伴咳嗽、咳痰，并自愿接受本次药物临床试验的成年患者。对该祛痰药过敏者、孕妇或哺乳期妇女及患有严重心、肝、肾功能不全或血液系统疾病的患者均不纳入观察。试验期间需合并使用其他的止咳祛痰药或需要全身合并使用糖皮质激素者，以及 30 天内曾参加过其他药物临床试验的患者也不宜纳入本研究。

2．**给药方法**　将符合入选标准的受试者，按 Ⅱ、Ⅲ、Ⅳ 期药物临床研究不同要求进行分配入组。采用多中心、随机、对照的研究方法时，每家医院各入选数相对平均，所有参加医院合计有效入选合格例数受试组应大于各期药物临床研究的要求。对各个分中心统一进行随机编号，受试组使用受试药物；对照组使用已上市并具有明确祛痰作用的药物。按要求方法给药，疗程通常为 7 ~ 10 天。口服药疗程可短至 5 天。服药观察期间，患者不得接受其他镇咳、祛痰药，整个疗程原则上只能服用一种抗生素。

3．**临床观察**

一般项目：详细观察并记录受试者治疗前后的心律、心率和血压。

实验室检查：测定患者治疗前后的血、尿常规及肝、肾功能。

临床症状：观察并记录患者治疗前后咳嗽、咳痰的情况。

4．**不良事件的观察**　观察并记录患者服药后发生不良事件的时间、临床表现及其转归。

5．**主要观察指标的分级评分标准**（表 11）

表 11　痰液主要观察指标的分级评分标准
痰液性状（Miller 分类法）

痰液性状	分级	评分
纯净透明、非脓性痰	–	0
少许脓性透明痰	+	1
黏液脓性痰（脓性 < 2/3）	++	2
黏液脓性痰（脓性 ≥ 2/3）	+++	3
痰量		
无痰或昼夜痰量 < 10 mL	–	0
昼夜痰量 10 ~ 50 mL	+	1
昼夜痰量 51 ~ 100 mL	++	2
昼夜痰量 100 mL 以上	+++	3

（续表）

痰液性状	分级	评分
咳痰难度		
无痰	–	0
痰易咳出	+	1
痰较难咳出	++	2
痰难以咳出	+++	3
咳嗽		
无咳嗽	–	0
间断咳嗽，不影响正常生活和工作	+	1
中度咳嗽	++	2
昼夜频繁咳嗽或剧烈阵咳，影响工作和睡眠	+++	3

也有采用下述标准来概括上述痰液性状和咳痰难度两项的（表12）。

表12 痰液性状评分表

评分	痰液性状
无痰（0分）	
不黏稠（2分）：	肉眼观为浆液性或泡沫样痰；
黏稠（4分）：	肉眼观为黏液痰，用棉签上挑不起丝；
很黏稠（6分）：	肉眼观呈胶冻状，用棉签上挑呈丝状。

6. 疗效判断标准

单项指标的疗效判断标准 临床控制：症状不足（+）或消失；

显效：症状由（+++）转为（+）或由（++）转为（–）；

好转：症状由（+++）转为（++）或由（++）转为（+）；

无效：症状无好转或加重。

临床综合疗效的判断标准 临床控制：咳嗽及痰总计分改善率 > 85%；

显效：咳嗽及痰总计分改善率为 60% ~ 85%；

好转：咳嗽及痰总计分改善率为 30%~59%；

无效：咳嗽及痰总计分改善率≤29%。

咳嗽及痰总计分改善率=（治疗前总计分－治疗后总计分）/治疗前总计分×100%。

16.2.2 代表性祛痰药物临床研究方案示例

以乙酰半胱氨酸注射剂临床研究方案为例，做如下介绍。

1. 简介

乙酰半胱氨酸（N-Acetyl-L-Cysteine，NAC）是半胱氨酸 N-乙酰化的衍生物，系黏液溶解剂，具有迅速强力溶解黏液和浓稠黏性分泌物的作用。机制是其分子中所含的巯基（-SH）能使大分子糖蛋白多肽链中的二硫键（-S-S）断裂，解聚黏液蛋白和 DNA 复合物，形成小分子的化合物，使得黏痰和浓稠脓性痰液以及其他黏液分泌物液化，从而降低痰液的黏稠度；乙酰半胱氨酸本身可提供亲核性自由的巯基而发挥直接的抗氧化作用。乙酰半胱氨酸注射剂具有起效快、可局部靶向给药、给药剂量低等特点，国外已上市数年，对呼吸道黏稠分泌物增多的急性和慢性呼吸系统疾病患者取得了较好的祛痰效果。除极少数患者应用中出现轻度的恶心、呕吐、腹泻、便秘及过敏反应外，未发现严重的不良反应。

2. 研究目的

验证雾化吸入乙酰半胱氨酸注射剂对痰液黏稠和排痰困难患者祛痰的临床疗效的安全性。

3. 研究设计

采用多中心、随机、平行、对照试验设计，随机表由统计专业人员提供，选入符合条件的患者 200 例。其中试验组 100 例，对照组 100 例。

4. 研究对象

入选标准：①年龄 18 ~ 70 岁，男女不限；②痰量多、黏稠及排痰困难的住院患者，如下呼吸道感染、支气管炎、慢性阻塞性肺疾病等肺部疾病合并呼吸道分泌物增加、痰液黏稠者；③已用其他止咳、祛痰药者应停药 3 天以上；④如病情需要，原来已用抗生素者可继续使用。入选为研究病例后，不得加大原抗生素剂量，不得更换抗生素或联合应用其他抗生素；⑤依从性良好。

排除标准：①对同类药物或多种药物有过敏史或属过敏体质者；②传染性非典型肺炎（SARS）；③支气管哮喘；④活动性胃溃疡；⑤有严重肝、肾、心及造血系统疾病者；⑥病情严重、咳痰无力者或预计生存期≤2 周者；⑦需换用或联合应用抗生素者；⑧孕妇及哺乳期妇女；⑨正在接受其他研究药物治疗者；⑩依从性差者。

剔除标准：①试验期间加用其他止咳、祛痰药物者；②3 天内接受过其他镇咳、祛痰药物治疗者；③疗程不足，无法判断疗效及安全性者；④依从性差，未遵守临床研究方案治疗及复查者。

中止标准：①患者方面：出现严重不良反应者；疗效差或治疗过程中病情加重需换用或加用其他药物者。②院方考虑：医生主动要求终止研究。

5. 药品与给药方法

（1）药品

试验药品：乙酰半胱氨酸注射剂（商品名富露施），由意大利赞帮集团药厂生产。规格：每安瓿 3 mL，300 mg；批号：0205/01；贮藏：室温下密闭保存；有效期：至 2005 年 2 月。

对照药品：溴己新（必嗽平）注射剂，规格：每安瓿 2 mL，4 mg；批号：030402；贮藏：遮光，室温下密闭保存。

溴己新注射剂与乙酰半胱氨酸注射剂同属于化痰药,临床应用广泛,且二者剂型相同,故本研究选取溴己新注射剂作为对照药品。

(2) 给药方法、剂量和疗程

试验药物:乙酰半胱氨酸注射液 300 mg/3 mL 加 5 mL 的生理盐水雾化吸入,每日 2 次,疗程 6 天。

对照药物:溴己新注射液 6 mg/3 mL 加 5 mL 的生理盐水雾化吸入,每日 2 次,疗程 6 天。

(3) 注意事项

①根据患者病情选用适宜的抗生素、支气管舒张药及营养支持药物等,但需在病例观察表中详细记录;

②禁用除研究药物或对照药物外的其他化痰止咳药物;

③严格按照药物使用说明正确用药。

(4) 药物保存、发放:药品由专人专管,并填写药品发放及回收记录表。

6. 观察指标

(1) 临床症状、体征及判定标准:

①咳嗽

无咳嗽 (0 分)

轻度咳嗽 (1 分):间断,不影响正常生活和工作;

中度咳嗽 (2 分):介于轻度和重度咳嗽之间;

重度咳嗽 (3 分):昼夜咳嗽频繁或阵咳,严重影响工作和睡眠。

②痰量

无痰 (0 分):昼夜咳痰 <10 mL;

少量 (1 分):昼夜咳痰 10~50 mL;

中量 (2 分):昼夜咳痰 51~100 mL;

多量（3分）：昼夜咳痰100 mL以上。

③痰性状

无痰（0分）

不黏稠（2分）：肉眼观为浆液性或泡沫样痰；

黏稠（4分）：肉眼观为黏液痰，用棉签上挑不起丝；

很黏稠（6分）：肉眼观呈胶冻状，用棉签上挑呈丝状。

（2）实验室检查：

①血常规：包括血红蛋白，红、白细胞与分类和血小板，于治疗前和治疗后第1天各查1次；

②尿常规：包括蛋白、细胞、尿糖、酮体和胆红素，于治疗前和治疗后第1天各查1次；

③血生化：包括肝功能和肾功能，于治疗前和治疗后第1天各查1次。

（3）胸部X线检查：于治疗前进行胸部X线检查。

7. 不良事件的观察、记录与处理

（1）不良事件的观察与记录：不良事件是指患者在试验期间所出现的任何不良医学事件，该事件不一定与研究药物有直接因果关系。

试验中应详细观察有无不良事件发生，如有发生，应按CRF要求详细记录其表现、程度、发生与持续时间、处理经过与转归，并按照五级标准评价不良事件与所用药物的关系。

（2）严重不良事件的处理：严重不良事件是指患者在试验期间发生需要住院治疗、延长住院时间、致残、影响工作能力、危及生命或死亡、导致先天畸形等事件。

如发生任何严重不良事件，不论是否与试验药物有关，应及时报告。

（3）病例中途退出：受试者无论何种原因、何时退出临床试验，研究者均应尽可能与受试者联系，完成所能完成的观察项目，并填写试验结束表。记录最后一次用药时间。对因不良事件或其他原因脱落者，必须在病例登记表中填写脱落的原因。

8. 疗效判断标准

临床控制：咳痰和痰量均为 0 分（急性下呼吸道感染者，痊愈可作为参数指标）；

显效：咳痰、痰量、痰性状三个指标积分下降≥5 分；

进步：咳痰、痰量、痰性状三个指标积分下降＜5 分；

无效：咳嗽、咳痰、痰性状无任何改善或有加重者。

9. 不良反应评价

按五级标准评价不良反应与所用药物的关系。

肯定有关：该反应符合用药后合理的时间顺序，符合所疑药物已知的反应类型，减量或停药后反应消失。患者的临床状态或其他原因不能解释该反应。

很可能有关：该反应符合用药后合理的时间顺序，符合所疑药物已知的反应类型，减量或停药后反应明显改善。患者的临床状态或其他原因不能解释该反应。

可能有关：该反应符合用药后合理的时间顺序，符合所疑药物已知的反应类型，减量或停药后反应可有改善。患者的临床状态或其他原因也可能产生该反应。

可能无关：不太符合用药后合理的时间顺序，不太符合所疑药物已知的反应类型，减量或停药后反应改善不明显。患者的临床状态或其他原因也可解释该反应，临床状态改善或其他原因去除后该反应明显改善。

肯定无关：不符合用药后合理的时间顺序，不符合所疑药物已知的反应类型，减量或停药后反应无改善。患者的临床状态或其他原因也可解释该反应，临床状态改善或其他原因去除后该反应明显消失。

（吕传柱　颜时姣　整理）

17 重症患者的气道管理

呼吸道是人体与外界气体交换的通道，在机体吸入环境空气的过程中，肺部持续暴露于病原体、颗粒物和有害化学物质中，从咽部到终末细支气管的黏膜表面存在的黏液纤毛清除系统，主要由分泌细胞（如Clara、杯状细胞和浆液细胞）、黏膜下腺、黏液毯、纤毛细胞等共同组成，对环境损伤存在显著的抵抗力。但当分泌物过度增加及在气道内潴留时则会影响气道的通气和肺的气体交换过程，易致机体缺氧、CO_2 潴留及内环境紊乱。同时，气道阻塞及黏液高分泌状态又为气道定植菌的繁殖提供了良好的环境，从而产生大量细菌毒素，进一步诱导气道黏液高分泌。这一恶性循环进程将使人体低氧状态持续加重，最终导致各重要器官功能障碍。

重症患者具有病情重、疾病进展迅速及并发症多等特点，部分患者由于咳嗽无力或痰液黏稠导致气道分泌物无法排出，部分患者因病情进展出现呼吸衰竭甚至需要使用呼吸机进行治疗，但在呼吸机治疗过程中，多数患者因意识不清、肺部感染加重、镇静剂的使用等原因致使其咳嗽能力减弱或消失，呼吸道、口腔及鼻腔分泌物无法及时排出，从而加重患者病情，加大治疗难度，延长患者住院时间等，故有效的气道管理具有十分重要的临床意义。

17.1 气道黏液排出障碍的原因

17.1.1 黏液流变学特性的改变

健康的黏液是一种黏度和弹性低的凝胶，很容易通过纤毛作用转运，而病理性的黏液具有较高的黏度和弹性，不易清除。多种机制能导致健康黏液向病理性黏液转化，这些机制改变了黏液的水合作用和生化成分，包括黏蛋白产生的增加、黏液被炎症细胞浸润引起黏液成分改变（黏附性增强）以及支气管血管通透性增加引起的盐和水分泌异常。

17.1.2 纤毛清除黏液能力减弱

纤毛清除是人体呼吸系统最重要的防御机制之一，呼吸道上皮的活动纤毛可不断地将一层薄薄的黏液从肺中运输出来，并将其包裹的物质一起清除，从而清洁上皮表面。通过纤毛摆动，将吸入的颗粒、病原体及可能损害肺部的化学物质向近端推送。正常的纤毛每秒可拍打 12 ~ 15 次，随着水合作用的增强，黏液纤毛清除的速度会加快。慢性阻塞性肺疾病、哮喘、肺实质损伤等引起纤毛摆动功能受损时，痰液不能有效地咳出。

17.1.3 咳嗽能力下降

黏液清除受损的主要症状是咳嗽和呼吸困难。一些神经肌肉疾病，包括急性疾病（如吉兰—巴雷综合征）、慢性疾病（如重症肌无力）、进行性疾病（如肌营养不良症）、脊髓损伤、多发性神经病以及长时间机械通气、卧床等均会使患者的咳嗽能力下降，痰液咳出困难。

17.2 重症患者气道管理的方法

气道管理是重症患者治疗和护理的重要内容，包括气道评估、人工气道的建立、气道的维护。气道管理的主要目的是预防和纠正患者缺氧、帮助痰液引流和防止误吸等。

17.2.1 气道评估

由于脑组织对缺氧非常敏感，当患者出现呼吸中枢功能不全、气道不畅、呼吸功能不全时将导致机体缺氧，此时必须建立人工气道。普遍认同的气管插管一般指征包括：气道梗阻，通气、氧合障碍，预计神经功能恶化，预计心脏功能恶化等。重症患者自身维持气道通畅的能力明显下降，意识障碍时舌后缀容易阻塞气道，自主咳嗽排痰能力也明显下降。临床一旦出现气道梗阻表现即应考虑建立人工气道，当患者存在误吸可能时，也应尽早建立人工气道。当意识状态进行性加重时，可能随时会出现呼吸停止或气道梗阻，此时应该尽早建立人工气道，避免由此导致的缺氧对中枢造成进一步的继发损害。

17.2.2 人工气道的建立

1. 人工气道 人工气道是将导管经口（鼻）或直接经气管切开插入气道内建立的气体通道，能有效保持呼吸道通畅，便于清理气道内分泌物，维持适当的肺泡通气功能、气体交换功能，为重症患者的常用治疗手段。

2. 人工气道分类 最常见的人工气道建立方式包括气管插管与气管切开。气管插管又分为经口气管插管和经鼻气管插管。

经口气管插管：是将一特制的气管内导管通过口腔，经声门置入气管或支气管内的方法，为呼吸道通畅、通气供氧、呼吸道吸引等提供最佳条件，是抢救呼吸功能障碍患者的重要措施。经口气管插管的使用快速而方便，在呼吸、心搏骤停抢救时较常使用。但不利于进行口腔护理，不易固定。

经鼻气管插管：是将一特制的气管内导管通过鼻腔，经声门置入气管或支气管内的方法。经鼻气管插管有效方便，清醒患者也能耐受，且易固定，不影响口腔护理。但气道无效腔大，容易导致痰液引流不畅、痰栓形成。

气管切开：是一种抢救危重患者的急救手术，系将颈部气管前壁切开，通过切口将适当大小的套管插入气管，患者可以直接经套管呼吸。与经口和经鼻插管相比较，气管切开无效腔小，固定良好，痰液易吸出，留置时间长，适用于需要较长时间机械通气、昏迷患者以及痰液较多排痰不畅者；但患者舒适性差，无法进行语言交流，容易发生切口感染。

17.2.3　人工气道的维护

1. 气管导管的固定　气管插管需要对导管插入的深度做好标记。经口气管插管测量为距门齿的长度，成人男性 21 ~ 23 cm，女性 21 ~ 22 cm；也可采用患者的 3 倍左手中指长度预测 18 ~ 84 岁、5 ~ 14 岁患者经口气管插管深度。经鼻气管插管测量为距外鼻孔的长度，成人男性 23 ~ 26 cm，女性 22 ~ 24 cm。妥善固定导管，做好记录，预防意外拔管。

2. 气囊管理　人工气道建立后，患者的吞咽受限，口腔分泌物及胃食道反流物受气囊阻隔滞留于气囊上方，会形成气囊上滞留物。气囊上滞留物是呼吸机相关肺炎（ventilator associated pneumo-nia，VAP）病原菌的重要来源。因此，管理好气囊是降低 VAP 发生的重要手段之一。VAP 预防指南均推荐气囊充气后压力维持在 25 ~ 30 cmH_2O（1 cmH_2O = 0.098 kPa）。若气囊充气量过大，气囊压过高会影响气道黏膜供血，研究结果显示，当气囊压超过 30 cmH_2O 时，黏膜毛细血管血流开始减少；当气囊压超过 50 cmH_2O 时，血流完全被阻断。气管黏膜压迫超过一定时间，将导致气管黏膜缺血性损伤甚至坏死，严重时可发生气管食管瘘；相反，如果气囊充气不足，则导致漏气、误吸等。

3. 气道湿化 人工气道建立，因丧失了上呼吸道对吸入气体的加温加湿功能，易导致下呼吸道失水、黏膜干燥、分泌物干燥及排痰不畅，出现肺部感染等。目前，气道湿化方法主要包括间断推注湿化法、输液管持续滴注法、注射泵持续湿化法、人工鼻、雾化加湿等。国外多项随机对照试验表明不建议吸痰前滴入生理盐水作为湿化痰液的操作方法，因生理盐水可能从气管插管中去除含细菌的生物膜，导致感染。

气道湿度包括绝对湿度（absolute humidity，AH）和相对湿度（relative humidity，RH）两种。AH 是指单位空间中所含水蒸气的绝对含量，RH 是指空气中的湿度与同温度下的饱和湿度的比值。温度决定湿度，如果进入气道内的气体温度达到人体的体温（36～37 ℃），那么其 RH 接近 100%。美国呼吸治疗学会认为吸入气体的 AH > 30 mgH$_2$O/L 较为理想，绝对湿度 =（相对湿度 × 饱和湿度）/100。通常认同，吸入气体应该在 Y 形管处保持相对湿度在 100%，温度在 37 ℃。不建议常规应用支气管扩张剂。通过痰液性状的改变分析湿化效果。

判别标准：根据吸痰过程中痰液在吸痰管玻璃接头处的性状及在玻璃管内壁的附着情况作为主要判别标准，将痰的黏稠度分为三度。

Ⅰ°（稀痰）：痰如米汤或白色泡沫样，吸痰后，玻璃接头内壁上无痰液滞留。

Ⅱ°（中度黏痰）：痰的外观较Ⅰ°黏稠，吸痰后有少量痰液在玻璃接头内壁滞留，但易被水冲洗干净。

Ⅲ°（重度黏痰）：痰的外观明显黏稠，常呈黄色，吸痰管常因负压过大而塌陷，玻璃接头内壁上滞有大量痰液，且不易用水冲净。

临床意义：不同黏液痰反应不同的临床情况，有助于临床上采取相应的治疗措施。

Ⅰ°：①白色稀痰提示感染较轻。②白色稀痰量过多，提示湿化过度，可适当降低湿化温度、湿化液量及次数，并在每次吸痰时，将痰充分吸净。

Ⅱ°：①黄黏痰提示有较明显的感染，需加强抗感染治疗。②白黏痰有可能与气道湿化不够有关，需注意加强雾化吸入和（或）气管内滴药，避免痰痂堵塞人工气道。

Ⅲ°：①提示有严重感染，需抗感染治疗或已采用的抗感染措施无效需调整治疗方案。②极黏稠痰不易吸出，提示气道过干或伴有机体脱水现象，必须及时采取措施。一方面去除造成的原因，另一方面加强气管滴药、雾化吸入，经常检试人工气道腔内通畅情况，高度警惕痰痂堵塞气道。

当黏稠痰转变成稀痰，一般表明感染已被控制。但若变成血性泡沫样痰，则提示有肺水肿、左心衰竭的发生。

稀痰转变成白色黏痰，常提示气道湿化不够或伴有脱水；如果稀痰转变成黄色黏痰提示感染加重；如转变成金黄色黏痰提示有金黄色葡萄球菌感染的可能；如转变成绿色黏痰提示有绿脓杆菌感染的可能；痰黏稠并呈拉丝状，提示有霉菌感染；若痰有臭味且带有糜烂组织，提示有肺脓肿。

4. 预防呼吸机相关性肺炎（ventilator associated pneumonia，VAP）

（1）医务人员手卫生实施：手卫生是预防 VAP 最经济和最便捷的方式，正确使用乙醇消毒剂洗手能使院内感染发生率下降 40%，严格执行手卫生可以降低 VAP 的发生率。美国疾病预防与控制中心推荐，医护人员应该进行严格的手卫生，包括洗手和乙醇消毒。临床进行手卫生的 5 个时机是：①接触患者之前。②在进行清洁或者无菌程序之前：

对患者进行口鼻腔护理、气管插管、气管切开套管护理前（戴清洁手套前）；经人工气道吸痰或经支气管肺泡灌洗留取标本前（戴无菌手套前）。③接触患者体液后：口鼻腔护理、气管插管、气切套管护理后；进行气道内吸引、呼吸道取样或其他接触呼吸道黏膜、呼吸道分泌物污染的物品后；给予患者进行气管插管或气管插管拔除操作后。④接触患者后。⑤在接触患者的周围环境后（离开患者床单元前）。

（2）抬高床头 30°～45°：接受机械通气治疗的患者采取平卧位是导致患者感染 VAP 的重要危险因素之一。床头抬高 30°～45° 可以有效预防 VAP 的发生。美国疾病预防与控制中心以及我国 2013 年版 VAP 预防指南推荐如果机械通气患者不存在禁忌证，要将体位调整至半卧位，特别是对于行肠内营养的患者，能够使胃内容物反流而造成误吸的发生情况减少。

（3）声门下分泌物引流：上气道分泌物能够在气管导管球囊上方聚集，导致局部细菌繁殖，分泌物可顺气道进入肺部，造成肺部感染。因此采用声门下分泌物引流能够有效预防肺部感染。国外预防 VAP 指南及我国 2013 年版 VAP 预防指南推荐建立人工气道患者应行声门下分泌物引流，临床上声门下分泌物吸引使用较多的方法有持续声门下吸引、间歇声门下吸引和声门下冲洗，三种方法均可明显降低 VAP 的发病率，各有其优缺点，可根据患者分泌物的量、黏稠度等评估分析单独或联合应用。

（4）口腔护理：口腔菌群失调、机会病原体定植位移是导致机械通气患者院内感染、并发医院获得性肺炎的重要原因，加强 ICU 患者的口腔护理对预防呼吸机相关性肺炎有着重要意义。目前口腔护理的护理液通常为生理盐水、氯己定或聚维酮碘等。多项 RCT 研究分别采用 2%、0.2% 及 0.12% 氯己定护理口腔，其综合结果的 Meta 分析提示，以氯己定护理口腔可有效降低 VAP 的发病率。口腔护理的方法有常规式口腔护理和改良式口腔护理。①常规式口腔护理通常使用棉球蘸漱口液擦拭患者口腔，但因其摩擦系数小，清洁牙齿、舌苔和舌背等部位有效度不高，清洁后牙时较为困难，容易引起病原菌滋生，进而可能引起口腔疾病。②改良式口腔护理在普通口腔护理的基础上加用软毛牙刷或一次性负压牙刷蘸口腔护理液刷洗牙齿和舌面，配合生理盐水负压吸引法冲洗能显著提高患者口腔清洁度，有效预防呼吸机相关性肺炎。

5. 呼吸道分泌物清理技术

（1）气管内吸痰术（endotracheal suctioning，ETS）：是机械通气患者呼吸道管理中的首要及关键措施，其目的在于保持气道通畅，防止部分或完全气管插管阻塞，对呼吸道感染的控制具有重要作用。

1）吸痰时机：临床上建议采用美国呼吸治疗协会（ARRC）指南所推荐的吸痰指征，包括：

①V-P 曲线环有锯齿状改变和（或）听诊气道内有明显的大水泡音；

②容量控制模式时气道峰压增加或压力控制模式时潮气量减少；

③氧合和（或）动脉血气值恶化；

④气道内明显有分泌物；

⑤患者无有效的自主咳嗽能力；

⑥急性呼吸窘迫；

⑦怀疑胃内容物或上呼吸道分泌物的误吸时。

2）吸痰管的选择：通常建议尽可能采用较细的吸痰管，成人使用的吸痰管的外径小于使用的气管插管、气管切开套管内径的 50%，儿童应小于气管内径的 50%～66%，婴儿小于 70%。此外，还可根据人工气道套管直径计算所用吸痰管的型号，吸痰管型号（F）=［人工气道套管内径（mm）－11］×2。例如，人工气道内径为 8 mm，可选择型号为14 F 的吸痰管。这样在不加重吸痰造成的缺氧的基础上，尽可能增大吸痰管的管径，保证吸痰效果。

3）吸引负压的选择：目前，ARRC 推荐成人吸痰负压应在 150 mmHg（1 mmHg = 0.133 kPa）以下。而对于新生儿，Wilinska 等建议新生儿吸痰负压设定为 80 ~ 100 mmHg。然而，气道内负压水平是由吸痰管尺寸和吸入压力共同决定的。此外，吸痰持续时间、痰液量以及痰液黏稠度均会对压力产生影响。关于抽取吸痰管时应采用多大的负压目前仍存在争议，一项系统回顾研究仍建议采用 < 150 mmHg 的标准。因此，鉴于不同的研究得到的绝对读数以及压强单位并不一致，采用抽取吸痰管时所采用压力仍待进一步研究。

4）确定吸痰深度：根据吸痰管插入深度将吸痰法分为浅部吸痰法和深部吸痰法两种。

浅部吸痰法是指将吸痰管插入预先设定的深度，通常是人工气道和转接器的长度。

深部吸痰法是将吸痰管插入气管直至遇到阻力后再上提 1 ~ 2 cm。

有研究建议采用浅度吸痰，因为相对于深度吸痰而言，采用浅度吸痰在插管持续时间、ICU 停留或死亡率方面并无差异，而深部吸痰使气管黏膜受到刺激从而导致支气管黏膜水肿、炎症及产生剧烈咳嗽以致气道痉挛狭窄甚至出现出血。此外，分泌物只能从中央气道排出，而分泌物的运动取决于黏膜纤毛清除、镇静水平和患者的咳嗽能力，深部吸痰由于气管内吸入较深可能会对肺施加更大的负压，这可能导致心动过缓。因此，相对而言浅部吸痰更为安全。但是，对于下气道痰量多的患者，应采用深部吸痰以达到排痰充分的目的。

5）吸痰持续时间：目前，Wood 等提出负压吸痰时间应 <10 s，整个吸痰时间应以 <15 s 为佳。

6）吸痰方式：吸痰时按照是否与呼吸机分离分为开放式气管内吸痰和密闭式气管内吸痰。在开放式气管内吸痰过程中需要将人工气道与呼吸机分离，该过程容易造成血流动力学不稳定，并使肺容量大幅度下降、动脉血氧饱和度降低，且容易造成心率增快、血压升高，导致心律失常。密闭式气管内吸痰可在不中断机械通气的情况下吸痰，可维持通气量和吸入气体的氧浓度，有效预防吸痰引起的低氧血症，逐渐在临床被广泛应用。

（2）气道分泌物廓清技术：详见第十三章第一节。

①改善氧合：俯卧位通气可改善 70% ~ 80% 的 ARDS 患者的氧合，氧合指数［动脉血氧分压（PaO_2）/吸入氧浓度（FiO_2）］平均升高 35 mmHg。氧合改善的主要机制是降低肺内分流及促进痰液引流。

②改善高碳酸血症：俯卧位通气主要通过减少腹侧区域肺泡无效腔而改善高碳酸血症。ARDS 患者由于常存在腹侧非重力依赖区的肺泡过度膨胀，无效腔率［无效腔量（Vd）/潮气量（Vt）］明显升高，且与 ARDS 患者病死率相关。俯卧位通气可降低腹侧区域胸壁顺应性，增加背侧区域通气而减少腹侧区域通气，使肺通气分布更均一，同时轻微增加腹侧区域血流，导致无效腔率明显降低，从而改善高碳酸血症。

③利于肺保护性通气策略的实施：俯卧位通气通过改善 ARDS 患者肺通气的均一性，更有利于肺保护性通气的实施。俯卧位通气时胸膜腔内重力压力梯度分布更加均匀，促进背侧区域肺泡复张，同时降低腹侧区域胸壁顺应性，减少肺泡过度膨胀，提高肺通气均一性。此外，氧合改善及 $PaCO_2$ 降低，使得在俯卧位通气过程中进一步降低驱动压和平台压成为可能，更有利于肺保护性通气的实施。

④改善右心功能：俯卧位通气能改善急性右心衰竭。首先，俯卧位通气通过改善低氧血症、高碳酸血症及肺复张效应，降低肺血管阻力。其次，俯卧位通气通过升高患者腹腔压力，引起体循环充盈压升高，增加肺血管内血容量，最终增加右心前负荷并降低右心后负荷，在改善右心功能的同时增加左心前负荷，当患者左心功能正常时，俯卧位通气亦能提高左心输出量。

⑤操作步骤详见表 13。

表 13　急性呼吸窘迫综合征患者行俯卧位通气操作记录单

姓名：　　　　　住院号：　　　　　床号：　　　　　开始时间：

俯卧位通气的适应证与禁忌证	实施指征 □急性呼吸窘迫综合征所致的顽固性低氧血症，在呼气末正压≥5 cmH$_2$O、积极肺复张的基础上，氧合指数≤150 mmHg 时应积极行俯卧位通气，且时间不少于 12 h
	相对禁忌证 □无绝对禁忌证　　　　　　□骨科手术 □严重的血流动力学不稳定　□近期腹部手术需要限制体位者 □颅内压增高　　　　　　　□妊娠 □急性出血性疾病　　　　　□颜面部创伤术后 □颈椎、脊柱损伤　　　　　□不能耐受俯卧位姿势
操作前准备	1. 患者生命体征相对平稳，无恶性心律失常，可耐受俯卧位通气 2. 施行俯卧位通气前，使用镇静药物使患者处于相对镇静状态以减轻患者的不安，建议 Richmond 躁动—镇静评分（RASS）-4 至 -5 分。 3. 在俯卧位通气过程中，保持患者呼吸道通畅，防止在治疗过程中发生窒息 4. 鼻饲者建议俯卧位前 2 h 暂停肠内营养，并在操作前回抽胃内容物以避免过多胃残留导致反流误吸；建议早期置入鼻腔肠管行营养支持 5. 检查各导管是否均在位通畅，并确认可否暂时夹闭，检查局部敷料是否需要更换；检查易受压部位的皮肤状况 6. 隔离患者在进行俯卧位通气前应进行三级防护：工作帽、乳胶手套、佩戴医用防护口罩、医用防护服、鞋套或靴套、护目镜、防护面屏、有条件者建议佩戴正压通气头罩

（续表）

操作步骤	□ 翻身床俯卧位通气： 　按翻身床使用和操作方法进行 □ 普通床俯卧位通气： 　1. 物品准备 　2. 位置与分工： 　（1）第一人位于床头，负责呼吸机管路的妥善固定、头部的安置及发出口令 　（2）第二人位于左侧床头，负责监护仪导联线、左侧上半身各类导管的安置 　（3）第三人位于左侧床尾，负责导尿管及左侧下半身各类导管的安置。如监护仪在患者右侧，应同时负责观察监护仪、监测患者生命体征 　（4）第四人位于右侧床头，负责该侧静脉置管及右侧上半身各类导管的安置 　（5）第五人位于右侧床尾，负责右侧下半身各类导管的安置。如监护仪在患者左侧，应同时负责观察监护仪、监测患者生命体征 　3. 操作步骤： 　（1）将 60 cm×90 cm 护理垫分别置于患者胸前及会阴部，吸水面朝向患者皮肤 　（2）将 2 个圆柱形枕分别置于患者胸部及髂嵴处护理垫上，男性患者注意避开生殖器部位 　（3）将翻身单覆盖在圆柱形枕头上，将患者双手置于两侧紧贴身体 　（4）由位于头侧的第一人固定住患者的人工气道及呼吸机管路，其余4人将患者身上、身下两层翻身单边缘对齐，将其同时向上卷至最紧，固定住患者其他导管 　（5）由第一人发出口令，并与其他四人同时将患者托起，先移向病床一侧 　（6）确认患者及管道安全后，听第一人口令同时将患者翻转为 90° 侧卧位，然后 5 人同时将患者（由左向右或右向左）行 180° 翻转至俯卧位 　（7）将患者头偏一侧，头下垫护理垫与减压枕，留出足够高度，确保人工气道通畅，便于吸痰操作 　（8）确认圆柱形枕位置恰当；整理确认各导管是否在位通畅、导线固定，摆放肢体于功能位
并发症	并发症及注意事项：（1）皮肤黏膜的压迫受损；（2）气管插管.动静脉管道及各种引流管的压迫、扭曲、移位脱出；（3）注意患者气道的引流，防止气道阻塞；（4）颜面部水肿

（续表）

俯卧位通气结束	翻身床：按翻身床使用和操作方法进行 普通床操作步骤：（1）俯卧位通气结束后，清理呼吸道及口鼻腔分泌物；（2）将患者胸前电极片移至肩臂部；（3）先由第一人明确人员分工及职责，各自妥善固定好所负责的管路，由第一人发出口令，其余人员同时将患者托起，先移向病床一侧，然后将患者转为侧卧位，撤除患者身上的敷料及软枕，将患者摆放至需要的体位；（4）生命体征平稳后将心电监护接至胸前；（5）整理各管路，重新要当固定；（6）清洁颜面部，更换气管插管固定胶布，进行口腔护理
	俯卧位结束时间：

医师签名：

（吕传柱　颜时姣　整理）

参考文献

1. HOMNICK D N. Mechanical insufflation-exsufflation for airway mucus clearance. Respir Car, 2007, 52(10): 1296 – 1305.

2. MA J, RUBIN B K, VOYNOW J A. Mucins, mucus, and goblet cells. Chest, 2018, 154(1): 169 – 176.

3. LIU C L, SHI G P. Calcium-activated chloride channel regulator 1 (CLCA1): more than a regulator of chlo-ride transport and mucus production. World Allergy Organ J, 2019, 12 (11): 100077.

4. RUBIN B K. Secretion properties, clearance, and therapy in airway disease. Transl Respir Med, 2014, 2: 6.

5. OHAR J A, DONOHUE J F, SPANGENTHAL S. The role of guaifenesin in the management of chronic mucus hypersecretion associated with stable chronic bronchitis: a comprehensive review. Chronic Obstr Pulm Dis, 2019, 6(4): 341 – 349.

6. FERREIRA DE CAMILLIS M L, SAVI A, GOULART ROSA R, et al. Effects of mechanical insufflation-exsufflation on airway mucus clearance among mechanically ventilated

ICU subjects. Respir Care, 2018, 63(12): 1471 – 1477.

7. 李晴歌, 俞蕾蕾, 胡嘉乐, 等. 人工气道管理循证实践实施中护士长领导力研究. 中国口腔颌面外科杂志, 2019, 17(4): 323 – 326.

8. 朱波, 周清河, 严敏, 等. 中指长度预测不同年龄段患者经口气管插管深度的准确性. 中华麻醉学杂志, 2018, 38(2): 212 – 214.

9. FROST S A, AZEEM A, ALEXANDROU E, et al. Subglottic secretion drainage for preventing ventilator associa-ted pneumonia: a metaanalysis. Aust Crit Care, 2013, 26(4): 180 – 188.

10. MUSCEDERE J, DODEK P, KEENAN S, et al. Comprehensive evidece-ased clinical practice guidelines for ventilatorassociated neumonia: prevention. J Crit Care, 2008, 23(1): 126 – 137.

11. COFIN S E, KLOMPAS M, CLASSEN D, et al. Srategies to prevent ventilator-associated pneumonia in acute c-are hospitals. Infect Control Hosp Epidemiol, 2008, 29: S31 – S40.

12. MARKOVETZ M R, SUBRAMANI D B, KISSNER W J, et al. Endotracheal tube mucus as a source of airway mucus for rheological study. Am J Physiol Lung Cell Mol Physiol, 2019, 317(4): L498 – L509.

13. HAMEED A A, MOHAMED H, AL-MANSOORI M. Acquired tracheoesophageal fistula due to high intracuff pressure. Ann Thorac Med, 2008, 3(1): 23 – 25.

14. 孙龙凤, 代冰, 王爱平. 不同气道湿化方法应用于气管切开患者的效果比较. 中华护理志, 2013, 48(1): 16 – 18.

15. American Association for Respiratory Care, RESTREPO R D, WALSH B K. Humidification during invasive and noninvasive mechanical ventilation: 2012. Respir Care, 2012, 57(5): 782 – 788.

16. 于森洋. 现代机械通气的理论和实践. 北京: 中国协和医科大学出版社, 2004: 709 – 710.

17. 中华医学会神经外科学分会, 中国神经外科重症管理协作组. 中国神经外科重症患者气道管理专家共识(2016). 中华医学杂志, 2016, 96(21): 1639 – 1642.

18. STRICKLAND S L, RUBIN B K, DRESCHER G S, et al. AARC clinical practice guideline: effectiveness of pharm-acologic airway clearance therapies in hospitalizd patients. Respir Care, 2015, 60(7): 1071 – 1077.

19. 姜超美, 白淑玲, 王辰. 人工气道后痰液粘稠度的判断方法和临床意义. 中华护理杂志，1994，29(7)：434.

20. 蔡虻，高凤莉. 导管相关感染防控最佳护理实践专家共识. 北京：人民卫生出版社，2018.

21. National Nosocomial Infections Surveillance (NNIS) System report, data summary from January 1992 through June 2004, issued October 2004. Am J Infect Control 2004；32：470 −485

22. 中华医学会重症医学分会. 呼吸机相关性肺炎诊断、预防和治疗指南(2013). 中华内科杂志，2013，52(6)：524 −543.

23. SCANNAPIECO F, YU J, RAGHAVENDRAN K, et al. A randomized trial of chlorhexidine gluconate on oral bact-erial pathogens in mechanically ventilated patients. Crit Care，2009，13(4)：R117.

24. YAO L Y, CHANG C K, MAA S H, et al. Brushing teeth with purified water to reduce ventilator-associated p-neumonia. J Nurs Res, 2011, 19(4)：289 −297.

25. American Association for Respiratory Care. AARC Clinical Practice Guidelines. Endotracheal suctioning of mechanically ventilated patients with artificial airways 2010. Respir Care, 2010, 55(6)：758 −764.

26. REN S, LI W, WANG L, et al. Numerical analysis of airway mucus clearance effectiveness using assisted coughing techniques. Sci Rep, 2020, 10(1)：203.

27. 薛鹏扬，高健，周文华，等. 机械通气病人人工气道内吸痰护理研究进展. 护理研究，2019，33(14)：2446 −2448.

28. TUMEL N, COPNELL B. Endotracheal suctioning of the critically ill child. J Pediatr Intensive Care, 2015, 4(2)：56 −63.

29. COPNELL B, DARGAVILLE P A, RYAN E M, et al. The effect of suction method, catheter size, and s-uction pressure on lung volume changes during endotracheal suction in piglets. Pediatr Res, 2009, 66(4)：405 −410.

30. MCILWAINE M, BRADLEY J, ELBORN J S, et al. Personalising airway clearance in chronic lung disease. Eur Respir Rev, 2017, 26(143)：160086.

31. WILINSKA M, ZIELINSKA M, SZRETER T, et al. Endotracheal suctioning in neonates and children. Med Wieku Rozwoj, 2008, 12(4 Pt1)：878 −884.

32. OVEREND T J, ANDERSON C M, BROOKS D, et al. Updating the evidence-base for suctioning adult patients：a systematic review. Can Respir J, 2009, 16(3)：e6 −e17.

33. VOLPE M S, NAVES J M, RIBEIRO G G, et al. Airway clearance with an optimized mechanical insufflation-exsufflation maneuver. Respir Care, 2018, 63(10): 1214 – 1222.

34. VANDELEUR J P, ZWAVELING J H, LOEF B G, et al. Patient recollection of airway suctioning in t-he ICU: routine versus a minimally invasive procedure. Intensive Care Med, 2003, 29(3): 433 – 436.

35. TAMBASCIO J, DE SOUZA H C D, MARTINEZ R, et al. Effects of an airway clearance device on inflammation, bacteriology, and mucus transport in bronchiectasis. Respir Care, 2017, 62(8): 1067 – 1074.

36. NTOUMENOPOULOS G, HAMMOND N, WATTS N R, et al. Secretion clearance strategies in Australian and New Zealand Intensive Care Units. Aust Crit Care, 2018, 31(4): 191 – 196.

37. SCHOLTEN E L, BEITLER J R, PRISK G K, et al. Treatment of ARDS with prone positioning. Chest, 2017, 151(1): 215 – 224.

38. NUCKTON T J, ALONSO J A, KALLET R H, et al. Pulmonary deadspace fraction as a risk factor for. death in the acute respiratory distress syndrome. N Engl J Med, 2002, 346 (1): 1281 – 1286.

39. GATTINONI L, PESENTI A, CARLESSO E. Body position changes redistribute lung computedtomographic density in patients with acute respiratory failure: impact and clinical fall-out through the following 20 years. Intensive Care Med, 2013, 39(11): 1909 – 1915.

40. JOZWIAK M, TEBOUL J L, ANGUEL N, et al. Beneficial hemodynamic effects of prone positioning in patie-nts with acute respiratory distress syndrome. Am J Respir Crit Care Med, 2013, 188(67): 1428 – 1433.

出版者后记
Postscript

　　科学技术文献出版社自 1973 年成立即开始出版医学图书,40 余年来,医学图书的内容和出版形式都发生了很大变化,这些无一不与医学的发展和进步相关。《中国医学临床百家》从 2016 年策划至今,感谢 600 余位权威专家对每本书、每个细节的精雕细琢,现已出版作品近百种。2018年,丛书全面展开学科总主编制,由各个学科权威专家指导本学科相关出版工作,我们以饱满的热情迎来了《中国医学临床百家》丛书各个分卷的诞生,也期待着《中国医学临床百家》丛书的出版工作更加科学与规范。

　　近几年,中国的临床医学有了很大的发展,在国际医学领域也开始崭露头角。以北京天坛医院牵头的 CHANCE 研究成果改写美国脑血管病二级预防指南为标志,中国一批临床专家的科研成果正在走向世界。但是,这些权威临床专家的科研成果多数首先发表在国外期刊上,之后才在国内期刊、会议中展现。如果出版专著,又为多人合著,专家个人的观点和成果精华被稀释。为改变这种零落的展现方式,作为科技部主管的唯一一家出版机构,我们有责任为中国的临床医生提供一个系统展示临床研究成果的舞台。为此,我们策划出版了这套高端医学专著——《中国医学临床百家》丛书。

　　"百家"既指临床各学科的权威专家,也取百家争鸣之义。

　　丛书中每一本书阐述一种疾病的最新研究成果及专家观点,按年度持续出版,强调医学知识的权威性和时效性,以期细致、连续、全面展示我国临床医学的发展历程。与其他医学专著相比,本丛书具有出版周期短、持续性强、主题突出、内容精练、阅读体验佳等特点。在图书出版的同时,同步通过万方数据库等互联网平台进入全国的医院,让各级临床医师和医学科研人员通过数据库检索到专家观点,并能迅速在临床实践中得以应用。

在与作者沟通过程中,他们对丛书出版的高度认可给了我们坚定的信心。北京协和医院邱贵兴院士说"这个项目是出版界的创新……项目持续开展下去,对促进中国临床学科的发展能起到很大作用"。中国工程院院士孙颖浩表示"我鼓励我国的泌尿外科医生把自己的创新成果和宝贵的经验传播给国内同行,我期待本丛书的出版";北京大学第一医院霍勇教授认为"百家丛书很有意义"。我们感谢这么多临床专家积极参与本丛书的写作,他们在深夜里的奋笔,感动着我们,鼓舞着我们,这是对本丛书的巨大支持,也是对我们出版工作的肯定,我们由衷地感谢作者的支持与付出!

在传统媒体与新兴媒体相融合的今天,打造好这套在互联网时代出版与传播的高端医学专著,为临床科研成果的快速转化服务,为中国临床医学的创新及临床医师诊疗水平的提升服务,我们一直在努力!

科学技术文献出版社